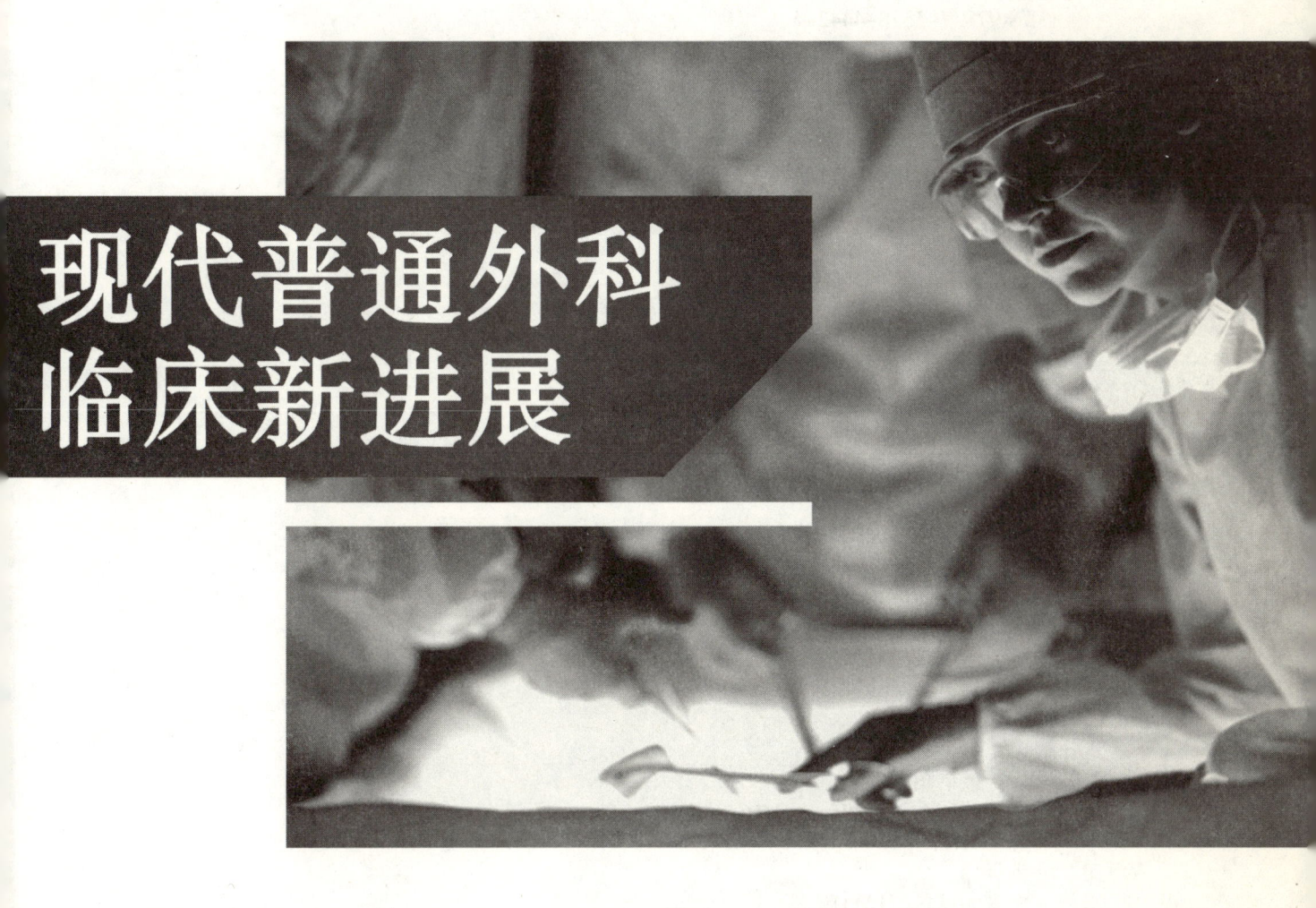

现代普通外科
临床新进展

主 编 王国俊 杨晓春 宋涛 等

XIANDAI PUTONG WAIKE
LINCHUANG XINJINZHAN

吉林出版集团
吉林科学技术出版社

图书在版编目（CIP）数据

现代普通外科临床新进展 / 王国俊主编. -- 长春：吉林科学技术出版社，2018.6
ISBN 978-7-5578-4442-4

Ⅰ.①现… Ⅱ.①王… Ⅲ.①外科学—研究 Ⅳ.①R6

中国版本图书馆CIP数据核字(2018)第103179号

现代普通外科临床新进展

主　　编	王国俊　杨晓春　宋　涛　沈　倩　马志杰　王雪平
副 主 编	焦世峰　王兆洲
出 版 人	李　梁
责任编辑	赵　兵　张　卓
装帧设计	雅卓图书
开　　本	880mm×1230mm　1/16
字　　数	416千字
印　　张	13
版　　次	2018年6月第1版
印　　次	2018年6月第1次印刷
出　　版	吉林出版集团 吉林科学技术出版社
地　　址	长春市人民大街4646号
邮　　编	130021
编辑部电话	0431-85635185
网　　址	www.jlstp.net
印　　刷	济南大地图文快印有限公司

书　　号　ISBN 978-7-5578-4442-4
定　　价　88.00元
如有印装质量问题可寄出版社调换
版权所有　翻印必究　举报电话：0431-85635185

前 言

普通外科学是临床医学中与各科联系最密切的一个学科，涉及面广，医学整体知识性强，是临床各科的基础。随着医学科学和医学教育事业的发展，有关普通外科学方面的诊治方法和手术水平有了很大提高，新概念、新理论、新观点、新药物、新技术、新疗法不断涌现，循证医学也在不断地把最新证据推向临床。

本书重点介绍了普外科基础、甲状腺外科、乳腺外科、胃肠外科、肝胆胰脾外科等常见普通外科疾病的外科治疗方法及普通外科疾病的护理等内容。全书紧扣临床，简明实用，图表清晰，资料新颖，对于普通外科医务工作者处理相关问题具有一定的参考价值，也可作为各基层医生和医务工作者学习之用。

在编写过程中，我们虽力求做到写作方式和文笔风格的一致，但由于参编人数较多，加上编者时间和精力有限，书中难免有一些疏漏和缺点错误，希望广大读者提出宝贵意见和建议，以便再版时修订。

编 者
2018 年 6 月

目 录

第一章 普通外科常用诊疗技术 ... 1
- 第一节 淋巴结活检术 ... 1
- 第二节 体表肿块穿刺活检术 ... 2
- 第三节 腹腔灌洗术 ... 3
- 第四节 痔切除术 ... 4
- 第五节 浅表脓肿切除术 ... 5
- 第六节 清创缝合术 ... 6
- 第七节 肝穿刺术 ... 8
- 第八节 经皮肝穿刺胆管造影及引流术 ... 9

第二章 围手术期处理 ... 13
- 第一节 术前准备 ... 13
- 第二节 术后处理 ... 16
- 第三节 术后并发症的处理 ... 19

第三章 外科手术 ... 22
- 第一节 手术基本技术 ... 22
- 第二节 显微外科技术 ... 27
- 第三节 微创外科技术 ... 29

第四章 外科感染 ... 33
- 第一节 概述 ... 33
- 第二节 浅部组织的化脓性感染 ... 37
- 第三节 手部急性化脓性感染 ... 41
- 第四节 全身性外科感染 ... 43
- 第五节 外科应用抗菌药的原则 ... 45

第五章 甲状腺外科疾病 ... 47
- 第一节 甲状腺功能亢进症 ... 47
- 第二节 甲状腺炎 ... 56
- 第三节 单纯性甲状腺肿 ... 61
- 第四节 甲状腺腺瘤 ... 64

第六章 乳腺外科疾病 ... 66
- 第一节 乳腺炎性疾病 ... 66
- 第二节 乳腺增生症 ... 71
- 第三节 乳腺癌 ... 82

第七章 胃、十二指肠外科疾病 ... 92
- 第一节 双胃 ... 92
- 第二节 胃隔膜 ... 93
- 第三节 先天性肥厚性幽门狭窄 ... 94

第四节	新生儿胃穿孔	98
第五节	急性胃炎	99

第八章 小肠外科疾病 103

第一节	肠结核	103
第二节	小肠克罗恩病	107
第三节	急性出血性坏死性肠炎	118
第四节	机械性肠梗阻	121
第五节	粘连性肠梗阻	128
第六节	肠扭转	130
第七节	肠套叠	133
第八节	小肠良性肿瘤	135
第九节	小肠恶性肿瘤	136

第九章 结肠、直肠、肛肠外科疾病 138

第一节	结肠扭转	138
第二节	结肠憩室	140
第三节	结肠息肉	142
第四节	溃疡性结肠炎	146
第五节	缺血性结肠炎	149
第六节	结肠癌	152
第七节	痔	156
第八节	肛裂	167

第十章 肝脏外科疾病 174

第一节	肝脏应用解剖	174
第二节	肝脏外科概述	175
第三节	原发性肝癌	176
第四节	继发性肝癌	188
第五节	原发性肝肉瘤	191
第六节	肝脏良性肿瘤和瘤样病变	192
第七节	肝脏先天性、寄生虫性和感染性疾病	195

第十一章 胆管外科疾病 198

第一节	胆囊结石	198
第二节	胆管闭锁	199
第三节	胆管肿瘤	203
第四节	急性胆囊炎	207

参考文献 210

第一章

普通外科常用诊疗技术

第一节 淋巴结活检术

一、概述

淋巴结活检是临床上最常见的诊断疾病和判断病情的重要方法，最常见的淋巴结活检部位包括颈部、腋窝和腹股沟淋巴结等，具体部位需根据淋巴结肿大情况和具体病情决定。本节以颈部斜方肌旁淋巴结活检为例进行介绍。

二、适应证

（1）性质不明的淋巴结肿大，经抗感染和抗结核治疗效果不明显。
（2）可疑的淋巴结转移癌，需做病理组织学检查以明确诊断者。
（3）拟诊淋巴瘤或为明确分型者。

三、禁忌证

（1）淋巴结肿大并伴感染、脓肿形成，或破溃者。
（2）严重凝血功能者。

四、操作方法

1. 体位　仰卧位，上半身稍高，背部垫枕，颈部过伸，头上仰并转向健侧。严格消毒、铺巾。采用利多卡因局部浸润麻醉。

2. 切口　根据病变部位选择。原则上切口方向应与皮纹、神经、大血管走行相一致，以减少损伤及瘢痕挛缩。前斜方肌旁淋巴结切除时采用锁骨上切口。在锁骨上一横指，以胸锁乳突肌外缘为中点，做一长2cm左右的切口。

3. 切除淋巴结　切开皮下、皮下组织和颈阔肌，向中线拉开（或部分切断）胸锁乳突肌，辨认肩胛舌骨肌，可牵开或切断以暴露肿大的淋巴结。于锁骨上区内将颈横动、静脉分支结扎，钝性分离位于斜方肌及臂丛神经前面的淋巴结，结扎、切断出入淋巴结的小血管后，将淋巴结切除。如淋巴结已融合成团，或与周围及外缘组织粘连紧时，可切除融合淋巴结中一个或部分淋巴结，以做病理检查。创面仔细止血，并注意有无淋巴漏，如有淋巴液溢出，应注意结扎淋巴管，必要时切口内放置引流片。如切断肌肉，应对端缝合肌肉断端。缝合切口。

五、并发症

淋巴结活检的可能并发症包括：①创面出血；②切口感染；③淋巴漏；④损伤局部神经等。

六、注意事项

（1）颈部淋巴结周围多为神经、血管等重要组织，术中应做细致的钝性分离，以免损伤。

（2）锁骨上淋巴结切除时，应注意勿损伤臂丛神经和锁骨下静脉。还要避免损伤胸导管或右淋巴导管，以免形成乳糜瘘。

（3）淋巴结结核常有多个淋巴结累及或融合成团，周围多有粘连。若与重要组织粘连，分离困难时，可将粘连部包膜保留，尽量切除腺体。对有窦道形成者，则应梭形切开皮肤，然后将淋巴结及其窦道全部切除。不能切除者，应尽量刮净病灶，开放伤口，换药处理。若疑为淋巴结结核，术前术后应用抗结核药物治疗。

（4）病理检查确诊后，应根据病情及时做进一步治疗（如根治性手术等）。

（王国俊）

第二节 体表肿块穿刺活检术

一、概述

体表肿块穿刺活检因其操作简便、并发症低、准确率高，已成为表浅肿瘤获取组织病理诊断的重要方法。然而，目前部分学者认为，对于恶性肿瘤，穿刺活检有时因穿刺部位的原因，容易出现假阴性结果，而且存在针道转移的危险。因此，对于能够完整切除的体表肿块，多数建议行肿块的完全切除，只对于肿块无法完整切除或有切除禁忌证时才采用穿刺活检的方法。对于肿块的穿刺方式，目前有细针穿刺和粗针穿刺两种，前者对周围结构损伤小，但穿刺组织较少。后者虽然可取得较多的组织，但对周围损伤较大。

二、适应证

体表可扪及的任何异常肿块，都可穿刺活检，例如乳腺肿块、淋巴结等均可穿刺。

三、禁忌证

（1）凝血机制障碍。

（2）非炎性肿块局部有感染。

（3）穿刺有可能损伤重要结构。

四、操作方法

1. 粗针穿刺 如以下内容所述。

（1）患者取合适的体位，消毒穿刺局部皮肤及术者左手拇指和示指，检查穿刺针。

（2）穿刺点用20%利多卡因做局部浸润麻醉。

（3）术者左手拇指和示指固定肿块，右手持尖刀做皮肤戳孔。

（4）穿刺针从戳孔刺入达肿块表面，将切割针芯刺入肿块1.5~2cm，然后推进套管针使之达到或超过切割针尖端，两针一起反复旋转后拔出。

（5）除去套管针，将切割针前端叶片间或取物槽内的肿块组织取出，用10%甲醛溶液固定，送组织学检查。

（6）术后穿刺部位盖无菌纱布，用胶布固定。

2. 细针穿刺 如以下内容所述。

（1）患者选择合适体位，消毒穿刺局部皮肤及术者左手拇指和示指，检查穿刺针。

（2）术者左手拇指与示指固定肿块，将穿刺针刺入达肿块表面。

（3）连接 20~30ml 注射器，用力持续抽吸形成负压后刺入肿块，并快速进退（约 1cm 范围）数次，直至见到有吸出物为止。

（4）负压下拔针，将穿刺物推注于玻片上，不待干燥，立即用 95% 乙醇固定 5~10min，送细胞病理学检查。囊性病变则将抽出液置试管离心后，取沉渣检查。

（5）术后穿刺部位盖无菌纱布，用胶布固定。

五、并发症

体表肿块穿刺活检的可能并发症包括：①出血；②感染；③肿瘤种植转移等。

六、注意事项

（1）不能切除的恶性肿瘤应在放疗或化疗前穿刺，以明确病理诊断。
（2）可切除的恶性肿瘤，宜在术前 7d 以内穿刺，以免引起种植转移。
（3）穿刺通道应在手术中与病灶一同切除。
（4）穿刺应避开恶性肿瘤已破溃或即将破溃的部位。
（5）疑为结核性肿块时，应采用潜行性穿刺法，穿刺物为脓液或干酪样物，则可注入异烟肼或链霉素，避免其他细菌感染，术后立即抗结核治疗。

（王国俊）

第三节 腹腔灌洗术

一、概述

腹腔灌洗引流术又称治疗性持续性腹腔灌洗引流术，它在医学上并不是一项新的治疗方法，但近年来重新得到重视，并逐渐加以改进。从单纯的生理盐水灌洗发展到目前的灌洗液中配以抗生素、微量肝素、糜蛋白酶等。

二、适应证

1. 诊断性腹腔灌洗术
（1）用一般诊断方法及腹腔穿刺诊断仍未明确的疑难急腹症。
（2）症状和体征不甚明显的腹部创伤病例，临床仍疑有内脏损伤，或经短期观察症状和体征仍持续存在者，特别是神志不清或陷于昏迷的腹部创伤者。
2. 治疗性腹腔灌洗术　用抗生素-肝素溶液持续腹腔灌洗治疗就诊晚、污染严重的弥漫性腹膜炎，以预防腹腔脓肿形成。

三、禁忌证

（1）明显出血素质。
（2）结核性腹膜炎等有粘连性包块者。
（3）肝性脑病或脑病先兆。
（4）包虫病性囊性包块。
（5）巨大卵巢囊肿者。
（6）严重肠胀气。
（7）躁动不能合作者。

四、操作方法

（1）排空膀胱仰卧位，无菌条件下于脐周戳孔，插入套管针。导管置入后即进行抽吸。若有不凝血10ml以上或有胆汁样液、含食物残渣的胃肠内容物抽出时，无灌洗之必要，立即改行剖腹探查。反之则经导管以输液的方法向腹腔快速（5~6min）注入等渗晶体液1 000ml（10~20ml/kg），协助患者转动体位或按摩腹部，使灌洗液到达腹腔各处。然后，将灌洗液空瓶置于低位，借虹吸作用使腹腔内液体回流。一般应能回收500ml左右。取三管标本，每管10ml左右，分别送红细胞与白细胞计数、淀粉酶测定及沉渣涂片镜检和细菌学检查。必要时尚可做血细胞压积，氨、尿素及其他有关酶类的测定。一次灌洗阴性时，视需要可将导管留置腹腔，短时观察后重复灌洗。

（2）结果判定回流液阳性指标

1）肉眼观察为血性（25ml全血可染红1 000ml灌洗液）。
2）混浊，含消化液或食物残渣。
3）红细胞计数大于0.1×10^{12}/L或血细胞比容大于0.01。
4）白细胞计数大于0.5×10^9/L。但此项需注意排除盆腔妇科感染性疾病。
5）胰淀粉酶测定大于100U/L（苏氏法）判定为阳性。
6）镜检发现食物残渣或大量细菌。
7）第二次灌洗某项指标较第一次明显升高。

凡具以上1项阳性者即有临床诊断价值。

五、并发症

可能发生的并发症有：①出血；②腹腔脏器损伤；③心脑血管意外。

六、注意事项

（1）腹腔灌洗对腹内出血的诊断准确率可达95%以上。积血30~50ml即可获阳性结果。假阳性及假阴性率均低于2%。

（2）腹腔灌洗必须在必要的B超、CT等影像学检查之后进行，以免残留灌洗液混淆腹腔积血、积液。

（3）有腹部手术史尤其是多次手术者忌做腹腔灌洗。一是穿刺易误伤粘连于腹壁的肠管；二是粘连间隔影响灌洗液的扩散与回流。妊娠和极度肥胖者亦应禁用。

（4）判断灌洗结果时需结合临床其他资料综合分析。灌洗过程中要动态观察，必要时留置导管，反复灌洗及检验对比。

（5）单凭腹腔灌洗的阳性结果做出剖腹探查的决定，可能带来过高的阴性剖腹探查率。

（王国俊）

第四节　痔切除术

一、概述

痔是最常见的肛肠疾病，任何年龄都可发病，但随年龄增长，发病率增高。内痔是肛垫的支持结构、静脉丛及动静脉吻合支发生病理性改变或移位。外痔是齿状线远侧皮下静脉丛的病理性扩张或血栓形成。内痔通过丰富的静脉丛吻合支和相应部位的外痔相互融合为混合痔。治疗应遵循三个原则：①无症状的痔无须治疗；②有症状的痔重在减轻或消除症状，而非根治；③以保守治疗为主。

二、适应证

（1）花圈状内痔或内痔数目超过4个者。
（2）脱垂内痔须手法复位者或经常脱出肛门外的内痔。
（3）混合痔和血栓性外痔。

（4）内痔兼有息肉、肛乳头肥大或肛瘘时。
（5）经其他非手术疗法治疗的疗效不满意的痔。

三、禁忌证

（1）内痔伴有急性感染、溃疡、坏死或栓塞等并发症，手术暂缓进行。
（2）继发性内痔，如门静脉高压、心力衰竭所致者，需治疗原发病因，不宜做此手术。
（3）精神疾病、妊娠、月经期不宜做此手术。

四、操作方法

（1）麻醉：用1%利多卡因行肛周局部浸润麻醉、骶管麻醉或鞍麻。
（2）体位：患者取右侧卧位、截石位或俯卧位。
（3）扩张肛管：消毒后术者以双手示指、中指涂液体石蜡，先伸一个示指入肛管，再将另一个示指背对背地伸入，逐渐分开左右两指扩张肛管，再依次放入中指扩张数分钟，使括约肌充分松弛。
（4）局部检查：检查痔核数目、大小、部位及有无动脉搏动。
（5）显露痔核：用组织钳夹住痔核下端皮肤向外牵拉，使齿线充分显露。
（6）钳夹切除：在痔块基底部两侧皮肤上做V形切口，分离曲张静脉团，直至显露肛管外括约肌。U形缝扎痔核上端血管，用止血钳于底部钳夹，贯穿缝扎后，切除结扎线远端痔核。齿状线以上黏膜用可吸收线予以缝合。齿状线以下的皮肤切口不予缝合，修剪皮缘，创面用凡士林油纱布填塞。嵌顿痔也可用同样方法急诊切除。

五、并发症

可能发生的并发症有：①肛门剧痛、狭窄；②出血；③排尿、排便困难。

六、注意事项

（1）手术当日进低渣饮食，次日即可改为普通饮食。
（2）如有疼痛，可服用或注射止痛药物。
（3）术后常有排尿困难，多系局部刺激或肛门括约肌反射所致，可皮下注射新斯的明0.5~1.0mg，并在膀胱区放热水袋。如术后12h仍不能排出，应予导尿。
（4）术后2d要控制大便，以后可口服液体石蜡使大便变软，减少排便时疼痛。
（5）大便后用1:5 000高锰酸钾热水坐浴，换凡士林纱布及干纱布。
（6）创面12~14d可以愈合。如切除较多，有造成狭窄的可能时，应每周扩肛1次，3~4次即可。
（7）大便后用1:5 000高锰酸钾热水坐浴，换凡士林纱布及干纱布。

（王国俊）

第五节 浅表脓肿切除术

一、概述

脓肿是急性感染过程中，组织、器官或体腔内，因病变组织坏死、液化而出现的局限性脓液积聚，四周有一完整的脓壁。常见的致病菌为金黄色葡萄球菌。脓肿可原发于急性化脓性感染，或由远处原发感染源的致病菌经血流、淋巴管转移而来。往往是由于炎症组织在细菌产生的毒素或酶的作用下，发生坏死、溶解，形成脓腔，腔内的渗出物、坏死组织、脓细胞和细菌等共同组成脓液。由于脓液中的纤维蛋白形成网状支架才使得病变限制于局部，另脓腔周围充血水肿和白细胞浸润，最终形成以肉芽组织增生为主的脓腔壁。脓肿由于其位置不同，可出现不同的临床表现。本病往往可以通过对病史的了解，临床体检和必要的辅助检查，可以得到确诊。治疗以引流为主。表浅脓肿略高出体表，有红、肿、热、痛及波动感。小脓肿，位置深，腔壁厚时，波动感可不明显。深部脓肿一般无波动感，但脓肿表面组织常有水肿和明显的局部压痛，伴有全身中毒症状。治疗原则：①及时切开引流，切口应选在波动明显处并与皮纹平行，切口应够长，并选择低位，以利引流。深部脓肿，应先行穿刺定位，然后逐层切开。②术后及时更换敷料。③全身应选用抗菌消炎药物治疗。伤口长期不愈者，应查明原因。

二、适应证

表浅脓肿形成，查有波动者，或穿刺可抽及脓液者，应切开引流。

三、禁忌证

心力衰竭、严重凝血功能障碍者不宜做此手术。

四、操作方法

（1）麻醉：局部麻醉。小儿可用氯胺酮分离麻醉或辅加硫喷妥钠肌内注射作为基础麻醉。

（2）简要步骤：在表浅脓肿隆起处用1%普鲁卡因或利多卡因做皮肤浸润麻醉。用尖刃刀先将脓肿切开一小口，再把刀翻转，使刀刃朝上，由里向外挑开脓肿壁，排出脓液。随后用手指或止血钳伸入脓腔，探查脓腔大小，并分开脓腔间隔。根据脓肿大小，在止血钳引导下，向两端延长切口，达到脓腔边缘，把脓肿完全切开。如脓肿较大，或因局部解剖关系，不宜做大切口者，可以做对口引流，使引流通畅。最后，用止血钳把凡士林纱布条一直送到脓腔底部，另一端留在脓腔外，垫放干纱布包扎。

五、并发症

可能发生的并发症有：①切口延迟愈合，甚至不愈合；②形成窦道、瘘管。

六、注意事项

（1）完善结核病相关检查，排除结核源性脓肿可能。表浅脓肿切开后常有渗血，若无活动性出血，一般用凡士林纱布条填塞脓腔压迫即可止血，不要用止血钳钳夹，以免损伤组织。

（2）放置引流时，应把凡士林纱布的一端一直放到脓腔底，不要放在脓腔口阻塞脓腔，影响通畅引流。引流条的外段应予摊开，使切口两边缘全部隔开，不要只注意隔开切口的中央部分，以免切口两端过早愈合，使引流口缩小，影响引流。

（王国俊）

第六节　清创缝合术

一、概述

清创缝合术，是用外科手术的方法，清除开放伤口内的异物，切除坏死、失活或严重污染的组织、缝合伤口，使之尽量减少污染，甚至变成清洁伤口，达到一期愈合，有利受伤部位的功能和形态的恢复。

二、适应证

8h以内的开放性伤口应行清创术；8h以上而无明显感染的伤口，如伤员一般情况好，亦应行清创术。

三、禁忌证

污染严重或已化脓感染的伤口不宜一期缝合，仅将伤口周围皮肤擦净，消毒周围皮肤后，敞开引流。

四、操作方法

1. 清洗去污　分清洗皮肤和清洗伤口两步。

（1）清洗皮肤：用无菌纱布覆盖伤口，再用汽油或乙醚擦去伤口周围皮肤的油污。术者按常规方法洗手、戴手套，更换覆盖伤口的纱布，用软毛刷蘸消毒皂水刷洗皮肤，并用冷开水冲净。然后换另一只毛刷再刷洗一遍，用消毒纱布擦干皮肤。两遍刷洗共约10min。

（2）清洗伤口：去掉覆盖伤口的纱布，以生理盐水冲洗伤口，用消毒镊子或小纱布球轻轻除去伤口内的污物、血凝块和异物。

2. 清理伤口　施行麻醉，擦干皮肤，用碘酊、酒精消毒皮肤，铺盖消毒手术巾准备手术。术者重新用酒精或新洁尔灭液泡手，穿手术衣，戴手套后即可清理伤口。

（1）对浅层伤口，可将伤口周围不整皮肤缘切除0.2～0.5cm，切面止血，消除血凝块和异物，切除失活组织和明显挫伤的创缘组织（包括皮肤和皮下组织等），并随时用无菌盐水冲洗。

（2）对深层伤口，应彻底切除失活的筋膜和肌肉（肌肉切面不出血，或用镊子夹镊不收缩者，表示已坏死），但不应将有活力的肌肉切除，以免切除过多影响功能。为了处理较深部伤口，有时可适当扩大伤口和切开筋膜，清理伤口，直至比较清洁和显露血循环较好的组织。

（3）如同时有粉碎性骨折，应尽量保留骨折片。已与骨膜游离的小骨片则应予消除。

（4）浅部贯通伤的出入口较接近者，可将伤道间的组织桥切开，变两个伤口为一个。如伤道过深，不应从入口处清理深部，而应从侧面切开处清理伤道。

（5）伤口如有活动性出血，在清理前可先用止血钳钳夹，或临时结扎止血。待清理伤口时重新结扎，除去污染线头。渗血可用温盐水纱布压迫止血，或用凝血酶等局部止血剂止血。

3. 修复伤口　清创后再次用生理盐水清洗伤口，再根据污染程度、伤口大小和深度等具体情况，决定伤口是开放还是缝合，是一期还是延期缝合。未超过12h的清洁伤口可一期缝合。大而深的伤口，在一期缝合时应放置引流条。污染重的或特殊部位不能彻底清创的伤口，应延期缝合，即在清创后先于伤口内放置凡士林纱布条引流，待4～7d后，如伤口组织红润，无感染或水肿时，再做缝合。

头、面部血运丰富，愈合力强，损伤时间虽长，只要无明显感染，仍应争取一期缝合。缝合伤口时，不应留有无效腔，张力不能太大。对重要的血管损伤应修补或吻合。对断裂的肌腱和神经干应修整缝合。显露的神经和肌腱应以皮肤覆盖。开放性关节腔损伤应彻底清洗后缝合。胸腹腔的开放性损伤应彻底清创后，放置引流管或引流条。

五、并发症

清创术术后并发症主要是伤口感染、组织缺损。

六、注意事项

（1）伤口清洗是清创术的重要步骤，必须反复用大量生理盐水冲洗，务必使伤口清洁后再做清创术。选用局部麻醉者，只能在清洗伤口后麻醉。

（2）清创时既要彻底切除已失去活力的组织，又要尽量爱护和保留存活的组织，这样才能避免伤口感染，促进愈合，保存功能。

（3）组织缝合必须避免张力太大，以免造成缺血或坏死。

（王国俊）

第七节 肝穿刺术

一、概述

肝穿刺术是采取肝组织标本的一种简易手段。由穿刺所得组织块进行组织学检查或制成涂片做细胞学检查，以判明原因未明的肝大和某些血液系统疾病。

二、适应证

（1）凡肝脏疾患通过临床、实验或其他辅助检查无法明确诊断者：肝功能检查异常，性质不明者。肝功能检查正常，但症状、体征明显者。
（2）不明原因的肝大，门脉高压或黄疸。
（3）对病毒性肝炎的病因、类型诊断，病情追踪，效果考核及预后的判断。
（4）肝内胆汁淤积的鉴别诊断。
（5）慢性肝炎的分级。
（6）慢性肝病的鉴别诊断。
（7）肝内肿瘤的细胞学检查及进行药物治疗。
（8）对不明原因的发热进行鉴别诊断。
（9）肉芽肿病、结核、布鲁杆菌病、织孢浆菌病、球孢子病、梅毒等疾病的诊断。

三、禁忌证

临床检查方法已可达到目的者。
（1）有出血倾向的患者，如血友病、海绵状肝血管病、凝血时间延长、血小板减少达 80×10^9/L 以下者。
（2）大量腹腔积液或重度黄疸者。
（3）严重出血或一般情况差者。
（4）肝性脑病者。
（5）严重肝外阻塞性黄疸伴胆囊肿大者。
（6）肝缩小或肝浊音界叩不清。
（7）疑为肝包虫病或肝血管瘤者。
（8）严重心、肺、肾疾病或其功能衰竭者。
（9）右侧脓胸、膈下脓肿、胸腔积液或其他脏器有急性疾患者，穿刺处局部感染者。
（10）严重高血压（收缩压 > 24kPa）者。
（11）儿童、老年人与不能合作的患者。

四、操作方法

（1）患者取仰卧位，身体右侧靠床沿，并将右手置于枕后。
（2）穿刺点一般取右侧腹中线第8、9肋间，肝实音处穿刺。疑诊肝癌者，宜选较突出的结节处穿刺。
（3）常规消毒局部皮肤，用2%利多卡因由皮肤至肝被膜进行局部麻醉。
（4）备好快速穿刺套针，以橡皮管将穿刺针连接于10ml注射器，吸入无菌生理盐水3~5ml。
（5）先用穿刺锥在穿刺点皮肤上刺孔，由此孔将穿刺针沿肋骨上缘与胸壁垂直方向刺入0.5~1.0cm，然后将注射器内生理盐水推出0.5~1.0ml，冲出针内可能存留的皮肤与皮下组织，以防针头堵塞。

(6) 将注射器抽成负压并予保持，同时嘱患者先吸气，然后于深呼气末屏息呼吸（术前应让患者练习），继而术者将穿刺针迅速刺入肝内并立即抽出，深度不超过6.0cm。

(7) 拔针后立即以无菌纱布按压创面5~10min，再以胶布固定，并以多头腹带扎紧。

用生理盐水从针内冲出肝组织条于弯盘中，挑出，以95%乙醇或10%甲醛固定送检。

五、并发症

并发症有活检部位不适、放射至右肩的疼痛和短暂的上腹痛等，还可发生气胸、胸膜性休克或胆汁性腹膜炎及出血等并发症。

六、注意事项

(1) 术前应检查血小板数、出血时间、凝血时间、凝血酶原时间，如有异常，应肌内注射维生素K 10mg，每日1次，3d后复查，如仍不正常，不应强行穿刺。

(2) 穿刺前应测血压、脉搏，并进行胸部透视，观察有无肺气肿、胸膜肥厚。验血型，以备必要时输血。术前1h服安定10mg。

(3) 术后应卧床24h，在4h内每隔15~30min测脉搏、血压一次，如有脉搏增快细弱、血压下降、烦躁不安、面色苍白、出冷汗等内出血现象，应紧急处理。

(4) 穿刺后如局部疼痛，应仔细查找原因，若为一般组织创伤性疼痛，可给止痛剂。若发生气胸、胸膜性休克或胆汁性腹膜炎，应及时处理。

（王国俊）

第八节　经皮肝穿刺胆管造影及引流术

一、经皮肝穿刺胆管造影（PTC）

（一）概述

经皮肝穿刺胆管造影是在X线电视或超声监视下，经皮肝穿刺入肝内胆管，直接注入造影剂而使肝内外胆管迅速显影，可显示肝内外胆管病变的部位、范围、程度和性质，有助于对胆管疾病，特别是梗阻性黄疸的诊断和鉴别诊断。经皮肝穿刺胆管造影的造影剂分布广泛，影像清晰，诊断正确率高，且不受肝功障碍、黄疸及特殊设备的限制，本方法安全易行，尤其是利用细针穿刺以来，危险性已大为减少，在胆管增粗者，成功率达95%以上，胆管不粗者，成功率亦达70%。但作为一种有创性检查，目前随着磁共振胆胰管成像（MRCP）和内镜逆行胰胆管造影（ERCP）技术的普及，其应用较以前已经明显减少。

（二）适应证

主要用于梗阻性黄疸患者，而不适合行MRCP和ERCP检查者，以便了解胆管梗阻部位、范围和原因。

（三）禁忌证

(1) 凝血机制有严重障碍。
(2) 严重的急性化脓性梗阻性胆管炎。
(3) 肝、肾功能很差。
(4) 患者年龄过大，全身条件差者应慎重。

（四）操作步骤

1. 经腋路肋间穿刺法　如以下内容所述。

(1) 穿刺进路，一般采用右腋中线8~9肋或9~10肋间隙，在影像学监视下，直接观察肝脏的变异，调整穿刺点的高低、方向及进针深度。

(2) 消毒，覆巾，穿刺点局部麻醉。

(3) 按上述选定的穿刺点进针，水平方向，针尖指向剑突尖。

(4) 一般进针8~13cm，穿及的胆管较粗。当穿刺针刺入胆管时，可有突破感。此时，拔出针芯，换上注射器，一面徐徐退针，一面抽吸，若抽得胆汁即停止外退，表明针尖已在胆管内。如未抽出胆汁，退针至1/2的针道时，为穿刺失败，应退针至皮下，稍改变方向再行穿刺。继续4~5次，仍未抽得胆汁者应停止操作，以免损伤过多肝组织。

(5) 也可进针至适当深度时，先注入少量造影剂，在X线荧光屏显示下判断针头的位置。如针头误入血管内，造影剂将被稀释而迅速流走。如针头在肝实质内，造影剂将停留不动。如造影剂进入肝胆管内，则可见造影剂缓慢流向肝门。

(6) 穿刺成功后，固定针头，接上带有塑料管的注射器，抽出部分胆汁，送细菌培养。再徐徐注入温热的30%~50%泛影葡胺20ml。患者感觉肝区微胀时，即应停止注射，进行摄片。如胆管高度扩张，可适当增加造影剂剂量。

(7) 摄片后，尽量吸出混有造影剂的胆汁，以免漏胆。如照片满意，即可结束检查。如不满意，可再次注入造影剂进行摄片。

2. 经腹部穿刺法　穿刺部位选在右侧肋缘下，穿刺点在剑突下2cm，腹中线向右2cm处，穿刺点与台面成40°角，直刺向肝脏。应用的穿刺针以12cm长为宜。本法适用于肝脏肿大的患者。

3. 经腹膜外穿刺法　本法是经肝脏后面裸区进行穿刺。由于该裸区即使在肝脏肿大时仍恒定不变。并且经此穿刺不致损伤重要脏器，亦不致发生胆汁性腹膜炎或腹腔内出血。造影前先行右侧膈神经阻滞术。方法为在右锁骨上2~3cm胸锁乳突肌前缘，用2%升高，活动度减低，表明膈神经阻滞有效。然后患者取俯卧，于右11肋骨上缘距后正中线6~7cm处行常规局部麻醉后，用15cm长的穿刺针穿刺肝脏，针头微指向上内，待刺入10~12cm时，用前述方法退针，抽出胆汁表示穿刺成功，注射造影剂及摄片步骤同前。此进路远不及经腋路穿刺成功率高。

(五) 并发症

(1) 穿刺针道出血、胆管出血或肝内血肿形成。

(2) 胆漏形成的胆汁性腹膜炎、胸膜炎或胆汁胸腔瘘。

(3) 胆管感染。

(六) 注意事项

(1) 造影前一晚清洁灌肠，并给镇静剂。做碘过敏试验。造影前1h给镇静剂，但禁用吗啡，以免引起奥狄括约肌痉挛而混淆诊断。

(2) 造影前腹部透视，观察肝下有无充气肠管，以免穿刺时误伤。

(3) 避免注入造影剂时造成胆管高压：因可造成造影剂和胆汁沿针头周围漏入腹腔，造成局部胆汁性腹膜炎。故当穿刺针进入胆管抽得胆汁，应尽量抽弃胆汁以达减压。若有测压设备，注入造影剂不应超过抽弃的胆汁量，并先抽出胆汁在注射器中混匀再缓缓注入，造影后也应尽量抽出胆汁，即使有胆血瘘，胆汁入血也较少。

(4) 针道胆血瘘的防治：穿刺进入较大管腔时，常有明显的空虚感，应即时抽吸，易吸出血液者证明针尖在血管中，应即退针，针已穿过血管再入胆管时，不应从原针道做PTCD，应另行穿刺。

(5) 避免黏稠胆汁对造影的影响：胆管梗阻和感染时，胆汁黏度增加，不易与造影剂混匀。为避免黏稠胆汁造成误诊，可用少量生理盐水缓缓注入以稀释，再予抽弃、稀释，多次反复，至胆汁颜色减淡后，换注造影剂造影。若不能抽出胆汁，或不能稀释，则不宜即时造影，可插入引流管3~5d后，胆汁稀释时再造影。

(6) 注意造影剂在胆汁中的浓度及均匀度：造影剂过浓，可掩盖小结石。过淡时，显示不清，均可误诊。

二、经皮肝穿刺胆管引流（PTCD）

（一）概述

经皮肝穿刺胆管引流术是缓解恶性梗阻性黄疸的一种较常用的方法，可用于恶性肿瘤的姑息性治疗、重症梗阻性黄疸手术前准备、重症急性胆管感染的急诊非手术治疗，是当前胆管外科的一项重要治疗技术，已在临床广泛应用。近年来，PTCD在技术上和器械上都有很大改善和发展。它已成为当前胆管姑息治疗的一种常用方法。

（二）适应证

（1）晚期肿瘤引起的恶性胆管梗阻，行姑息性胆管引流。
（2）深度黄疸患者的术前准备（包括良性和恶性病变）。
（3）急性胆管感染，如急性梗阻性化脓性胆管炎，行急症胆管减压引流，使急症手术转为择期手术。
（4）良性胆管狭窄，经多次胆管修补，胆管重建及胆肠吻合口狭窄等。
（5）通过引流管行化疗、放疗、溶石、细胞学检查及经皮行纤维胆管镜取石等。

（三）禁忌证

（1）与PTC相同，对碘过敏，有严重凝血功能障碍，严重心、肝、肾衰竭和大量腹腔积液者。
（2）肝内胆管被肿瘤分隔成多腔，不能引流整个胆管系统者。
（3）超声波检查证实肝内有大液平面，Casoni试验阳性，疑为肝包虫病者。

（四）操作方法

（1）术前准备及穿刺方法及PTC。
（2）先用22号细针做PTC造影，以确定病变部位和性质。
（3）根据造影结果，选择一较粗、直、水平方向的胆管，备做内引流插管用。
（4）另从右侧腋中线第8肋间做穿刺点，局部麻醉后用尖刀在皮肤上戳一小口。嘱患者暂停呼吸，在电视监视下将粗针迅速刺入预先选好的胆管，有进入胆管的突破感后，拔出针芯，待胆汁顺利流出后插入导丝，不断旋转和变换方向，使导丝通过梗阻端或狭窄段进入远端胆管或十二指肠，退出穿刺针，用扩张管扩张通道后，将多侧孔导管随导丝通过梗阻端或狭窄段，使导管的侧孔位于梗阻端或狭窄段之上、下方，固定导管，胆汁从导管内顺利流出后，注入造影剂拍片。
（5）引流一周后，再造影，以观察导管位置和引流效果。

（五）并发症

（1）穿刺针道出血、胆管出血或肝内血肿形成。
（2）胆漏形成的胆汁性腹膜炎、胸膜炎或胆汁胸腔瘘。
（3）胆管感染。
（4）引流管脱落。

（六）注意事项

（1）为确保插管成功，可将穿刺针的针尾向头侧倾斜10°~15°，使针尖进入胆管后略向下倾斜，便于导丝沿胆管顺利向下，进入狭窄的远端或十二指肠，如平行进入或针尖向上，导丝易碰到对侧管壁而卷曲或导丝向上并可进入左侧肝。
（2）虽然PTC显示胆管梗阻，但有时导丝仍可通过梗阻端进入十二指肠，如导管不能通过梗阻时，可先行近端引流5~7d，使胆管内感染引起的炎性水肿消退后再插入导丝和导管到梗阻远端。
（3）应防止引流导管脱落和阻塞，每日用5~10ml生理盐水冲洗1~2次，每3d更换导管一次。长期置管有发热时，表示导管有淤塞或移位，需更换导管。一般经引流10~14d后，肝实质内已形成一大于导管的肉芽通道，如导管脱落，可通过导丝引导在24h内再插入导管。

（4）脱管有四种情况：①术后因膈肌和肝脏随呼吸上下移动，使引流管不能完全留于管腔内，表现为通而不畅；②管脱入肝实质；③管脱入腹腔；④固定不牢，或被患者误拔。为预防脱管，可在置管时设法将套管深入胆管内 3~4cm，在没有导丝穿入胆管时，不急于将套管直插胆管。因此时胆管结石阻塞或角度较小，套管可能顺原针道进入肝实质，需注入造影剂后，胆管较穿刺前扩张、增粗、结石松动、角度增大，再缓慢插入套管，方易深入胆管腔。

（王国俊）

第二章

围手术期处理

第一节 术前准备

术前准备的内容及时间与疾病的性质、患者的机体条件及手术方式密切相关。按手术期限的轻重缓急，临床上将手术分为三类，即急症手术、限期手术和择期手术。急症手术是以抢救患者生命为主要目的，必须在最短时间内完成必要的术前准备，争分夺秒地实施紧急手术，如外伤性脾破裂、呼吸道窒息、胸腹腔内大血管破裂等。限期手术疾病的手术时间虽然可以选择，但有一定限期，否则将延误手术时机，如各种恶性肿瘤根除术。择期手术如胃、十二指肠溃疡的胃大部切除术、一般良性肿瘤切除术及腹股沟疝修补术等，可在充分术前准备后选择恰当时机进行手术。

术前准备一方面要在手术前对外科疾病准确诊断、判断其严重程度，并根据病情的轻重缓急，严格把握手术指征，制定合理周密的手术方案；另一方面要充分评估患者对手术、麻醉的耐受力，尽可能查出并纠正可能影响整个病程的各种潜在因素，提高手术安全性。评估患者对手术耐受力包括了解患者营养状况、水、电解质及酸碱平衡状况、重要器官功能以及心理状态等。手术前需要详细询问病史、进行全面体格检查、常规实验室检查以及涉及重要器官功能的特殊检查，以充分了解患者的全身情况。

患者对手术的耐受力可归纳为两类：①耐受力良好，指外科疾病对全身的影响较少，或即使有一定影响也容易纠正。此类患者身体状况较好，重要器官无器质性病变或其功能处于代偿状态。对这一类患者，术前只需进行一般性准备；②耐受力不良，指外科疾病已经对全身造成明显影响，此类患者的全身情况不佳，或重要器官已有器质性病变，功能濒于或已有失代偿。对这一类患者，需做积极和细致的术前准备，待机体状况改善方可施行手术。

一、一般准备

包括心理和生理两方面准备。

1. 心理准备　患者术前心理变化往往会很复杂，难免有紧张、焦虑、惊恐等情绪，对手术及预后存在多种顾虑。医务人员应将病情、施行手术的必要性、手术方式、手术可能发生的并发症、术后恢复过程及可能取得的效果等，以恰当的言语和关怀安慰的口气向患者作适度的解释，以取得患者的信任和配合。应该强调的是，医务人员也应就疾病诊断、手术指征、手术方式、术中术后可能出现的并发症及意外、预后以及预计医疗费用等，向患者家属或监护人作更详细全面的介绍、解释，以取得他们的信任、同意和协助。在医务人员、家属的共同鼓励、安慰下，让患者正确认识外科治疗过程，以良好、平静的心态接受外科治疗。应履行书面知情同意手续，由患者本人（或受委托人）签署手术志愿书、麻醉志愿书等。

2. 生理准备　是对患者生理状态的调整和准备，使患者在较好的状态下安全度过手术和术后的治疗过程。

（1）对手术后变化的适应性训练：术后患者短期内多不能下床活动，不习惯在床上大、小便，术前应指导患者进行练习。患者术后常因切口疼痛不愿咳嗽，应在术前指导患者正确的咳嗽、咳痰方法，并指导家属协助患者排痰。有吸烟习惯的患者，术前2周应停止吸烟。

（2）纠正水、电解质及酸碱平衡紊乱：患者术前可能出现水、电解质及酸碱平衡紊乱，如急性肠梗阻或弥漫性腹膜炎患者常伴有等渗性脱水和代谢性酸中毒、瘢痕性幽门梗阻者并发低渗性脱水和低氯性碱中毒，术前应尽量予以纠正。

（3）备血、输血：施行中、大型手术者，术前应做好血型和交叉配合试验，准备好一定数量的全血或成分血，以便在术中出现大出血时及时补充。对于术前明显贫血者，应在术前纠正。择期手术前血红蛋白应提高至100g/L或血细胞比容至35%以上。

（4）预防感染：手术前应采取多种措施预防感染，如及时处理已发现的感染灶、不让患者与罹患感染者接触、杜绝上呼吸道感染者进入手术室、严格遵循无菌原则、手术时尽量减少组织损伤等。下列情况需要预防性应用抗生素：①涉及感染病灶或切口邻近感染区域的手术；②呼吸道、肠道、泌尿生殖系统的手术；③操作时间长、创伤大的手术；④开放性创伤，创面已污染或有广泛软组织损伤，创伤至实施清创的间隔时间较长，或清创所需时间较长或难以彻底清创者；⑤癌肿手术；⑥涉及大血管的手术；⑦需要植入人工制品的手术；⑧脏器移植手术；⑨糖尿病、再生障碍性贫血、肝硬化、慢性肾病、老年、营养不良等患者施行手术。

（5）补充热量、蛋白质和维生素：手术创伤和手术前后的饮食限制，不仅使患者的机体消耗增加，而且造成热量、蛋白质和维生素等摄入不足，以致影响组织修复和创伤愈合，降低机体防御感染的能力。因此，对于择期或限期手术的患者，应在术前通过口服或静脉途径，给予充分的热量、蛋白质和维生素。

（6）胃肠道准备：成人一般手术术前12小时起禁食，术前4小时禁饮，以防因麻醉或手术中呕吐而引起窒息或吸入性肺炎。涉及胃肠道手术者，术前1~2日便开始进流质饮食，术前置胃管胃肠减压。幽门梗阻者患者，术前尚需温盐水洗胃，以减轻胃壁水肿。对一般性手术，术前夜应做肥皂水灌肠，以减轻患者对术后排便的焦虑。结肠或直肠手术者术前应做好充分的肠道准备，包括术前2~3天开始口服肠道制菌药物并给予无渣饮食，手术前夜及手术当天清晨清洁灌肠或结肠灌洗，以减少术后并发感染的机会。

（7）其他：手术前夜，应认真检查各项准备工作是否完善。手术前夜患者需作好体力及精神上的准备，若不能安睡，可给予镇静剂，以保证良好的睡眠。如发现患者体温升高而与疾病无关，或妇女月经来潮等情况，手术即应延期。进手术室前，应排尽尿液。估计手术时间长的，或者施行的是盆腔手术，还应留置导尿管，使膀胱处于空虚状态。如果患者有可活动义齿，应予取下，以免麻醉或手术过程中脱落或造成误咽或误吸。耳环、项链、戒指、手镯、手表等均应取下交给家属。

二、特殊准备

对手术耐受力不良的患者，除了要做好一般的术前准备外，还需根据患者的具体情况，作好特殊准备。

1. 营养不良　肿瘤、术前禁食>5天，消化道功能不良的患者，术前均可能有不同程度的营养不良。营养不良可加重病情，导致患者免疫反应低下，降低患者对手术的耐受力，增加手术风险、术后并发症和死亡率。营养不良患者常有低蛋白血症，往往与贫血、低血容量并存，耐受失血、休克的能力降低。低蛋白状况可引起组织水肿，影响愈合。营养不良的患者抵抗力低下，容易并发感染。因此，术前应尽可能予以纠正。若血浆白蛋白在30~35g/L，应补充富含蛋白质饮食予以纠正；若<30g/L，则可输入血浆、人体白蛋白制剂，以期在较短时间内纠正低蛋白血症。

2. 心血管疾病　患者血压在160/100mmHg（21.3/13.3kPa）以下者可不必作特殊准备。血压过高的患者，容易在手术过程中或手术后出现各种并发症：如手术时创面出血多；麻醉时血压容易波动，如手术前由于精神紧张，血压可骤升，而因麻醉后血管扩张、手术中失血或失液等影响，血压又可猛降；手术后血压可能持续偏低，但也可能出现反跳性高血压。因此，血压过高的患者有并发脑血管意外和充血性心力衰竭的危险。血压过高者术前应用合适的降血压药物，使血压稳定在一定水平，但并不一定要求降至正常后才做手术。对于进入手术室血压急骤升高的患者,应与麻醉医师共同处理,并根据病情和手术性质,选择实施或延期手术。

外科患者并发心脏疾病时,其手术的危险性明显高于无心脏疾病者。对于高危患者,外科医生应主动与麻醉医生和内科医生联系,共同对心脏危险因素进行评估和处理。心脏疾病的类型与手术耐受力有关,如表2-1。

表2-1 心脏疾病与手术耐受力的关系

心脏疾病类型	手术耐受力
非发绀型先天性、风湿性和高血压心脏病、心律正常而无心力衰竭的趋势	良好
冠状动脉硬化性心脏病、房室传导阻滞	较差,必须作充分的术前准备
急性心肌炎、急性心肌梗死和心力衰竭	甚差,除急症抢救外,推迟手术

心脏疾病者手术前准备的注意事项:①对长期使用低钠饮食和利尿药物并已有水、电解质平衡失调的患者,术前应予纠正;②并发贫血者携氧能力下降,对心肌供氧不利,术前应予少量多次输血;③心律失常若为偶发的室性期前收缩,一般不需特别处理。但若有心房颤动伴有心室率增快,或确定为冠心病并出现心动过缓,都应经内科治疗,尽可能使心室率控制在正常范围;④患者发生急性心肌梗死6个月内不宜施行择期手术,6个月以上且无心绞痛发作者,方考虑在良好的监护条件下施行手术。心力衰竭患者最好在控制3~4周后施行手术。

3. **呼吸功能障碍** 中、大型手术术前应进行肺功能评估,尤其对有肺部疾病史或预期行肺切除术、食管或纵隔肿瘤切除者。危险因素包括慢性阻塞性肺疾病、吸烟、老年、肥胖、急性呼吸道感染等。

术前准备包括:①停止吸烟2周,避免吸入激惹性气体,指导患者做深呼吸和咳嗽练习,以排出呼吸道分泌物和增加肺通气量;②支气管扩张剂以及异丙肾上腺素等雾化吸入剂,可降低呼吸道阻力,增加肺活量。若哮喘反复发作,可口服地塞米松等来减轻支气管黏膜水肿;③经常咳脓痰者,术前3~5日即使用抗生素。若痰液稠厚,可采用蒸气吸入或口服药物使痰液变稀而易于咳出;④重度肺功能不全及并发感染者,必须采取积极措施,改善肺功能、控制感染后才能施行手术;⑤急性呼吸系感染者,择期手术应推迟至治愈后1~2周;如系急症手术,需用抗生素并避免吸入麻醉;⑥麻醉前用药要适当,以免抑制呼吸。

4. **脑血管疾病** 围手术期脑卒中发生率不高,大多发生在术后,多为低血压、心房颤动引起的心源性栓塞。危险因素包括老年、高血压、冠状动脉病变、糖尿病、吸烟等。对无症状的颈动脉杂音,近期有短暂脑缺血发作者,应进一步检查治疗。近期有脑卒中者,择期手术应至少推迟2周,最好6周。

5. **肝脏疾病** 任何手术前都应做各种肝功能检查,以判断有无肝功能损害。凡引起肝血流量减少而使肝脏供氧不足者,例如创伤、手术、麻醉、低血压、呼吸道不畅、长时间使用血管收缩剂等,都可加重肝细胞的损害。肝脏功能轻度损害不致影响手术耐受力。肝功能严重损害或濒于失代偿者,对手术耐受能力显著减弱,手术后可能出现腹腔积液、黄疸、出血、切口愈合不良、无尿甚至昏迷等严重并发症。因此,此类患者必须经过严格准备才可施行择期手术。若已出现明显营养不良、大量腹腔积液、昏迷前期神经精神症状者,则不宜施行任何手术。急性肝炎的患者,由于手术、麻醉可以加重肝细胞损害,除急症抢救外,不宜施行手术。

多数患者经一段时间内科治疗后,肝功能可以得到很大程度的改善,患者对手术的耐受力也明显提高。这些内科治疗措施包括给予高糖、高蛋白饮食,以改善营养状况,增加肝糖原储备;小量多次输新鲜血液、血浆或人白蛋白制剂,以纠正贫血、低蛋白血症,增加凝血因子;同时应补充多种维生素(如维生素B族、C、K)。如有胸腔积液、腹腔积液时,应在限制钠盐的基础上,应用利尿剂或抗醛固酮类药物等。

6. **肾疾病** 手术、麻醉都可能加重肾负担,因此,施行较大手术前,必须对患者的肾功能进行评估。急性肾功能衰竭的危险因素包括术前尿素氮和肌酐升高、充血性心力衰竭、老年、术中低血压、脓毒症、使用肾毒性药物等。根据内生肌酐24小时清除率和血尿素氮测定值判断,肾功能损害程度可分

三类 (表2-2)。术前准备的要点在于最大限度地改善肾功能。肾功能损害程度愈重，手术耐受力愈差；轻、中度肾功能损害患者经过适当的处理后，一般都能较好地耐受手术；而重度损害者，则需要在有效的血液透析后才能实施手术。

表2-2 肾功能损害程度

测定法	肾功能损害		
	轻度	中度	重度
24小时肌酐清除率 (ml/min)	51~80	21~50	<20
血尿素氮 (mmol/L)	7.5~14.3	14.6~25.0	25.3~35.7

7. 糖尿病 糖尿病患者的手术耐受力差，在尚未得到控制前，手术危险性显著增加。糖尿病患者在整个围手术期都处于应激状态，其并发症发生率和死亡率较无糖尿病者上升50%。糖尿病影响切口愈合，感染并发症增多，常伴发无症状的冠状动脉疾病。对糖尿病患者的术前评估包括糖尿病慢性并发症（如心血管、肾疾病）和血糖控制情况，并做相应处理：①仅以饮食控制病情者，术前不需特殊准备；②口服降糖药的患者，应继续服用至手术的前一天晚上；如果服长效降糖药，应在术前2~3日停用，改用胰岛素。禁食患者需静脉输注葡萄糖加胰岛素维持血糖轻度升高状态（5.6~11.2mmol/L），此时尿糖＋~＋＋；③平时用胰岛素者，术前应以葡萄糖和胰岛素维持正常糖代谢。在手术日晨停用胰岛素；④伴有酮症酸中毒的患者，需要接受急症手术，应当尽可能纠正酸中毒、血容量不足、电解质失衡（特别是低血钾）。术中应根据血糖监测结果，静脉滴注胰岛素控制血糖。

（杨晓春）

第二节 术后处理

术后处理从患者离开手术室开始，到患者出院结束。术后应采取措施尽可能地减轻患者痛苦和不适，预防和减少并发症，促进患者顺利康复。

一、一般处理

患者术后送回病房前，应整理好床位，备齐术后所需的用具，如胃肠减压装置、输液架、氧气、吸引器等，甲状腺手术患者床边还需要准备气管切开包。对意识不清的患者或脊髓麻醉后尚未恢复的患者须特别注意，从手术台托起至床上时，不能弯曲脊柱或拖拉弛软的下肢。将患者平稳搬移至病床时，应注意避免引流管脱出，然后接好各种引流管。在患者尚未清醒或麻醉作用未消失前，不要贴身放热水袋取暖，以免烫伤。病房应保持安静，尽量减少对患者的刺激。

严密监测病情变化。对于行中、小型手术且病情平稳者，手术当日可每隔2~4小时测一次脉搏、呼吸和血压；而大手术或有可能发生内出血、气管压迫者，必须密切观察，每30~60分钟就应检查上述生命体征并予记录。若患者病情不稳定或特殊手术后，应随时监测心率、血压、血氧分压，或送入ICU监护直到患者情况稳定。要特别注意观察和发现呼吸道梗阻、出血（伤口、胸腹腔及胃肠道）、休克等情况的早期表现，查找原因，及时处理。

术后初期患者因切口疼痛、体力消耗，需要医护人员协助做好病床、口腔、皮肤的清洁工作，并在饮水、进食、排便、咳嗽、咳痰及翻身等方面都应给予指导和帮助。

二、卧位

手术后，应根据麻醉及患者的全身状况、术式、疾病的性质等选择卧位，以让患者处于舒适、便于活动或翻身并有利于病情恢复为原则。全身麻醉尚未清醒的患者，应取平卧位且头转向一侧，以便口腔内分泌物或呕吐物易于流出，避免吸入气管。蛛网膜下隙麻醉患者应平卧或头低卧位12小时，以防因脑脊液外渗所致的头痛。

颅脑手术后如无休克或昏迷，可取15°~30°头高足低斜坡卧位，颈、胸手术后多采用60°高半坐位卧式，便于呼吸及有效引流。腹部手术后多取低半坐位卧或斜坡卧位，以降低腹壁张力。若腹腔内有污染，在病情许可情况下应尽早改为半坐位或头高足低位。脊柱或臀部术后，可采用俯卧或仰卧位。休克患者，应取下肢抬高15°~20°，头部和躯干抬高20°~30°的特殊体位，以利于呼吸和静脉回流。

三、活动和起床

手术后患者原则上应早期床上活动，并争取在短期内下床活动。早期活动有利于增加肺活量、减少肺部并发症、促进全身血液循环和切口愈合、降低因静脉血流缓慢而并发深静脉血栓形成的发生率、增强患者康复的信心；早期活动还有利于肠道蠕动和膀胱收缩功能的恢复，减少腹胀和尿潴留的发生。

患者已清醒、麻醉作用消失后就应鼓励在床上活动，如进行深呼吸、四肢主动活动及间歇翻身等。床上足趾和踝关节伸屈活动或下肢肌松弛、收缩的交替运动，有利于促进静脉回流。早期起床活动，应根据患者的耐受程度，逐步增加活动量。离床活动一般在手术后第2~3日开始，可先坐在床沿上做深呼吸和咳嗽，再在床旁站立、行走，逐步增加活动范围、次数和时间。

有休克、心力衰竭、严重感染、出血、极度衰弱等情况，以及施行过特殊固定、有制动要求的手术患者则不宜早期活动。

四、饮食和输液

何时开始进食、进何种饮食，与手术范围大小及是否涉及胃肠道相关。通常可以根据下列两种情况来掌握。

1. 非腹部手术　视手术大小、麻醉方法和患者的反应，来决定进食时间。一般的体表或肢体的手术，或全身反应较轻者，术后即可进食。若手术范围较大或全身反应较明显，则需待2~4日后方可进食。局部麻醉下施行的手术且无任何不适反应者，术后即可给予饮食；蛛网膜下隙麻醉和硬脊膜外腔麻醉者，术后3~6小时即可根据患者情况进食；全身麻醉者须待麻醉清醒，恶心、呕吐反应消失后方可进食。

2. 腹部手术　腹部手术尤其是胃肠道手术后，一般需禁食24~48小时。待肠道蠕动恢复、肛门排气后，方可考虑进少量流质饮食，并逐步增加到全量流质饮食。一般在第5~6日开始进半流质，第7~9日恢复至普通饮食。在禁食及给予少量流质饮食期间，应经静脉来补充水、电解质和营养物质。

术后患者的输液量应考虑生理需要量、已丧失量和昨日额外损失量三部分，尤其是前一天各引流管的引流量，以免出现或加重水、电解质紊乱。对于手术前即已出现的水、电解质及酸碱平衡紊乱应继续予以纠正。若禁食时间较长，还需通过静脉提供营养。

五、缝线拆除

所缝合的伤口待完全愈并发可承受一定张力后即可考虑拆线。缝线拆除时间由切口部位、局部血液供应情况、患者年龄等决定。一般头、面、颈部拆线时间为术后4~5日，下腹部、会阴部6~7日，胸部、上腹部、背部、臀部7~9日，四肢10~12日（近关节处可适当延长），减张缝线14日后方考虑拆除。青少年患者拆线时间可适当缩短，而年老、营养不良患者拆线时间应延迟。

拆线时应记录切口类型和切口愈合情况。切口类型可分为三类：①清洁切口（Ⅰ类切口），指无菌切口，如甲状腺手术切口、疝修补手术切口等；②可能污染切口（Ⅱ类切口），即指手术时可能有污染的缝合切口，如胃肠道手术的腹壁切口等。皮肤表面的细菌不容易被彻底消灭的部位、6小时内经过清创术缝合的伤口、新缝合的切口再度切开者，也都属此类；③污染切口（Ⅲ类切口），即指直接暴露于感染区或感染组织的切口，如阑尾穿孔的阑尾切除术、肠梗阻坏死的手术等。切口的愈合情况也分为三级进行记录：①甲级愈合，用"甲"字表示，系指伤口愈合优良，无不良反应；②乙级愈合，用"乙"字表示，系指伤口愈合处有炎症反应，如红肿、硬结、血肿、积液等，但未化脓；③丙级愈合，用"丙"字表示，指切口化脓，需要做切开引流等处理。应用上述切口分型和切口愈合分级方法，观察切口愈合情况并记录。如甲状腺大部切除术后愈合优良则记以"Ⅰ/甲",胃大部切除术后切口出现血肿则记以"Ⅱ/乙"。

六、引流物及引流管的管理

手术时应用的引流物种类较多,通常放在三种部位,即切口、体腔(如胸、腹腔引流管)和空腔脏器(如胃肠减压管、导尿管等)。要经常检查所放置的引流物或引流管有无阻塞、扭曲等情况;换药时要将露在体外的部分妥善固定,以免滑入体内或脱出,同时应观察记录引流量和颜色的变化。胃肠减压管一般在肠道功能恢复、肛门排气后,即可拔除;乳胶引流片一般在术后 1~2 日拔出;烟卷式引流大都在 72 小时内拔除;其他置入体腔的引流管,待引流量明显减少,一般少于 50ml/d,即可拔除。胸腔引流管、T 形管等有特殊的管理要求。

七、各种不适的处理

1. 疼痛 麻醉作用消失后切口会出现疼痛,咳嗽、翻身时又会加剧切口疼痛,此时患者往往不愿改变体位。切口疼痛在术后 24 小时内最剧烈,2~3 日后疼痛明显减轻。若切口持续疼痛或疼痛减轻后再度加重,可能有切口血肿、炎症乃至脓肿形成,应仔细检查,及时处理。

疼痛除造成患者痛苦、影响患者休息外,还可以影响各器官的生理功能,以致影响患者整个恢复过程,因此必须有效解除。应指导患者及家属在咳嗽、翻身、活动肢体时,应用手按抚伤口部位,以减少对切口张力刺激引起的疼痛。一般小手术后,可以口服镇静、止痛类药物。大手术后 1~2 日内,常需用哌替啶作肌内或皮下注射(婴儿禁用),必要时可 4~6 小时重复使用。近几年利用手术中所放置的硬膜外导管,术后用镇痛泵持续镇痛取得了良好的效果。

2. 发热 发热可能是术后最常见的症状,一般在术后 3 日内,体温升高幅度在 1.0℃左右。如体温升高幅度过大,或恢复接近正常后再度发热,或发热持续不退,就应寻找其他原因。可能的原因是感染、致热原、脱水等。术后 24 小时以内发热,常常是由于代谢性或内分泌异常、低血压、肺不张和输血反应。术后 3~6 日的发热,要警惕感染的可能。如警惕静脉内所留置输液导管是否存在导管败血症;留置导尿管是否并发尿路感染;手术切口或肺部是否感染。若发热持续不退,应警惕是否由更为严重的并发症所引起,如腹腔脓肿等。

除了应用退热药物或物理降温法对症处理外,更应从病史和术后不同阶段可能引起发热原因的规律进行分析,并进行如胸片、创口分泌液的涂片和培养、血培养、尿液、B 超等检查,明确诊断,并作针对性治疗。

3. 恶心、呕吐 术后恶心、呕吐的常见原因是麻醉反应,待麻醉作用消失后,即可停止。其他原因如颅内压增高、糖尿病酸中毒、尿毒症、低钾、低钠等。腹部手术后反复呕吐,须警惕急性胃扩张或肠梗阻可能。使用哌替啶、吗啡后亦可有呕吐反应。处理上除应用镇静、镇吐药物来减轻症状外,应着重查明原因,进行针对性治疗。

4. 腹胀 术后早期腹胀一般是由于手术后胃肠道蠕动受抑制,肠腔内积气尚不能排出所致。这种现象随着术后胃肠道蠕动恢复、肛门排气后可自行缓解。严重腹胀一方面可使膈肌升高而影响呼吸功能,另一方面也可因下腔静脉受压而影响血液回流。此外,严重腹胀对胃肠吻合口和腹壁切口的愈合也将产生影响,故需及时处理。如手术后已数日仍有腹胀、肛门未排气、肠鸣音未恢复,可能是由腹膜炎或其他原因所致的肠麻痹。若患者术后腹胀伴有腹部阵发性绞痛、肠鸣音亢进、甚至出现气过水声或金属音,则考虑为早期肠粘连或其他原因(如腹内疝等)所引起的机械性肠梗阻可能,应做进一步检查和处理。

处理可采用持续胃肠减压,或放置肛管、用高渗溶液低压灌肠等。如系非胃肠道手术所致,亦可应用促进肠蠕动的药物,直至肛门排气。对于因腹腔内感染引起的肠麻痹,或已确定为机械性肠梗阻者,若经过非手术治疗不能好转,尚需再次手术。

5. 呃逆 手术后发生呃逆者并不少见,多为暂时性,亦可为顽固性。呃逆可能是因膈肌受刺激或是神经中枢因素引起。如果上腹部手术后出现顽固性呃逆，要特别警惕吻合口或十二指肠残端漏所导致的膈下感染可能。此时，应作摄片或超声检查，明确膈下是否积液、感染，以便及时处理。

手术后早期发生呃逆者，可采用压迫眶上缘，短时间吸入二氧化碳，抽吸胃内积气、积液，给予镇静或解痉药物等措施治疗。如经检查仍未发现明显原因，且上述治疗措施无效，可在颈部做膈神经封闭。

6. 尿潴留　手术后尿潴留较为常见，尤其是多见于老年患者或直肠肛门手术后的患者。全身或椎管内麻醉后排尿反射受抑制，切口疼痛又引起膀胱后尿道括约肌反射性痉挛，加之患者不习惯在床上排尿等，这些都可引起尿潴留。由这些原因引起的尿潴留都是暂时性的，经过适当处理就可以解决。

手术后尿潴留是引起尿路感染的主要原因。膀胱膨胀过久会使膀胱壁肌肉失去张力，在短期内不易恢复。因此，凡是手术后 6~8 小时尚未排尿，或虽有排尿，但尿量甚少，次数频繁，就应在下腹部耻骨上区做叩诊检查，如发现有明显浊音区即说明有尿潴留，应及时处理。应安定患者情绪，焦急、紧张更会加重括约肌痉挛，使排尿困难。如无禁忌，可协助患者坐于床沿或立起排尿。下腹部热敷、轻柔按摩、用止痛镇静药解除切口疼痛，或用卡巴胆碱等刺激膀胱壁层肌收缩药物，都能促使患者自行排尿。如采用上述措施无效，则可在严格无菌条件下进行导尿。尿潴留时间过长，导尿时尿液量超过 500ml 者，应留置导尿管 1~2 日，有利于膀胱壁的逼尿肌恢复收缩力。若由于器质性病变所引起的尿潴留，例如施行盆腔广泛手术（如直肠癌根治术）后骶前神经受损影响膀胱功能、老年男性患者前列腺肥大等，均须留置导尿管。

（杨晓春）

第三节　术后并发症的处理

任何手术后都可能发生各种并发症，掌握其发生原因、预防措施、临床表现以及治疗手段，是术后处理的一个重要组成部分。术后并发症可分为两类：一类是各种手术后都可能发生的并发症；另一类是与手术方式相关的特殊并发症，如胃大部切除术后的倾倒综合征。

一、术后出血

术后出血可以发生在手术切口、空腔脏器及体腔内，常由术中止血不完善、创面渗血未完全控制或原痉挛的小动脉断端舒张以及结扎线脱落等所致。

覆盖切口的敷料被鲜血渗湿时就应疑及手术切口出血。此时，应打开敷料检查伤口，如有血液持续涌出，或在拆除部分缝线后看到出血点，诊断即已明确。手术后体腔内出血发生隐蔽，后果严重。腹部手术后腹腔内的出血如果不是来自较大的血管，特别是没有放置引流物者，其早期诊断极为困难，只有通过密切的临床观察，必要时行腹腔穿刺才能明确诊断。胸腔手术后从胸腔引流管内每小时引流出血液量持续超过 100ml，则提示有内出血，此时拍胸部 X 线片可显示胸腔积液。患者术后早期出现休克表现，经输给足够的血液和液体后，其休克征象和监测指标均无好转，或继续加重、或一度好转后又恶化等，均提示有术后出血。

手术时务必严格止血，结扎务必规范牢靠，切口关闭前务必检查手术野有无出血点，都是预防术后出血的关键。一旦确诊为术后出血，都需再次手术止血。

二、切口感染

切口感染的原因除了细菌侵入外，还受血肿、异物、局部组织血供不良、全身抵抗力削弱等因素的影响。术后 3~4 日，切口疼痛加重，或减轻后又加重，并伴有体温升高，脉率加速，白细胞计数增高，即提示切口可能感染。检查可发现切口局部有红、肿、热和压痛，或有波动感等典型体征。有疑问时，可以做局部穿刺，或拆除部分缝线后用血管钳撑开，进行观察。凡有分泌液者，均应取标本做细菌学检查，以便明确诊断，并为选择有效的抗生素提供依据。

切口感染重在预防：①严格遵守无菌操作原则；②手术操作应尽量轻柔精细；③严格止血以避免切口渗血、血肿；④加强手术前后处理，增强患者抗感染能力。如切口已有早期炎症现象，应使用有效的抗生素、局部理疗或酒精湿敷等。已形成脓肿者，应予局部拆线、撑开引流、加强换药处理。若创面较大，则待创面清洁后考虑行二期缝合，以缩短愈合时间。

三、切口裂开

切口裂开多见于腹部及肢体邻近关节部位的手术切口。主要原因有：①营养不良，组织愈合能力差；②切口缝合技术有缺点，如缝线打结不紧、组织对合不全等；③腹腔内压力突然增高，如剧烈咳嗽或严重腹胀等。

切口裂开常发生于术后1周左右。患者往往在一次腹部突然用力时自觉切口疼痛和突然松开，创口突然有大量淡红色液体或橘黄色浆液溢出是裂开的特征表现，严重者有肠管或网膜脱出。切口裂开分为完全裂开和部分裂开，前者切口全层裂开，后者除皮肤缝线完整而未裂开外，深层组织全部裂开。

对高危患者可用以下方法预防切口裂开：①在依层缝合腹壁切口的基础上，加用全层腹壁减张缝线；②应在麻醉良好、肌肉松弛条件下缝合切口，避免因强行缝合造成腹膜等组织撕裂；③及时处理腹胀；④患者咳嗽时，最好平卧，以减轻咳嗽时横膈突然大幅度下降，骤然增加腹内压力；⑤适当的腹部加压包扎。

切口完全裂开时，要立即用无菌敷料覆盖切口，在良好的麻醉条件下重新缝合，同时加用减张缝线。切口部分裂开的处理，按具体情况而定。

四、肺不张

术后肺不张常发生在胸、腹部大手术后，多见于老年人、长期吸烟和患有急、慢性呼吸道感染者。由于这些患者肺的弹性回缩功能已有削弱，手术后呼吸活动受到限制，肺泡和支气管内容易积聚分泌物，如不能很好咳出，就会堵塞支气管，造成肺不张。

由于肺不张区域内的支气管腔梗阻，空气不能进入肺泡，导致肺通气/血流比值失调、缺氧和二氧化碳蓄积。早期表现为发热、烦躁不安、呼吸和心率增快、血压上升等。若持续时间较长，则可出现呼吸困难和呼吸抑制、发绀和严重缺氧，直至血压下降甚至昏迷。颈部气管可能向患侧偏移，胸部叩诊时常在肺底部发现浊音或实音区，听诊时有局限性湿性啰音、呼吸音减弱、消失或为管性呼吸音。血气分析中PaO_2下降和$PaCO_2$升高。胸片出现典型的肺不张征象，即可确定诊断。继发感染时，体温明显升高、白细胞计数和中性粒细胞比例增加。

预防肺不张的措施有：①手术前锻炼深呼吸。腹部手术者，须练习胸式深呼吸；胸部手术者，练习腹式深呼吸，既可增进吸气功能，又可减轻伤口疼痛；②术后避免限制呼吸的固定或绑扎；③减少肺泡和支气管内的分泌液。患者如有吸烟习惯，术前2周应停止吸烟；④鼓励咳痰，利用体位或药物以利排出支气管内分泌物；⑤防止术后呕吐物或口腔分泌物误吸。

术后并发肺不张的治疗，主要是要鼓励患者深吸气、帮助患者多翻身、解除支气管阻塞，使不张的肺重新膨胀。帮助患者咳痰的方法有：先用双手按住患者季肋部或切口两侧以限制患者腹部或胸部活动的幅度，让患者在深吸气后用力咳痰，并作间断深呼吸。若痰液黏稠不易咳出，可使用蒸气吸入、超声雾化器或应用痰液稀释剂等，使痰液变稀，以利咳出。如痰量过多又不易咳出者，可经支气管镜吸痰，必要时还可考虑做气管切开术，便于吸引痰液。同时给予抗生素治疗。

五、尿路感染

尿潴留是术后并发尿路感染的基本原因，感染可起自膀胱，若感染上行则引起肾盂肾炎。

急性膀胱炎主要表现为尿频、尿急、尿痛，有时尚有排尿困难，一般都无全身症状，尿液检查有较多的红细胞和脓细胞。急性肾盂肾炎多见于女性，主要表现为畏寒、发热、肾区疼痛、白细胞计数增高，中段尿做镜检可见大量白细胞和细菌，大多数是革兰染色阴性的肠源性细菌。尿液培养不仅可明确菌种，而且为选择有效抗生素提供依据。

　　术后指导患者自主排尿，防止并及时处理尿潴留是预防膀胱炎及上行感染的主要措施。置导尿管和冲洗膀胱时，应严格掌握无菌技术。尿路感染的治疗，主要是应用有效抗生素、维持充分的尿量以及保持排尿通畅。

（杨晓春）

第三章

外科手术

外科技术（即手术技术）是手术学科医生必须掌握的一项技能。近年来由于显微外科和微创外科器械和技术的发展，手术方法发生了很大变化，手术涉及的领域和难度在逐步增加。根据手术操作技术、方法、目的的不同，可将外科技术可分为3种：基本技术、显微技术和微创技术。

第一节 手术基本技术

手术的种类很多，尽管其大小、涉及的范围和复杂程度不同，但都是通过一些基本操作技术来完成，这些技术包括切开、分离、止血、结扎、缝合等。正确、熟练地掌握这些技术，是对一名合格外科医生的基本要求。

一、切开

切开是进行手术的第一步，主要用于皮肤、黏膜及体内组织器官的切开，采用的主要器械是手术刀、电刀。

1. 体表切口　正确选择手术切口是显露术野的第一步，理想的手术切口应符合下列条件：①能充分显露术野，便于手术操作；②尽量接近病变部位，同时能适应实际需要，便于延长和扩大；③操作简单，组织损伤小；④有利于切口愈合、功能恢复，瘢痕小。

在实际工作中，切口的设计还应注意下列问题：①切口最好和皮肤皱纹平行，尤其是面部和颈部手术。此切口不仅缝合时张力低，而且愈合后瘢痕小。②较深部位切口应与局部血管、神经走行相平行，以减少其损伤。③避开负重部位，如肩、足部手术切口设计应避开负重部位，以免劳动时引起疼痛。

切开前需要固定皮肤。小切口由术者用拇指和食指固定切口两侧；较长切口需要助手协助固定切口的另一侧。刀腹与皮肤垂直，用力均匀地一次切开皮肤及皮下组织。

2. 体内组织、器官切开　切开体内组织、器官时，应熟悉、辨析清楚下面的组织结构，可先切开一个小口，确定无误后再延长切口。如切开腹膜时，一般术者与助手配合，用镊子将腹膜提起，触摸未夹住内脏时，先切开一个小口，直视下再逐步延长腹膜切口。骨骼的切开需要采用骨锯、骨凿、骨钻等器械。应用电刀切开的同时可以止血，但是对组织的损伤要大于手术刀。

使用手术刀的执刀方法主要有4种：持弓式、指压式、执笔式和反挑式。

二、分离

分离是显露深部组织、游离病变的重要操作。按照正常组织间隙进行分离，不仅容易分开，而且损伤小、出血少。常用的方法有2种。

1. 锐性分离　用锐利的刀或剪进行的分离。常用于较致密组织的操作，如腱膜、腱鞘、瘢痕组织等。一般用刀刃在直视下沿组织间隙做垂直的短距离切开。用剪刀进行锐性分离，可采用推剪的方法，即将剪刀张开少许，轻轻向前推进。锐性分离组织损伤小，要求在直视下进行，动作应精细、准确。

2. 钝性分离 用刀柄、止血钳、剥离纱球或手指等插入组织间隙内，用适当的力量推开周围组织。常用于正常肌肉、筋膜、腹膜后、脏器间及良性肿瘤包膜外疏松组织的分离。该方法分离速度快，亦可在非直视下进行，但力量要适当，避免粗暴造成不必要的组织撕裂或重要脏器的损伤。在实际操作中，上述两种方法常配合使用。

三、止血

术中止血可使术野清晰、便于操作，还可减少出血量。常用的止血方法如下。

1. 压迫止血法 适用于找不到明确出血点的毛细血管出血或渗血。一般用纱布压迫，使血管破口缩小、闭合，短时间内形成血栓而止血。对于较广泛的渗血，使用 50~60℃ 温热盐水纱布压迫，由于热凝固作用而产生较好的止血效果。

2. 临时夹闭止血法 是手术过程中使用较多的止血方法，适用于明显的活动性小血管出血。常用的方法是用血管钳准确地夹住出血点。操作时钳的尖端朝下，尽可能少夹持组织，这样既能止血，又可避免损伤过多的组织，一般夹持数分钟后即可止血。如止血未果，则需要采用电凝或结扎法止血。颅脑手术切开头皮的皮瓣缘出血、渗血较多，使用具有弹性的塑料头皮夹，连续夹持皮缘，其操作速度快，临时止血效果好。待颅内手术结束，取下塑料夹时已多无出血，直接对合缝皮即可。

3. 结扎止血法 是常用、可靠的止血方法。在组织切开或分离时，对较大的出血点用血管钳的尖端快速准确地夹住，然后结扎止血。如已分离出要切断的较大血管，可先用血管钳夹住血管两端，在其中间切断，然后结扎；也可先套线结扎后再剪断。常用的结扎方法有两种：

（1）单纯结扎：用结扎线绕过血管钳夹下面的血管或组织，对其进行结扎。适用于小血管出血。

（2）缝合结扎：用缝线通过缝针穿过血管端或组织，绕过一侧后再缝合，绕过另一侧打结，结扎后形成"8"字（图 3-1）。适用于结扎较大的血管。

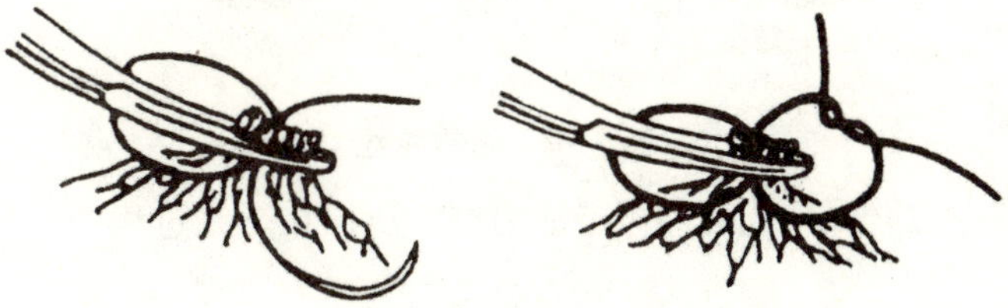

图 3-1 贯穿缝扎止血

对较大血管的出血，上述两种方法常联合使用。先在血管的近端用较粗的线单纯结扎，然后在远端贯穿缝合结扎，此方法结扎止血更为安全、可靠。

4. 电凝止血法 高频电刀通过电极尖端产生的高频高压电流使接触的组织蛋白凝固止血，适用于不易结扎的小血管出血、渗血。该方法止血迅速、操作节省时间，但对于较大的出血点，有时止血效果不够可靠。对于小的出血点可直接用电凝器烧灼止血；较大的出血点，应用血管钳或镊子夹住，再与电凝器接触传导到夹住的组织使其凝固止血。止血时血管钳或镊子勿接触身体其他部位，以免灼伤。高能超声刀的止血效果好于高频电刀，可直接闭合直径 2mm 以下的血管。

5. 其他止血法 ①对于用一般方法不易控制的创面渗血，可用明胶海绵、止血纱布、止血纤维或纤维蛋白胶等外用止血药物进行止血。应用时先清除积血，然后将止血物覆盖、填塞于渗血创面，并适当加压。纤维蛋白胶直接喷洒于渗血创面。②骨断端渗血用骨蜡止血效果最好，它通过产生一种机械性屏障作用来阻止骨骼表面的局灶性出血。③止血带止血法主要用于以下两种情况：一是四肢大血管出血的急救；二是有些四肢远端的手术，为减少出血及术野清晰而使用。

四、结扎和剪线

缝合或钳夹止血的组织常需要进行结扎。如果结扎不确切，结扣松开、脱落，将发生出血或缝合组织裂开。结扎的方法有以下两种：

1. 缝线结扎　应用缝线结扎时需要打结,打结所系的结扣要求牢固,不易松动、脱落,而且操作应简单、迅速。

(1) 结扣种类:大致分为4种(图3-2)。A. 方结:由相反方向的两扣结组成,是最常用的一种。成结后越拉越紧,不易松开、滑脱,适用结扎各种组织。B. 三重结:在方结的基础上再加一个与第2扣方向相反的扣。增加1个扣结,更为牢固、不易松动,但操作较方结费时。C. 外科结:第1扣重绕两次,使摩擦系数增大,优点是系第2扣时第1扣结不易松开。D. 顺结:又称为十字结或假结,是由方向相同的两个扣构成,因易松开、脱落,很少使用。

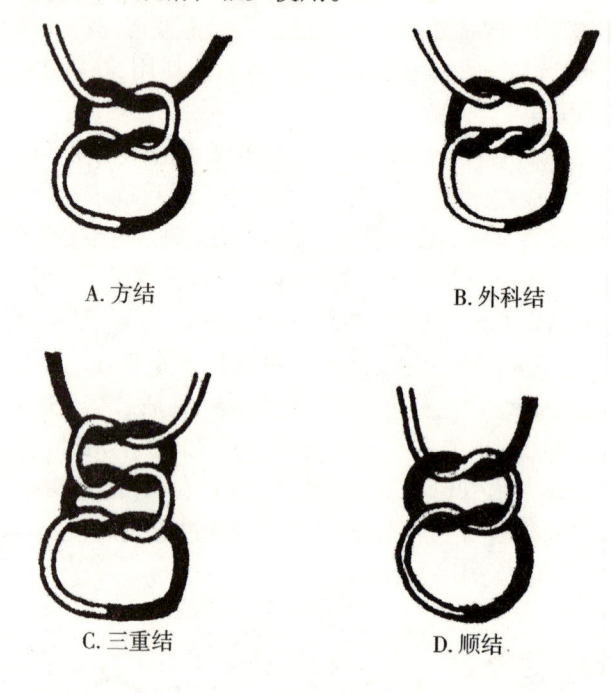

A. 方结　　　　　　B. 外科结

C. 三重结　　　　　D. 顺结

图3-2　结的种类

如果打结时仅沿线的一边滑下结扎时即可造成滑结。所以在打结过程中双手用力应均匀,否则将成为滑结。

(2) 打结方法:有以下3种:①单手打结法:打结时绕线动作以一只手为主,另一只手辅助抻线,但成结时双手用力应均匀。主要用拇、食、中指进行操作,左右手均可做结。该方法简单,操作速度快,为最常用的一种方法。对于初学者,建议多练习左手作结。②双手打结法:又称为张力结法。系紧第1个扣后,双手牵紧线,完成第2个扣。该方法可以在第1个扣不反松的情况下完成第2个扣,对张力较大或深部组织的结扎更方便、可靠,但是操作速度稍慢。③持钳打结法:适用于线头过短、术野较深而窄、手指不能伸入,或小型手术仅有术者1人操作,为减少切线而使用。

打结时应注意以下几点:①打第1扣时,拉线的方向应顺着结扣的方向,如与结扣的方向相反或呈直角,线则容易在结扣处折断。②作结时牵拉并收紧两根缝线的着力点,距线结不要过远,应以食指尖向被结扎的组织下压推紧,不可将组织上提,以免拉脱或撕断组织。③作第2扣时,注意第1扣不要松开,必要时可由助手用血管钳轻轻夹住第1扣处,待第2扣靠近第1扣时再松钳、系紧。④打结的速度应沉稳,以持续适度的拉力系,避免突然加力、拉力过大而拉断缝线或切割组织。

2. 结扎夹结扎　手术中除了常用的缝线结扎方法外,还可采用结扎夹结扎。在开放性手术中,主要用于深部术野结扎困难或保留较短的血管或束状组织(图3-3)。而在腔镜手术中,结扎夹常用于结扎组织、血管等,操作上比缝线更容易、迅速,而且方便、安全。结扎夹适用于中、小血管的结扎,处理大血管应采用血管闭合器,闭合血管的效果很可靠。

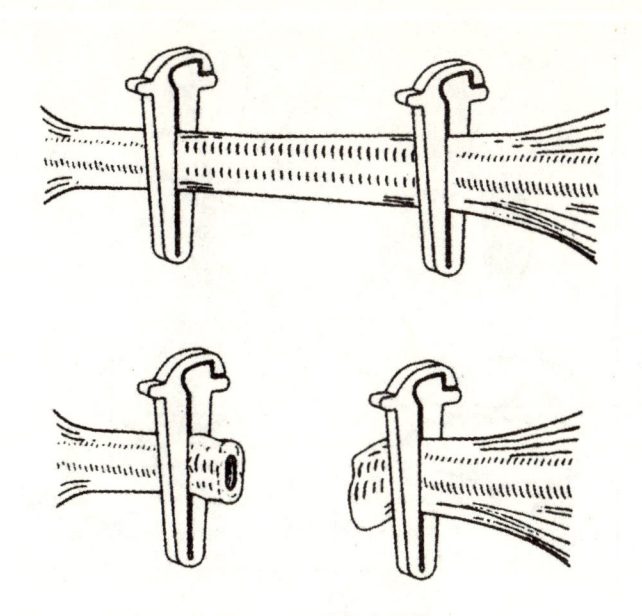

图 3-3 结扎夹结扎

3. 剪线 剪线应在直视下进行，不熟练者可采取"靠、滑、斜、剪"四个动作来完成。将剪刀尖部张开一个小口，以一侧剪尖端刀锋沿着拉紧的线顺滑至结扣处，剪刀略向上倾斜 30°～45°后剪断（图 3-4）。一般丝线线头宜留 1～2mm；合成可吸收线 6～10mm。线剪不要张口太大，以免误伤缝线周围组织。

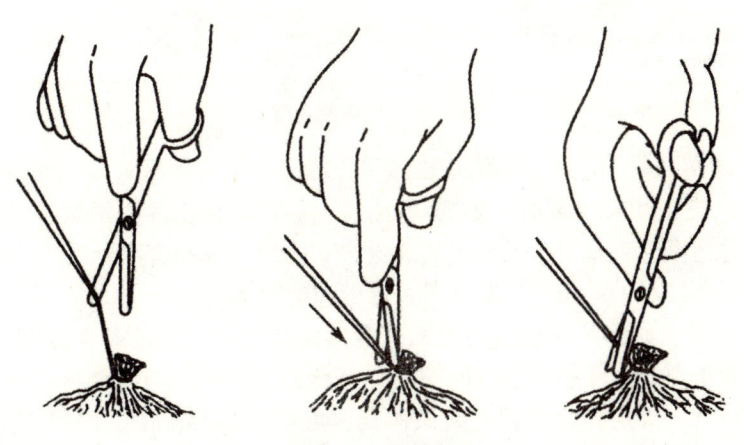

图 3-4 剪线方法

五、缝合与拆线

组织切开、断裂或恢复空腔脏器的连续性，除特殊情况外，一般均需缝合后才能达一期愈合。在正常愈合能力下，愈合是否完善，常取决于缝合方法和操作技术是否正确。根据使用的材料和方法不同，将缝合方法分为两大类，即手工缝合法和器械缝合法。

（一）手工缝合法

该方法应用灵活，不需要特殊设备和材料。缝合方法基本上可分为单纯缝合、内翻缝合和外翻缝合 3 种，每种中又可进行间断和连续缝合两种方式（图 3-5）。间断缝合为一次缝合后即结扎、剪断，此方法缝合牢固、可靠。连续缝合是用一根线进行的顺序缝合，直至完成。该方法具有缝合速度快、拉力均匀等优点，缺点是一处断线，全线将松脱。连续缝合后的吻合口直径要小于间断缝合。

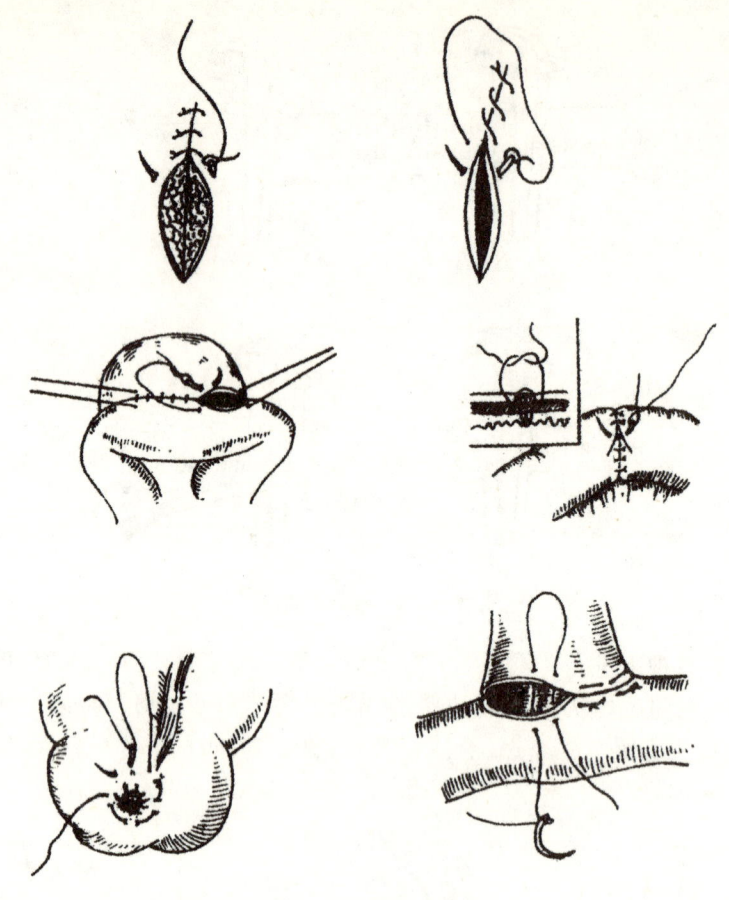

图 3-5 各种缝合法

1. 单纯缝合法 操作简单，将切开的组织边缘对正缝合即可。间断式或双间断式缝合（"8"字缝合）多用于缝合皮肤、皮下组织、筋膜和肌腱等组织；连续式缝合常用于腹膜、胃肠道吻合的内层；另一种连续式缝合亦称连续交锁式缝合或称毯边式缝合，多用于胃肠道吻合的后壁内层，优点是具有较好的止血效果。缝合时两边缘的针距、边距相等，才能对合整齐。

2. 内翻缝合法 将缝合组织的边缘向内翻入缝合，使其外面光滑、对合良好。多用于胃肠道的吻合，浆肌层的对合有利于愈合，并减少感染的发生。胃肠道吻合的内层缝合可用肠线做连续内翻缝合，也可用丝线间断内翻缝合；外层缝合多用丝线做褥式内翻缝合。小范围的内翻，如阑尾根部残端的包埋，多采用荷包缝合法。

3. 外翻缝合法 将缝合的组织边缘向外翻出缝合，使其内面光滑。多用于吻合血管或缝合腹膜，可减少血管内血栓形成和腹膜与腹腔脏器粘连。

手工缝合方法很多，不论采用何种，均应注意下列事项。

（1）应按组织的解剖层次分层进行缝合，缝合的组织要求对位正，不夹有其他组织，少留残腔。

（2）结扎缝线的松紧度要适当，以切口的边缘紧密相接为宜，过紧影响血液循环，过松则使组织对合不良，不利于愈合。

（3）缝合间距以不发生裂隙为宜。例如，皮肤缝合针距常掌握在 1~1.5cm，进出针与切口的边距以 0.5~1cm 为宜。

（4）对切口边缘对合张力大者，可采用减张缝合。

（二）器械缝合法

该方法是采用含有金属钉的特制器械（多为一次性使用），直接将组织一次性连续缝合。常使用的是闭合器和吻合器，根据钉书器的原理制成，通过交错的二或三排钉将两部分组织钉合。用此法代替手工缝合，可省时、省力，且组织对合整齐。器械缝合在腔镜手术中更具有优势，但价格昂贵，有些手术区的解剖关系和各种器官不同，也不适合使用。目前常用的缝合器械有：管状吻合器、直线切割闭合器、闭合器等。主要用于消化道手术，各种组织、较大血管断端的闭合。使用前须详细了解器械的结构、性能、钉的闭合厚度等，掌握使用方法并能够熟地进行操作，以免术中失误或造成重大差错。

（三）拆线

皮肤缝合线需要拆除，因全身不同部位的愈合能力及局部的张力强度不同，拆线的时间不一。一般来说，胸、腹、会阴部手术后7d拆线；头、面、颈部手术后5~6d拆线；四肢、关节部位手术以及年老体弱、营养状态差或有增加切口局部张力因素存在者，可在术后9~12d或分期拆线。

拆线时先后用碘酊、酒精或聚维酮碘消毒切口，然后用镊子提起线结，用剪刀在线结下靠近皮肤处剪断缝线，随即抽出。这样可使露在皮肤外面的一段线不经皮下组织抽出，以减少皮下组织孔道感染。抽出缝线后，局部再用酒精涂擦一遍，然后用无菌辅料覆盖。

（四）显露

显露的作用是使术野暴露清楚，它是手术操作的重要技术之一。无论是开放性手术，还是腔镜手术，只有将术野显露清楚，才能够安全、快速、准确地进行操作。

1. 体位、切口与路径　如下所述。

（1）体位：选择合适的体位有利于深部术野的显露。一般根据手术切口、手术路径、病变部位等选择体位。

（2）切口：根据疾病、术式选择合适的切口，以利于术野的显露。同一种疾病的切口可能因手术路径、术式不同而有所差异。

（3）手术路径：切开体表是手术入路的第1步，随后是到达体内处理病变需要经过的路径。合适的手术路径能够清楚地显示术野，减少由于过度牵拉造成的损伤。

2. 术中显露　术中显露是一种技能，也是手术思路清晰与否的一种检验。显露主要依据术者的意图，由助手协助完成，借助拉钩、止血钳、手掌、纱布等，推开阻挡的脏器，显露出操作部位。

（杨晓春）

第二节　显微外科技术

显微外科技术是在手术显微镜或手术放大镜下，应用显微器械和材料，主要是对微小组织、器官进行精细操作的一项技术。镜下的精细操作技术开辟了微观领域的手术，使组织器官的修复、重建、替代等达到了一个更高水平，极大地促进了外科学的发展。显微外科技术的很多方面属于微创技术的范畴。目前，显微外科技术已经广泛应用于手术学科的各个专业，如骨外科、整形外科、神经外科、泌尿外科、眼科、妇科、产科、耳鼻喉科、口腔颌面外科等。

一、手术显微镜

手术显微镜可分为显微镜与放大镜两种。

1. 手术显微镜　手术显微镜种类很多，因手术操作的内容、术野等方面的差异，各专业选用显微镜的类型有所不同。在镜下进行操作，术野放大，超越了人类原有视力的极限，从而大大提高了对人体组织解剖结构的辨认力，使操作更加精细，损伤减少，有利于组织愈合。

目前临床使用的多为双人双目且带有1人示教目镜的手术显微镜（图3-6）。放大倍数可达6~40倍，一般6~25倍就可以满足临床操作。手术显微镜的焦点距离、瞳距可调解，每组目镜都能调节瞳孔间距离和屈光度，以适应不同使用者的需要。在使用手术显微镜时，应注意无菌操作的原则，术中手术人员只能触摸手术显微镜的无菌区。

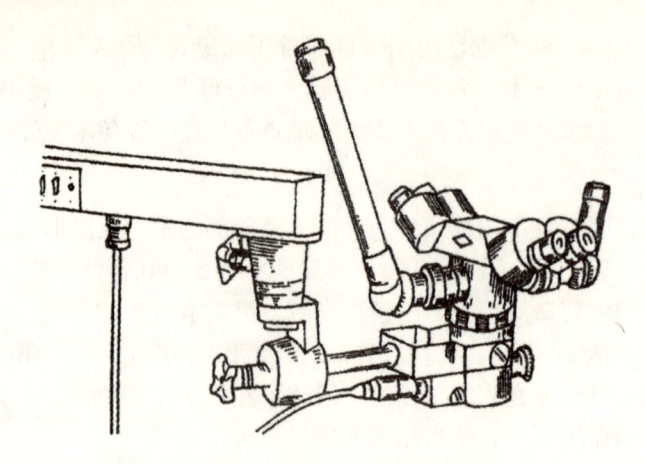

图 3-6 双人双目手术显微镜

2. 手术放大镜 手术放大镜是附于术者眼镜架上的一套放大镜,如术者原来就戴眼镜,可在原镜架上装配。若术者的视力正常,可以在一个平镜上装配这套放大镜。放大倍数 2~8 倍不等,多选择 2.5 或 3.5 倍。手术放大镜是一种简易、方便的放大系统,镜子的瞳距和屈光度可以调解(图 3-7)。缺点是长时间操作时稳定性差,易产生视疲劳。适用于单纯进行血管、神经吻合等。

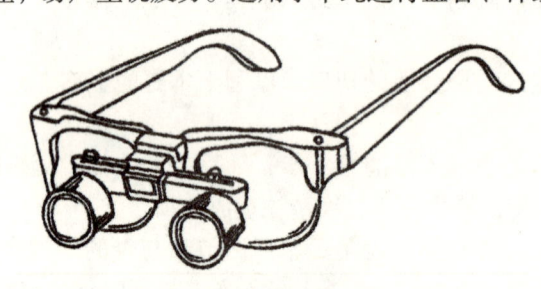

图 3-7 手术放大镜

二、显微手术器械

包括镊子、剪刀、持针器、血管夹等。显微器械轻巧、锐利、不反光及无磁性,在手术显微镜或放大镜下使用方便、组织损伤小,利于更精细的操作。

三、显微外科的应用范围

从功能上大致可归纳为两方面。

1. 显微吻合或缝合 如下所述。

(1) 微血管、淋巴管、神经吻合:常见的手术有:①创伤修复性手术:断指、肢再植术。②整形手术:游离皮瓣、肌皮瓣、骨瓣移植术,拇指再造术等。③小器官移植手术:卵巢、睾丸、甲状旁腺移植术等。④其他辅助性手术:例如游离空肠血管吻合代食管术。⑤周围神经修复术:使神经外膜、束膜对合更准确,提高手术效果。⑥淋巴管吻合术:将淋巴管远端与近端吻合,用于治疗下肢慢性淋巴水肿、乳糜尿等。

(2) 微小管道吻合:用于输卵管、输精管、附睾管、鼻泪管等吻合,手术操作精细,吻合可靠,再通率高。

2. 精细操作 颅脑、眼、内耳等部位的手术需要精细操作,目前这些部位的手术几乎均借助显微镜来完成。由于镜下的放大作用,容易辨别正常组织结构与病变的关系,镜下操作轻柔、准确,造成的副损伤小,显著地提高了手术疗效。

四、显微外科技术与训练

1. **基本技术** 在手术显微镜或放大镜下进行的精细操作。

(1) 显微吻合或缝合：其中微血管吻合技术要求较高，包括以下几方面：①无创技术：勿用器械损伤血管壁，特别是血管内膜，以减少血栓的发生。②血管及血管床肝素化：血管吻合全过程用肝素生理盐水滴注、冲洗血管表面和血管腔，以避免局部血液凝固。③血管断端处理：仔细检查血管壁损伤情况，确定切除范围，将血管断端修理整齐。④吻合血管：多采用二点法间断吻合。吻合的针距、边距根据血管的口径、管内血流压力、管壁厚度等因素而定。一般吻合动脉边距约为血管壁厚度的2倍。因静脉壁较薄，边距较动脉稍大。线节打在腔外，使血管处于轻度外翻、内膜对合完好的状态。吻合完毕，检查有无漏血，放开血管夹的顺序根据血流方向而定，动脉是先远心端后近端，静脉反之。

(2) 精细操作：由于每例手术可能因病变、部位、术式不同，操作会有所不同。所以，除了吻合技术外，术者需要掌握镜下的分离、切开、止血、缝合、切除病变等基本操作技术，还要具有良好的镜下组织结构辨析能力。

2. **显微外科技术训练** 在显微镜下操作，要求术者动作轻巧、稳定、准确。初学者需要有一个适应镜下操作和使用显微器械的训练过程。由于视野较小和视物放大，容易产生镜下动作过度及操作时手的抖动，较好的练习方法是先使肘部和腕部依附于手术台面，保持手的稳定性。可先将一张报纸置于镜下，用小镊子描上面的字，然后练习双手持镊交替拾针线，当能准确夹持缝合针时可开始缝合训练。一般先在镜下缝合旧的医用手套，通过练习，做到双手配合协调，动作准确平稳。然后开始做动物实验，吻合大白鼠尾动脉、颈动脉和股动脉，验证血管通畅率。经过4~6周的基础训练，可以基本掌握细小血管的吻合技术，再经过一定时间的临床助手操作，即可以独立进行显微外科手术。

（杨晓春）

第三节 微创外科技术

微创外科（minimally invasive surgery，MIS）也称之为"微侵袭外科"或"微侵入外科"。微创手术不是一种或一类手术方式，不是单纯小切口的手术，不等于不充分的常规手术。"微创"的概念就是在同一种手术中，以最小的创伤来获得同样或更好的疗效。微创一直是外科医生所追求的一种境界。微创技术包括内镜、腔镜、介入技术以及显微外科技术等。

一、内镜外科技术

内镜是指能够进入体内，具有照明装置，可以进行诊断或治疗作用的器械或仪器。内镜的种类很多，习惯上将通过身体自然通道由体外开口进入体内的称之为内镜；而把需要戳孔进入体腔或潜在腔隙的命名为腔镜。但是，两者在结构、功能上又不能完全分开。

（一）内镜种类及基本原理

根据镜身是否可弯曲，将内镜分为硬质内镜和软质内镜两种。

1. **硬质内镜** 内镜多由镜身和显像及光源系统两部分组成。常用的硬质内镜有：膀胱镜、宫腔镜（子宫镜）、食管镜、气管镜、肛管直肠镜等。

(1) 镜身：呈管式，由金属材料制成，不能弯曲。操作通过镜身的内腔或腔内的通道进入器械来完成。老式内镜的镜身深入体内的末端装有光源，操作时经镜子内直接观察镜前情况，缺点是亮度差、视野小。目前临床还在应用的有食管镜、气管镜，主要用于取异物、对肿瘤进行激光、冷冻治疗等。新型的内镜前部装有摄像头，通过光导纤维与体外的冷光源连接。镜身腔内留有1或2个通道，经通道可向内注水、置入器械进行操作。通过体外的显示器来进行观察、指导操作。

(2) 摄像及光源系统：目前多种内镜、腔镜的该系统可以共用。光源器上有标注腹腔镜、膀胱镜等插口，不同的插口主要是根据术野显像的要求来设定。如腹腔、胸腔的手术视野空间为空气；而膀胱、关节手术需要注水，摄像头在水中摄取图像。该系统包括以下几部分组成：①微型摄像头及数模转换器：术中由摄像头摄取图像，通过光电偶合器将光信号转化为数字信号，传送到显示器显示出图像。②显示器：目前已有全数字显示器，图像的解析度可达 1 250 线，图像非常清晰。③冷光源：通过光导纤维与腔镜相连，具有亮度高，传导热量小、镜身不会灼伤身体等优点。④录像机与图像存储系统：手术全过程可以录像、存储。

2. 软质内镜 软质内镜的镜身柔软、细长、可弯曲。内镜前部装有摄像头，通过光导纤维与体外的冷光源、显示器连接。根据内镜内部结构不同，分为纤维内镜和电子内镜两种。镜身腔内有小口径的通道，可置入器械进行操作。目前使用的内镜多为电子内镜，其图像更为清晰。常用的软质内镜有：食管镜、胃镜、十二指肠镜、结肠镜、支气管镜、输尿管镜等。

（二）内镜手术的应用范围及特点

与外界相通可进入体内的自然通道有：①消化系统（双向）；②泌尿系统；③女性生殖系统；④呼吸系统等。通过这些通道进入体内操作，具有手术创伤小、体表无切口、出血少，恢复快、并发症少等优点，但操作的能力和范围有限，主要是采取咬除、套扎、电灼、扩张、切割等方法来处理病变。

1. 硬质内镜手术 手术通过内镜本身的通道进入器械进行操作，手术的方法有：①活检钳咬除、圈套套除或网袋套除病变等，适用于带蒂的息肉、黏膜层肿瘤、增生、结石等。②采用激光、电凝、冷冻、微波热凝等方法，造成病变坏死、脱落。③切除病变：例如对前列腺进行旋切、分割切除等。④球囊扩张、支架置入：适用于管腔狭窄的病变。⑤镜下观察、协助置入放射源物质，实行对恶性肿瘤的内照射。

2. 软质内镜手术 软质内镜与硬质内镜的操作方法和范围相似，由于镜子可弯曲，达到体内的部位比硬质内镜更深入。软质内镜是诊断体内疾病的重要工具，经自然通道进入体内可直接观察病变、咬取组织病检。近年来，由于内镜功能的改进和高性能器械的发明，治疗的范围也在扩大。软质内镜手术还可与介入治疗相结合，在 X 线观察下，对病变进行处理。如借助十二指肠镜将导丝经十二指肠乳头置入胆总管内，然后通过导丝将带球囊的导管置于结石上方，充气后将结石拉出。

血管镜应归属于软质内镜，手术需要切开体表，游离出血管穿刺进入。镜子进入的是密闭、液体流动的管道，操作时需要阻断血流。因血液透光度差，血管中需要用生理盐水置换血液。血管镜外径 1~2mm，可对中、小血管内病变，进行病灶清除、修复、扩张、置入支架等治疗。

二、腔镜外科技术

自从 1910 年瑞典的 Jacobaeus 首次将腔镜用于观察腹腔以来，随着腔镜图像清晰度增加，相关设备、仪器和器械的发展，使腔镜手术逐步开展起来。1987 年法国医生 Mouret 用腹腔镜为一名女患者治疗妇科疾病，同时切除了病变的胆囊。从此，开启了以腔镜手术为代表的微创外科时代。到目前为止，腔镜手术范围仍在不断扩大，有些手术已经取代了开放性直视手术。

（一）腔镜手术的基本设备

腔镜手术的广泛开展，除了腔镜本身的发展外，与配套设备和手术仪器、器械的发展密切相关。

1. 腔镜的组成 根据结构不同可分为两种。

（1）镜身无通道腔镜：镜身深入体内的末端装有摄像头，光源反射镜面分为 0°、30°、45°不等，其视野广、图像清晰，几乎不出现失真。摄像及光源系统与内镜基本相同。常用的有腹腔镜、胸腔镜、关节镜等。上述几种腔镜结构大致相同，根据使用部位的不同，设计的镜身长短、粗细不一，常用的腔镜外径为 4~10mm。

（2）镜身有通道腔镜：与新型的内镜完全一样，镜内留有操作通道。只是手术时需要在体表戳孔，穿过组织达到病变后进行操作。常用的有肾镜、脑室镜、椎间孔镜等。

2. 腔镜手术操作所需的设备、仪器和器械 如下所述。

（1）配套设备：①CO_2气腹系统：由气腹机、二氧化碳钢瓶、气体输出管道组成。CO_2注入腹腔，不易发生气栓。气腹状态下，视野空间大，有利于操作。②注水冲洗系统：包括储水瓶、加压器、吸引器、管道等。关节手术术中需要向术野不断注水、冲洗，以保持术野清晰。胸、腹腔手术结束时多需要注水冲洗，检查有无渗血、漏气等。

（2）能源系统：常用的系统有高频电切、电凝刀、超声刀、激光器等，操作时通过与这些系统连接的器械，在体内进行切割、止血等操作。这些能源系统使手术更为方便、快捷。

（3）器械：①多数与开放手术的各种器械相似，具有切开、分离、夹持等功能。常用的器械有抓钳、持钳、分离钳、肠钳、剪子、扇形牵拉钳、穿刺针、钛夹钳、切割闭合器等。该类器械的特点是可张开与闭合的钳翼、关节位于前部，手术时在腔内，手柄距关节较远，在腔外操作。多数器械操作时手感不明显，需要靠视频显示图像来指导操作。②电凝器械是常用的分离、止血工具。根据其前端的形状，可分为电凝钩、铲、棒等，使用时与体外的能源系统连接。③套管：腹腔镜手术使用的是封闭式套管，经套管反复出入腔镜或器械时不漏气，仍能够保持气腹状态。胸腔镜使用开放式套管，戳孔后置入，仅起到进出腔镜或器械的通道作用。

（二）腔镜手术的应用范围及特点

1. 手术范围　根据腔镜进入体内的途径和所达到的部位，手术大致分以下几种。

（1）体内腔隙：腹腔（包括腹膜后器官）、胸腔、关节腔等。体表戳孔将腔镜插入到体腔内，再戳1个或数个孔，置入专用器械进行操作。几乎能够完成腔内各种组织器官的切除、修复、置换等不同类型的手术。腹腔、胸腔、大关节腔手术应用较多，如胆囊切除、肺叶切除、膝关节半月板修复等。

（2）再造的腔隙：在组织间或器官周围通过扩张、持续注入CO_2，再造腔隙后进行手术。如甲状腺切除术，为了避免颈部手术所遗留的瘢痕，体表切口选择在胸部，腔镜经胸部皮下抵达颈部，在甲状腺周围再造腔隙完成手术。臀肌挛缩综合征是在挛缩的臀肌周围再造腔隙后切断挛缩肌。

2. 手术特点　两种腔镜的手术有所不同。①镜身无通道腔镜：根据病变进入腔镜，再选择1个或多个孔进入器械进行操作。其手术操作的方法、达到的范围完全可与直视手术相比。术中能够灵巧地进行切开、分离、结扎、止血、显露等操作，可对病变进行去除、修复、吻合等处理。切开、分离时多采用电刀、超声刀。由于缝合操作较困难，使用闭合器进行缝合更方便。吻合则使用吻合器，或辅助小切口在体外完成吻合。②镜身有通道腔镜：手术操作与硬质内镜相同，但需要在体表戳孔进入后显露病变进行处理。

腔镜手术具有应用广泛，创伤小，出血少，恢复快等特点。下面简述常用的3种腔镜手术。

（1）腹腔镜手术：首先在脐孔下10mm切口，进入穿刺针，建立气腹。选择进镜部位，戳孔、放置封闭式套管。经套管置入腹腔镜探查腹腔。探查后根据手术需要，在腔镜的直视下确定需要孔道的位置和数量，进入器械后进行操作。手术方法与直视手术基本相同。几乎可进行腹腔、腹膜后各种脏器的手术，涉及普外、泌尿、血管、妇产等专业。

（2）胸腔镜手术：胸腔镜手术中术野的显露关键在于麻醉师，准确定位气管内双腔插管，保证术侧肺不通气，便于操作。手术先经肋间分别戳孔，置入开放式套管，经套管插入腔镜，探查胸腔。而后根据手术需要，再选择戳孔，进入器械操作。可进行肺、食管及心脏和血管等手术。直线切割缝合器的发明为胸腔镜手术的广泛开展发挥了重要作用。它的闭合夹长度有3.0cm、4.5cm、6.0cm几种，可进行不同长度组织或血管的闭合。

（3）关节镜手术：确定进入腔镜的位置后，切开皮肤，进入戳孔，再置入腔镜，探查关节腔。然后，根据需要另戳孔进入器械操作，可进行关节内组织的清理、修复、重建等。目前新型关节镜外套内具有注水管道，术中通过注水冲洗，保证术野清晰。手术中可活动关节以利于术野显露。关节镜手术已经取代了大部分开放性手术，常见的手术部位有膝、肩、踝关节等。

（三）腔镜技术训练

胜任腔镜手术的医师应具备两方面能力：①熟练地掌握腔镜的操作技术；②直视下能够完成该手术。尽管腔镜手术术式、基本技术与直视手术相似，但是，通过显示器上的图像进行操作则相差很多。

对于初学者来说，切开、分离、止血的每一次操作，要做到准确、到位，需要经过专门训练，才能逐步达到使用器械随心应手的程度。另外，助手协助操作，调节镜子保证良好视野的能力等也需要训练。

目前，国内已经建立很多腔镜手术技术训练中心。使用与手术相同的腔镜和器械进行模拟训练，如在暗箱中进行夹纸片、拾豆粒、剥葡萄皮等基本功训练，进一步在动物活体上练习，完成某项手术。最后，逐步从人体手术的助手过渡到术者。

三、介入治疗技术

介入治疗是在 X 线透视、超声、CT、MRI 等影像设备监视下，通过介入穿刺插管或直接穿刺技术，对病变进行诊断或治疗的一种方法。它不仅是穿刺针、导管的进入，而且有些操作与切开手术的基本相同，例如，房间隔缺损封堵术与补片修补术。所以，有的学者将介入治疗列入广义手术的范畴。介入治疗具有创伤小、操作简便、定位准确、并发症少等优点，是微创外科技术的重要组成部分。介入治疗是一项能够在多学科应用的技术，多数是内科心血管医生、放射介入医生进行操作，少数由手术科室医生来完成。

根据介入途径不同，可将介入治疗分为血管内和血管外两种。

1. **血管内介入治疗** 它具有两个特征：一是采用可达远距离的导管进行诊疗性操作；二是在 X 线或 MRI 等成像系统监控下完成。临床上一般所指的介入治疗是血管内的介入治疗。通过进入血管、心脏内的器械，对病变进行扩张、疏通、封堵等治疗。几乎所有的病例都是通过进入循环系统的导丝－导管对病变进行处理，极少数病例在纤维血管镜下直接进行检查与治疗。进入血管内的途径多采用经皮穿刺，亦可以在术中直接穿入动脉或静脉。

目前用于治疗的手术有：①血管：取栓术、栓塞止血术，血管扩张成形术、血管内支架植入术、血管腔内放置血管移植术、注射化疗药物等。②心脏：房间隔、室间隔缺损封堵术，心脏射频消融术、心脏起搏器安置术等。

2. **血管外介入治疗** 在 X 线、B 超引导下，采用穿刺针刺入体内，对深部组织、器官进行诊断或治疗。分为穿刺针和导丝－导管两种方法。

（1）穿刺针：在影像可视下将穿刺针穿入体内，准确定位后通过进入的穿刺针取组织标本进行诊断，或采用特殊的穿刺针直接完成射频、微波、电凝、冷冻等治疗，也可直接注入药物、乙醇、骨水泥、放射性粒子等进行治疗。B 超与 CT 或 MRI 的引导下穿刺的方法和对象有所不同。①B 超：适用于肝、胰、肾等体内实质脏器病变，以及腹膜后肿物等。这些组织、器官在 B 超下显示清楚，操作时可连续观察穿刺针进入的位置。②CT、MRI：适用于肺、肝、胰、肾、骨骼等组织器官，穿刺针进入合适位置，停止操作后再扫描观察位置是否合适。

（2）导丝－导管：应用范围有限。①经皮穿刺：穿刺进入管腔、通道，在 X 线监视下置入导丝－导管进行治疗。如经皮肝、胆囊穿刺置管引流术，方法是经皮穿刺入肝内胆管后，置入导丝－导管，留置引流管等。②内镜与介入治疗结合：首先插入内镜，然后在 X 线监视下置入导丝－导管，进行扩张、取石、置入支架等治疗。如十二指肠镜与 X 线配合下的胆管内取石术，膀胱镜与 X 线联合输尿管狭窄置管术等。

（杨晓春）

第四章

外科感染

第一节 概述

外科感染（surgical infection）是指需要外科治疗的感染，包括创伤、手术、烧伤等并发的感染。感染是由病原体的入侵、滞留和繁殖所引起的炎症反应，病原体包括病毒、细菌、真菌和寄生虫等。

一、分类

（一）按致病菌种类和病变性质分类

1. 非特异性感染（nonspecific infection） 亦称化脓性或一般性感染，常见如疖、痈、急性淋巴结炎、急性阑尾炎等。手术后感染也多属于此类。通常先有急性炎症反应，表现为红、肿、热、痛，继而进展为局限化脓。常见致病菌有金黄色葡萄球菌、溶血性链球菌、大肠埃希菌、变形杆菌、铜绿假单胞菌（俗称绿脓杆菌）等。感染可由单一病原体所致，也可由多种病原体所致形成混合感染，非特异性感染占外科感染的大多数。

2. 特异性感染（specific infection） 如结核、破伤风、气性坏疽、炭疽、念珠菌病等。其致病菌如结核杆菌、破伤风梭菌、产气荚膜梭菌、炭疽杆菌、白色念珠菌等各有不同于一般性感染的致病作用，可引起较为独特的病变。

（二）按病程区分

1. 急性感染 病变以急性炎症为主，进展较快，一般发病在3周以内。大多数非特异性感染属于此类。

2. 慢性感染 病变持续达2个月或更久的感染。部分急性感染迁延日久可转为慢性感染，但在某种条件下又可急性发作。

3. 亚急性感染 病程介于急性与慢性感染之间。一部分由急性感染迁延形成；另一部分是由于致病菌的毒力虽稍弱，但有相当的耐药性，或宿主的抵抗力较低所致。

（三）按病原体的来源与侵入时间区分

伤口直接污染造成的称原发性感染；在愈合过程中出现新的病原体感染称继发感染。病原体由体表或外环境侵入造成的为外源性感染；由原存体内的病原体，经空腔脏器如肠道、胆管、肺或阑尾造成的感染为内源性感染。

感染亦可按发生条件归类，如条件性（机会性）感染、二重感染（菌群交替症）、医院内感染等。

二、病原体致病因素与宿主防御机制

（一）病原体的致病因素

外科感染的发生，取决于病原体的致病能力与宿主防御能力的相互作用。一旦有大量毒力较强的病

原体侵入组织内繁殖，或者宿主防御能力受到破坏、抗感染能力低下，就都会发生感染。病原体的致病能力指病原体的数量和毒力。所谓毒力是指病原体侵入机体、穿透、繁殖和产生毒素或胞外酶的能力。

（1）病原体可产生黏附因子，能附着于人体组织细胞以利入侵；许多细菌有荚膜或微荚膜，能抗拒吞噬细胞的吞噬或杀菌作用而在组织内生存繁殖；或在吞噬后抵御杀灭仍能在细胞内繁殖，导致组织细胞损伤、病变。

（2）侵入组织的病原体数量与繁殖速率也是导致感染发生的重要因素之一。在健康个体，伤口污染的细菌数超过 10^5 个，常可引起感染，低于此数量则较少发生感染。

（3）病原体的作用更与其胞外酶、外毒素、内毒素等有关；①胞外酶：病菌所释出的蛋白酶类、磷脂酶、胶原酶等，可侵蚀组织细胞；玻璃质酸酶可分解组织内玻璃质酸，使感染容易扩散。此外，某些致病菌产生的酶可以使创面分泌物（脓液）具有某些特殊性状，如臭味、脓栓、含气等；②外毒素：在菌体内产生后释出或菌体崩解后游离出的毒素。其毒性各不相同，如多种致病菌的溶血素可破坏血细胞，肠毒素可损害肠黏膜；破伤风痉挛毒素作用于神经引起肌痉挛；③内毒素：病菌细胞壁的脂多糖成分，在菌体崩解后作用于机体可引起发热、白细胞增多或减少、休克等全身反应。

（二）宿主的抗感染免疫

机体抗感染的防御机制由先天性免疫与获得性免疫共同参与。机体对于不同类型的病原体产生的免疫应答不尽相同，感染所引起的损伤不仅来自病原体本身，还来自机体的免疫应答失当。

1. 先天性免疫　包括以下几方面。

（1）宿主屏障：完整的皮肤和黏膜及其分泌的多种有抑菌作用的物质构成体表抵御病原体入侵的物理与化学屏障。寄居口腔、肠道等处的正常菌群，能够阻止病原体在上皮表面的黏附和生长，发挥细菌屏障作用。

（2）吞噬细胞与自然杀伤（NK）细胞：吞噬细胞与 NK 细胞能够识别多种病原体的共同成分，吞噬、杀伤病原体或受病原体感染的细胞。

（3）补体：病原体进入机体首先遇到体液中补体的攻击。在抗体未形成的感染早期，补体通过替代途径激活，形成膜攻击复合物，发挥溶细胞作用。补体激活时生成的活性片段可趋化吸引吞噬细胞，并通过调理作用提高吞噬细胞的杀菌能力。一旦抗体形成后补体可增强抗体溶解靶细胞的作用。

（4）细胞因子：病原体入侵促使免疫细胞活化，产生大量细胞因子，如白细胞介素（IL）、肿瘤坏死因子（TNF）、干扰素（IFN）等，这些细胞因子有利于抑制或清除细菌。

2. 获得性免疫　感染早期如病原体未被消灭，炎症促使淋巴细胞聚集，启动特异性免疫反应。巨噬细胞吞噬病原体后，病原体被水解成抗原分子。抗原分子释出细胞外，直接活化 B 细胞；或经抗原递呈细胞（APC）传递给 T 细胞，使 T 细胞活化。经过特异性克隆增殖，分化为效应细胞发挥作用。

（1）B 细胞免疫应答：B 细胞表面受体可直接识别抗原并与之结合，B 细胞活化后，经克隆扩增转变为浆细胞，分泌抗体与细胞因子。抗体能中和抗原使之失去毒性；抗体与抗原结合形成抗原-抗体复合物，使补体活化杀伤病原体，或发挥调理作用，使病原体易被吞噬清除；黏膜下浆细胞分泌的分泌型 IgA 可阻止病原体在黏膜表面黏附与入侵，防止呼吸道与消化道发生感染。

（2）T 细胞免疫应答：T 细胞只能识别与 MHC 分子结合在一起的抗原肽，经由 APC 和 T 细胞表面分子结合提供刺激信号，使 T 细胞激活。在细胞因子的作用下成熟为细胞毒性 T 细胞、Th1、Th2 等效应 T 细胞。细胞毒性 T 细胞对病原体感染细胞具有杀伤作用。Th1 诱发以单核-巨噬细胞浸润为主的局部炎症，介导抗病毒和抗胞内菌感染的细胞免疫。Th2 的功能是促进抗体形成，介导以体液免疫为主的抗胞外菌和抗寄生虫免疫。

（3）免疫记忆：获得性免疫产生的记忆性 T、B 细胞可发挥远期保护作用，当相同病原体再次入侵时，免疫应答比初次感染更快捷、强烈和持久。促进 T、B 细胞增殖和分泌抗体类型的转换，使细胞、体液免疫功能得到进一步提高。

（三）人体易感染的因素

1. 局部情况　①皮肤或黏膜的病变或缺损，如开放性创伤、烧伤、手术、穿刺等使宿主屏障破坏，

— 34 —

病菌易于入侵；②管道阻塞使内容物淤积，使其中细菌繁殖侵袭组织，如乳腺导管阻塞、乳汁淤积后发生急性乳腺炎；阑尾有粪石后发生急性阑尾炎；③局部组织血流障碍或缺血，丧失抗菌和修复组织的能力，如褥疮、闭塞性脉管炎发生趾坏死、下肢静脉曲张发生溃疡，均可继发感染；④留置血管或体腔内的导管处理不当为病菌入侵提供了开放的通道；⑤异物与坏死组织的存在使得吞噬细胞不能有效发挥作用。

2. 全身性抗感染能力降低　①严重的损伤或休克、糖尿病、尿毒症、肝功能不良等；②使用免疫抑制剂、多量肾上腺皮质激素、接受抗癌药物或放射治疗；③严重的营养不良、低蛋白血症、白血病或白细胞过少、贫血等；④先天性或获得性免疫缺陷（艾滋病）因免疫障碍更易发生各种感染；⑤高龄老人与婴幼儿抵抗力差，属易感人群。

3. 条件性或机会性感染　在人体局部或全身的抗感染能力降低的条件下，本来栖居于人体但未致病的菌群可以成为致病微生物，所引起的感染称为条件性或机会性感染。如正常时在肠道内的大肠埃希菌、拟杆菌等，可污染到伤口、腹腔、泌尿道等，造成感染。另外，条件性感染称为二重感染或菌群交替症，它除了与人体抵抗力低下有关外，还与病菌的抗（耐）药相关。在应用广谱抗生素或联合使用抗菌药物治疗感染过程中，原来的病菌被抑制，但耐药的细菌如金黄色葡萄球菌或白色念珠菌等大量繁殖，引发新的感染，使病情加重。

三、预防

（一）防止病原体侵入

（1）加强卫生宣教，注意个人清洁和公共卫生，减少体表、体内病原体滞留。

（2）及时正确处理各种新鲜的伤口创面，清除污染的细菌和异物，去除血块与无活力组织，避免过多使用电灼等以减少组织创伤，正确使用引流有助于防止与减少创口感染。

（二）增强机体的抗感染能力

（1）改善患者的营养状态，纠正贫血与低蛋白血症等。

（2）积极治疗糖尿病、尿毒症等降低抗感染能力的病症。使用皮质激素类应严格掌握指征，尽量缩短疗程，必要时加用抗菌药物或改用其他药物。在恶性肿瘤的化疗、放疗期间，辅用免疫增强剂，并注意白细胞数过少时暂停化疗、放疗。

（3）及时使用有效的特异性免疫疗法，例如，防破伤风可用类毒素和抗毒素，防狂犬病可接种疫苗和免疫球蛋白。

（三）切断病原菌传播环节

这对预防医院内感染尤为重要。医院内感染包括医院内患者之间的交叉感染，以及诊疗工作不当所造成的医源性感染，其病菌一般比医院外的同类菌有较强的毒力和耐药性。

（1）认真实施医院卫生管理，包括环境卫生、房舍和空间清洁、污物处理、饮食和用水卫生以及人员安全防护。

（2）对诊疗器械、用品、药物等严格进行消毒灭菌，杜绝微生物沾染。

（3）贯彻无菌原则，在诊疗工作中，特别是施行手术、注射和其他介入性操作时，防止病菌进入患者的体内。

四、病理

（一）非特异性感染

此类感染实质上是致病菌入侵而引起的急性炎症反应。致病菌侵入组织并繁殖，产生多种酶与毒素，可以激活凝血、补体、激肽系统，以及血小板和巨噬细胞等，导致炎症介质诸如补体活化成分、缓激肽、肿瘤坏死因子（TNF-α）、白细胞介素-1、血小板活化因子（PAF）、血栓素（TXA_2）等的生成，引起血管通透性增加及血管扩张，病变区域的血流增加，白细胞和吞噬细胞进入感染部位，中性粒细胞主要发挥吞噬作用，单核－巨噬细胞通过释放促炎细胞因子协助炎症及吞噬过程。上述局部炎症反应的作用是使入侵致病菌局限化并最终被清除，同时引发相应的效应症状，出现炎症的特征性表现：红、肿、热、痛等。部分炎症介质、细胞因子和病菌毒素等进入血流，引起全身性反应。病变的演变取决于致病菌的毒力、机体的抵抗力、感染的部位及治疗措施是否得当，可能有下列结果。

（1）炎症好转：经有效药物的治疗，吞噬细胞和免疫成分能较快地制止致病菌，清除组织细胞崩解产物，炎症消退，感染治愈。

（2）局部化脓：致病菌繁殖较多，炎症反应较重，组织细胞崩解产物和渗液可形成脓性物质，出现在创面或积聚于组织间，或形成脓肿。在有效的治疗下，致病菌被消灭、脓液被吸收或引流后感染好转，肉芽组织生长，形成瘢痕愈合。

（3）炎症扩展：致病菌毒性大、数量多或宿主抵抗力明显不足，感染迅速扩展。致病菌可定植于血液中成为菌血症；还可引起全身炎症反应综合征（SIRS）成为脓毒症，对宿主有很大的危害性。

（4）转为慢性炎症：致病菌大部分被消灭，但尚有少量残存。组织炎症持续存在，变为慢性炎症。在机体抵抗力降低时，致病菌可再次繁殖，感染可重新急性发作。

（二）特异性感染

此类感染的病原体各有特别的致病作用，其病理变化亦各有其特点。

（1）结核病的局部病变，由于致病因素是菌体的磷脂、糖脂、结核菌素等，不激发急性炎症而形成比较独特的浸润、结节、肉芽肿、干酪样坏死等。结核菌素可诱发变态反应。部分病变液化后形成无局部疼痛、发热表现的冷脓肿；当有化脓性感染病菌混合感染时，则可呈一般性脓肿的表现。

（2）破伤风和气性坏疽都呈急性过程，但两者的病变完全不同。破伤风梭菌的致病因素主要是痉挛毒素，引起肌强直痉挛。此病菌不造成明显的局部炎症，甚至可能不影响伤口愈合。气性坏疽的产气荚膜杆菌则释出多种毒素，可使血细胞、肌细胞等迅速崩解，组织水肿并有气泡，病变迅速扩展，全身中毒严重。

（3）外科的真菌感染一般发生在患者的抵抗力低下时，常为二重感染，真菌侵及黏膜和深部组织。它有局部炎症，可形成肉芽肿、溃疡、脓肿或空洞。在严重时病变分布较广，并有全身性反应。

五、诊断

（一）临床表现

1. 局部表现　急性炎症有红、肿、热、痛和功能障碍的典型表现。体表与浅处的化脓性感染均有局部疼痛和触痛，皮肤肿胀、色红、温度增高，还可以发现肿块或硬结；慢性炎症感染也有局部肿胀或硬结肿块，但疼痛大多不明显；体表脓肿形成时，触诊可有波动感。如病变的位置深，则局部症状不明显。

2. 全身状态　感染较轻时可无全身症状，感染重时常有发热、呼吸心跳加快、头痛乏力、全身不适、食欲减退等表现。严重脓毒症时可有尿少、神志不清、乳酸血症等器官灌注不足的表现，甚至出现休克和多器官功能障碍。

3. 器官－系统功能障碍　感染侵及某一器官时，该器官或系统可出现功能异常，例如，腹内器官急性感染时常有恶心、呕吐等；泌尿系统发生感染时常有尿频、尿急等；严重脓毒症可出现肺、肾、脑、心等的功能障碍。

4. 特异性表现　某些感染可有特殊的临床表现，例如，破伤风表现随意肌强直痉挛；气性坏疽和其他产气菌蜂窝织炎可出现皮下捻发音（气泡）；皮肤炭疽有发痒性黑色脓疱等。

（二）实验室检查

最常用的检测是白细胞计数及分类，总数大于 $12 \times 10^9/L$ 或小于 $4 \times 10^9/L$，或发现未成熟白细胞，提示重症感染。其他化验项目如血常规、血浆蛋白、肝功能等，可根据初诊结果选择；泌尿系感染者需检查尿常规、肌酐、尿素氮等；疑有免疫功能缺陷者需检查淋巴细胞、免疫球蛋白等。

病原体的鉴定：①脓液或病灶渗液涂片染色后，在显微镜下观察，可以分辨致病菌的革兰染色性和菌体形态；②脓液、血、尿或痰进行细菌培养和药物敏感试验，必要时重复培养；③采用其他特殊检测手段明确病因，如结核、包虫病、巨细胞病毒感染等。

（三）影像学检查

影像学检查有超声波检查、X线透视、造影或摄片，必要时行CT、MRI等检查。影像学检查主要用于内在感染的诊断。

六、治疗

治疗应局部治疗与全身性治疗并重。总的治疗目标是制止致病菌生长，促使机体的组织修复。

（一）局部处理

（1）保护感染部位，适当制动或固定，避免再损伤或感染扩展。

（2）浅部的急性病变，未成脓阶段可选用湿敷、热敷、药物贴敷、超短波或红外线辐射、封闭疗法等，促使病变消退或局限化。已成脓后应及时引流。感染的伤口创面及时换药。

（3）深在的病变，应视其所在的组织器官以及进展程度，参考全身情况，决定是否手术处理。手术处理包括切除或切开病变、留置引流物，或在超声、X线、CT等引导下穿刺引流。非手术疗法包括抗菌药物应用、补充体液和营养，并密切观察病情变化，一旦有感染扩展、出现手术指征者，即行手术。

（二）抗菌药物的应用

较轻或局限的感染可不用或口服抗菌药物，范围较大或有扩展趋势的感染，需全身用药。应根据细菌培养与药敏试验选用有效药物，在培养与药敏尚无明确结果时，可根据感染部位、临床表现、脓液性状等估计病原菌种类，选用适当抗菌药物（有抗生素类、合成抗菌药物类以及其他灭菌药）。外用的灭菌药、抗感染的中药等亦可与手术疗法配合使用。

（三）对症和支持治疗

目的是改善患者的全身状况。

（1）体温过高时物理降温，必要时适当使用解热药。体温过低时需保暖。

（2）维持体液平衡和营养代谢，纠正脱水、电解质、酸碱平衡紊乱，补充体内消耗过多的蛋白质与能量。

（3）严重的贫血、低蛋白血症或白细胞减少者，需适当输血或补充血液成分。

（4）积极治疗各种易于诱发感染的病症，如调控糖尿病患者的血糖和纠正酮症。

（5）按中医辨证施治原则选用方剂，以减轻症状、增加抵抗力和改善生活质量。

（6）并发感染性休克或多器官功能不全综合征（MODS）时，更应加强监护治疗，改善组织灌注与器官功能。

（宋　涛）

第二节　浅部组织的化脓性感染

一、疖

（一）病因和病理

疖（furuncle）是单个毛囊及其周围组织的急性化脓性感染。病原菌以金黄色葡萄球菌为主，偶可由表皮葡萄球菌或其他病菌致病。感染发生与皮肤不洁、擦伤、环境温度较高或机体抗感染能力较低相关。因金黄色葡萄球菌的毒素含凝固酶，脓栓形成是其感染的一个特征。

(二) 临床表现

局部皮肤红、肿、痛，直径不超过 2cm。化脓后其中心处呈白色，触之稍有波动；继而破溃流脓，并出现黄白色的脓栓。脓栓脱落、脓液流尽后，即可愈合，有的疖无脓栓（所谓无头疖），自溃稍迟，需设法促使其脓液排出。

面疖常较严重，特别是鼻、上唇及周围（称"危险三角区"）的疖，病变加重或被挤碰时，病菌可经内眦静脉、眼静脉进入颅内，引起颅内化脓性感染，可有发热、头痛、呕吐、意识障碍等。

不同部位同时发生几处疖，或者在一段时间内反复发生疖，称为疖病。疖病可能与患者的抗感染能力较低（如有糖尿病）或皮肤不洁且常受擦伤相关。

(三) 诊断

本病的表现明显，易于诊断。如有发热等全身反应，应行白细胞或血常规检查；对疖病还应检查血糖和尿糖，行脓液或血的细菌培养及药物敏感试验；并注意与痤疮伴有轻度感染、皮脂囊肿（俗称粉瘤）并发感染、痈等相鉴别。

(四) 预防

经常保持皮肤清洁，暑天和其他炎热环境中生活工作时，应避免汗渍过多、及时更换内衣，避免表皮受伤。

(五) 治疗

1. 早期促使炎症消退　红肿阶段可选用热敷或透热、超短波、红外线等理疗，也可敷贴中药金黄散（加油类调成糊状）、玉露散（芙蓉叶碎末加油成糊状）或西药鱼石脂软膏。

2. 局部化脓时及早排脓　见脓点或有波动感时用苯酚点涂脓点或用针头、刀尖将脓栓剔除。出脓后敷以呋喃西林、依沙吖啶（利凡诺）湿纱条或玉红膏、黄连膏等化腐生肌的中药膏，直至病变消退。禁忌挤压。

3. 抗菌治疗　若有如恶寒、发热、头痛、全身不适等，可选用青霉素等抗菌药治疗，或用中药仙方活命饮、普济消毒饮等。

4. 疖病　除上述处理外，在疖消隐期间，可用中药防风通圣散或三黄丸。有糖尿病者更需相应的治疗。

二、痈

(一) 病因和病理

痈（carbuncle）指邻近的多个毛囊及其周围组织的急性化脓性感染，也可由多个疖融合而成。其病因与疖相似。病原菌以金黄色葡萄球菌为主。感染与皮肤不洁、擦伤、机体抵抗力不足相关。

由于有多个毛囊同时发生感染，痈的急性炎症浸润范围大，病变可累及深层皮下结缔组织，使其表面皮肤血运障碍甚至坏死；自行破溃常较慢，致炎症沿皮下组织向外周扩展（不容易局限），全身反应较重。随着时间迁延，还可能有其他病菌进入病灶形成混合感染，甚至发展为全身感染、脓毒症。

(二) 临床表现和诊断

患者年龄一般在中年以上，老年者居多；一部分患者原有糖尿病。

常发生在皮肤较厚的部位，如项部和背部（俗称"对口疖"和"搭背"）。初起，有一小片皮肤肿硬、色暗红，其中有几个凸出点或脓点，疼痛常较轻（与项背部皮肤的感觉能力有关），但有畏寒、发热和全身不适。继而，皮肤肿硬范围增大，脓点增大且增多，中心处可破溃出脓、坏死脱落，使疮口呈蜂窝状；其间皮肤可因组织坏死呈紫褐色。但少见有肉芽增生，难以自行愈合。病变继续扩大加重，出现严重的全身反应。

本病诊断一般不难。化验检查应测血常规和尿常规；为选择抗菌药物可行脓、血的细菌培养与药物敏感试验。注意患者有无糖尿病、心脑血管病、低蛋白血症等全身性病症。

(三) 预防

预防应注意个人卫生，保持皮肤清洁；及时治疗疖，以防扩散；及时治疗糖尿病。

(四) 治疗

治疗要及早应用抗菌药物，可先选用青霉素或复方新诺明，以后根据细菌培养和药物敏感试验结果选药，或者连用5~7日后更换品种。中药应辨证处方，选用清热解毒方剂及其他对症药物。有糖尿病者，可给予胰岛素及控制饮食。

局部处理：初期仅有红肿时，可用鱼石脂软膏、金黄散等敷贴，或涂布聚维酮碘（原液稀释10倍），每日3~4次。同时全身用药，争取缩小病变范围。已出现多个脓点、表面紫褐色或已破溃流脓，必须及时在静脉麻醉下行"＋"或"＋＋"形切口切开引流，切口线应超出病变边缘皮肤，尽量清除已化脓与尚未成脓却已失活的组织；然后填塞生理盐水纱条，外加干纱布绷带包扎。术后注意创面渗出和出血情况，必要时更新包扎。术后24小时更换敷料，改呋喃西林、依沙吖啶或玉红膏的纱条贴于创面，促使肉芽组织生长。以后每日更换敷料，促进创面收缩、瘢痕愈合。较大的创面需行植皮术修复。

三、皮下急性蜂窝织炎

(一) 病因和病理

急性蜂窝织炎（acute cellulitis）是指疏松结缔组织的急性感染，可发生在皮下、筋膜下、肌肉间隙或是深层疏松结缔组织，多与皮肤、黏膜受伤或有其他病变有关。致病菌多为溶血性链球菌、金黄色葡萄球菌及大肠埃希菌或其他型链球菌等。因病菌释放毒性强的溶血素、透明质酸酶、链激酶等，加以受侵组织质地较疏松，故病变扩展较快。病变附近的淋巴结常受侵及，常有明显的毒血症。

(二) 临床表现

由于患者机体条件、感染原因、部位和致病菌毒力的差异，临床上可分为以下几种类型。

1. 一般性皮下蜂窝织炎　致病菌以溶血性链球菌、金黄色葡萄球菌为主。患者可先有皮肤损伤或手、足等的化脓性感染。发病时患处肿胀、疼痛，表皮发红、指压后可稍褪色，红肿边缘界限不清楚。病变部位近侧的淋巴结常有肿痛。病变加重扩大时，皮肤可起水疱，一部分变成褐色或破溃出脓。常有恶寒、发热和全身不适；严重时患者体温增高或过低，甚至有意识改变等表现。

2. 新生儿皮下坏疽　新生儿的皮肤柔嫩，护理疏忽致皮肤沾污、擦伤，病菌侵入皮下组织致病。病变多在背、臀部等经常受压处。初起时皮肤发红、质地稍变硬。继而，病变范围扩大，中心部分变暗变软，触之有浮动感，有的可起水疱；皮肤坏死时呈灰褐色或黑色，并可破溃。患儿发热、不进乳、不安或昏睡，全身情况不良。

3. 老年人皮下坏疽　以男性居多。长时间热水浸浴擦身后易发。背部或侧卧时肢体着床部分有大片皮肤红、肿、疼痛。继而，皮肤变为暗灰色，知觉迟钝，触之有波动感，穿刺可吸出脓性物。患者寒战、发热，全身乏力不适。严重者可有气急、心悸、头痛、烦躁、谵妄、昏睡等。

4. 颌下急性蜂窝织炎　感染可起源于口腔或面部。口腔起病者多为小儿；因迅速波及咽喉而阻碍通气（类似急性咽喉炎），甚为危急。患儿有高热，不能正常进食，呼吸急迫；颌下肿胀明显，表皮仅有轻度红、热，口底肿胀。起源于面部者，局部表现红、肿、痛、热，常向下方蔓延，全身反应较重；感染累及颈阔肌内结缔组织后，也可阻碍通气和吞咽。

5. 产气性皮下蜂窝织炎　致病菌是厌氧菌，如肠球菌、兼性大肠埃希菌、拟杆菌、兼性变形杆菌或产气荚膜梭菌。炎症主要在皮下结缔组织，未侵及肌肉层，不同于气性坏疽（产气荚膜梭菌肌炎为主）。初期表现类似一般性蜂窝织炎，特点是扩展快且可触知皮下捻发音，破溃后可有臭味，全身状态较快恶化。

(三) 诊断

根据病史、体征，诊断多不困难。血常规检查白细胞计数增多。有脓性物时涂片检查细菌类型。病情较重时，应取血和脓行细菌培养和药物敏感试验。

（四）鉴别诊断

鉴别诊断包括：①新生儿皮下坏疽有皮肤质地变硬时，应与硬皮病区别，后者皮肤不发红，体温不增高。②小儿颌下蜂窝织炎引起呼吸急促、不能进食时，应与急性咽喉炎区别，后者的颌下肿胀稍轻，而口咽内红肿明显。③产气性皮下蜂窝织炎应与气性坏疽区别，后者发病前创伤常伤及肌肉，伤肢或身躯已难运动；发病后伤口常有某种腥味，脓液涂片检查可大致区分病菌形态，行细菌培养更可确认菌种。

（五）预防

预防应重视皮肤日常清洁卫生，防止损伤，受伤后要及早处理。婴儿和老年人的抗感染能力较弱，要重视生活护理。

（六）治疗

抗菌药物一般先用青霉素类或头孢菌素类，疑有肠道菌类感染时加甲硝唑。然后根据临床疗效或细菌培养与药敏结果调整药物。

局部处理：一般性蜂窝织炎的早期，可用金黄散、玉露散等敷贴；但若病变进展，或是其他各型皮下蜂窝织炎，都应及时切开引流，以缓解皮下炎症扩展和减少皮肤坏死。可行多个较小的切口，用药液湿纱条引流。同时要改善患者全身状态，高热时行头颈部冷敷；进食困难者输液维持体液平衡和营养；呼吸急促时给氧或辅助通气等。对产气性皮下蜂窝织炎，伤口应以3%过氧化氢溶液冲洗、湿敷，并采取隔离治疗措施。

四、丹毒

（一）病因和病理

丹毒（erysipelas）是皮内淋巴管网受乙型溶血性链球菌侵袭所致。患者常先有皮肤或黏膜的某种病损，如皮肤损伤、足癣、口腔溃疡、鼻窦炎等。发病后该皮内淋巴管网分布区域皮肤出现炎症反应，其淋巴引流区的淋巴结也常累及，同时有全身性炎症反应，但很少有组织坏死或化脓。治愈后容易复发。

（二）临床表现

丹毒临床表现为起病急，开始时即可有恶寒、发热、头痛、全身不适等。病变多见于下肢、面部。皮肤发红、灼热、疼痛、稍微隆起，境界较清楚。病变范围扩展较快，有的可起水疱，其中心处红色稍褪，隆起也稍平复。近侧的淋巴结常肿大、有触痛，但皮肤和淋巴结的病变少见化脓破溃。病情加重时全身性脓毒症状加重。此外，丹毒经治疗好转后，可因病变反复发作，导致淋巴管阻塞、淋巴淤滞，在含高蛋白淋巴液刺激下局部皮肤粗厚、肢体肿胀，形成下肢淋巴水肿（象皮肿）。

（三）治疗

治疗应卧床休息，抬高患肢。局部可以50%硫酸镁湿敷。全身应用抗菌药物，如青霉素静脉滴注等。局部及全身症状消失后，继续用药3~5日，以防复发。

与丹毒相关的足癣、口腔溃疡或鼻窦炎等，均应积极治疗以免丹毒复发。

五、浅部急性淋巴管炎和淋巴结炎

（一）病因和病理

致病菌侵入淋巴流导致淋巴管与淋巴结的急性炎症。浅部急性淋巴管炎（acute lymphatitis）在皮下结缔组织层内，沿集合淋巴管蔓延。浅部急性淋巴结炎（acute lymphadenitis）的好发部位多在颈部、腋窝和腹股沟，有的可在肘内侧或腘窝。致病菌有乙型溶血性链球菌、金黄色葡萄球菌等，可能来源于口咽炎症、足癣、皮肤损伤以及各种皮肤、皮下化脓性感染。

(二) 临床表现

急性淋巴管炎分为网状淋巴管炎与管状淋巴管炎。丹毒即为网状淋巴管炎。管状淋巴管炎多见于四肢，下肢更常见。淋巴管炎可使管内淋巴回流障碍，同时使淋巴管周围组织有炎症变化。皮下浅层急性淋巴管炎在表皮下可见红色线条（中医学称红丝疔），有轻度触痛，扩展时红线向近心端延伸。皮下深层的淋巴管炎无表皮红线，而有条形触痛区。至于全身性反应的变化，取决于病菌的毒力和感染程度，常与原发感染有密切关系。

急性淋巴结炎发病时先有局部淋巴结肿大、疼痛和触痛，可与周围软组织分辨，表面皮肤正常。炎症加重时可向周围组织扩展形成肿块（不能分辨淋巴结个数），疼痛和触痛加重，表面皮肤可发红、发热，并可出现发热、白细胞增加等全身反应。淋巴结炎可发展为脓肿，少数可破溃出脓。

(三) 诊断和治疗

本病诊断一般不难。深部淋巴管炎需与急性静脉炎相鉴别，后者也有皮肤下索条状触痛，沿静脉走行分布，常与血管内留置导管处理不当或输注刺激性药物有关。

急性淋巴管炎应着重治疗原发感染。发现皮肤有红线条时，可用呋喃西林等湿温敷；如果红线条向近侧延长较快，可在皮肤消毒后用较粗的针头，在红线的几个点垂直刺入皮下，再加以药液湿敷。

急性淋巴结炎未成脓时，如有原发感染如疖、痈、急性蜂窝织炎、丹毒等，应按原发感染治疗，淋巴结炎暂不行局部处理。若已有脓肿形成时，除了应用抗菌药物，必须引流出脓液。先试行穿刺吸脓，以鉴别血管瘤或血肿，测知脓肿表面组织厚度；然后在麻醉下切开引流，注意防止损伤邻近的血管。如果忽视原发病变的治疗，急性淋巴结炎常可转变为慢性淋巴结炎。

（宋　涛）

第三节　手部急性化脓性感染

手部急性化脓性感染包括甲沟炎（paronychia）、脓性指头炎（felon）、手掌侧化脓性腱鞘炎（tenovaginitis）、滑囊炎（bursitis）和掌深间隙感染，这类感染临床上较常见。致病菌主要是常存于皮肤表面的金黄色葡萄球菌。感染可发生在手受各种轻伤后，如刺伤、擦伤、小切割伤、剪指甲过深、逆剥新皮倒刺等。为了预防，应当普及卫生常识，注意生产、生活中的操作安全，重视并及时处理手的各种伤口，使其顺利愈合。

手是灵活的运动器官，感觉敏锐，有相应的解剖结构。手部感染的病理过程和临床表现与其解剖生理密切相关。手部感染有以下若干特点。

(1) 掌面皮肤的表皮层较厚且角化明显，故皮下感染化脓后可穿透真皮在表皮角质层下形成"哑铃状脓肿"，治疗时仅切开表皮难以达到引流。

(2) 手掌面真皮与深层的骨膜（末节指骨）、腱鞘（中、近指节处）、掌深筋膜之间有垂直的纤维条索连接，将皮下组织分隔成若干相对封闭的腔隙，感染时不易向周围扩散，故皮下组织内压较高而致剧烈疼痛，出现明显全身症状，并在局部化脓前就可以侵及深层组织如末节指骨、屈指肌腱鞘或掌部的滑液囊乃至掌深间隙，引起骨髓炎、腱鞘、滑液囊及掌深间隙感染。

(3) 因掌面皮肤致密，手背皮肤松弛，且手部淋巴均经手背淋巴管回流，故手掌面感染时手背可能肿胀更为明显。

(4) 手掌面腱鞘、滑液囊、掌深间隙等解剖结构，其相互间及与前臂肌间隙间的联系也有一定特点，因而掌面感染可以一定的规律向深部、向近侧蔓延。

一、甲沟炎和脓性指头炎

(一) 临床表现

甲沟炎常先发生在一侧甲沟皮下，出现红、肿、疼痛。若病变发展，则疼痛加剧并出现发热等全身症状，红肿区内有波动感，出现白色脓点，但不易破溃出脓。炎症可蔓延至甲根或扩展到另一侧甲沟，因指甲阻碍排脓，感染可向深层蔓延而形成指头炎。

指头炎是指末节的皮下化脓性感染。甲沟炎加重后，以及指尖或指末节皮肤受伤后均可致病。发病初，指头轻度肿胀、发红、刺痛。继而指头肿胀加重、有剧烈的跳痛，并有恶寒、发热、全身不适等症状。感染加重时，指头疼痛反而减轻，皮色由红转白，反映局部组织趋于坏死；皮肤破溃溢脓后，用一般的换药法难以使其好转，多因末节指骨有骨髓炎病变。

（二）治疗

甲沟炎初起未成脓时，局部可选用鱼石脂软膏、金黄散糊等敷贴或超短波、红外线等理疗，并口服头孢拉定等抗菌药物。已成脓时，除了用抗菌药物，应行手术处理，在甲沟旁切开引流。甲根处的脓肿，需要分离拔除一部分甚至全片指甲，手术时需注意避免甲床损伤，以便指甲再生。麻醉应在手指近端以利多卡因阻滞指神经，不可在病变邻近处行浸润麻醉。

指头炎初发时，应平置患手和前臂，避免下垂以减轻疼痛。给予抗菌药物，以金黄散糊剂敷贴患指。若患指剧烈疼痛、明显肿胀、伴有全身症状，需及时切开引流，以免感染侵入指骨。在指神经阻滞麻醉下，末节指侧面行纵切口，切口远端不超过甲沟1/2，近端不超过指节横纹；分离切断皮下纤维素，剪去突出的脂肪使脓液引流通畅；必要时对侧切口行对口引流。

二、急性化脓性腱鞘炎、滑囊炎和深间隙感染

手掌深部的化脓性感染，多因掌面被刺伤后金黄色葡萄球菌侵袭所致。在手指内发生屈指肌腱鞘炎。拇指和小指的腱鞘炎，可分别蔓延到桡侧和尺侧的滑液囊；两侧滑液囊在腕部相通，感染可互相传播。示指、中指和无名指的腱鞘炎则可分别向鱼际间隙和掌中间隙蔓延。滑囊炎或深间隙感染也可能在掌部受伤后直接发生。

（一）临床表现

1. 化脓性腱鞘炎　患指中、近指节呈均匀性肿胀，皮肤极度紧张，常有剧烈疼痛。沿患指整个肌腱均有压痛，指关节轻度弯曲，勉强伸直则疼痛难忍，触及肌腱处也加剧疼痛。若不及时治疗，病变向掌深部间隙蔓延，且肌腱可能坏死导致手指失去功能。

2. 化脓性滑囊炎　桡侧滑囊炎并有拇指腱鞘炎，拇指肿胀、微屈、不能伸直和外展，拇指中节和大鱼际有触痛。尺侧滑囊炎多与小指腱鞘炎有关，小指肿胀、连同无名指呈半屈状，小指和小鱼际有触痛，炎症加剧时肿胀向腕部扩展。

3. 掌深间隙感染　鱼际间隙感染可因示指腱鞘炎加重或局部掌面受伤后感染所致。大鱼际、拇指与示间指蹼有肿胀、疼痛和触痛，示指与拇指微屈、伸直时剧痛。

掌中间隙感染可因中指、无名指腱鞘炎加重或局部掌面受伤后感染所致。掌心肿胀使原有的凹陷变平，并有皮色发白、疼痛和触痛，掌背和指蹼的肿胀较掌心更为明显。中指、无名指和小指均屈曲、伸直时剧痛。

以上化脓性腱鞘炎、滑囊炎、掌深间隙感染的病变组织内压均较高，常有恶寒、发热、全身不适等症状，还可能继发肘内或腋窝的淋巴结肿大、触痛。

（二）治疗

以上三种手部感染的治疗均需用抗菌药物，如青霉素、头孢菌素类等。同时应平置患侧前臂和手。发病初期均可用金黄散糊剂外敷患指，或超短波辐射、红外线等理疗。

肿痛较明显者，应及时切开引流。

1. 化脓性腱鞘炎　切口纵行于中、近两指节侧面，不可在指掌面中线切开以免损及肌腱；分离皮下时认清腱鞘，不可伤及神经和血管。切口内置入乳胶片引流或对口灌洗引流。

2. 化脓性滑囊炎　桡侧滑囊炎在拇指中节侧面以及大鱼际掌面各行约1cm的切口，分离皮下后插入细塑料管并行对口引流。尺侧滑囊炎切口在小鱼际掌面和小指侧面。

3. 掌深间隙感染　鱼际间隙感染的切口在大鱼际最肿胀和波动最明显处（一般在屈拇肌与掌腱膜之间）。掌中间隙感染的纵向切口在中指、无名指的指蹼掌面，不超过掌远侧横纹（以免损伤掌浅动脉弓）。切开后置入乳胶片引流。手掌深部脓肿常表现为手背肿胀，切开引流应当在掌面进行，不可在手背侧切开。

（宋　涛）

第四节　全身性外科感染

随着分子生物学的发展，对感染病理生理的进一步认识，感染的用词已有变化，当前国际通用的是脓毒症（sepsis）和菌血症（bacteremia）。

1. 脓毒症　由感染引起的全身性炎症反应，体温、循环、呼吸有明显改变，与一般非侵入性局部感染不同。

2. 菌血症　菌血症是脓毒症的一种，即血培养检出病原菌者。但其不限于以往多偏向于一过性菌血症的概念，如拔牙、内镜检查时，细菌在血液中短时间停留，目前多指临床有明显症状的菌血症。

全身性感染不仅因为病原菌，还因其产物内毒素、外毒素等，以及它们介导的多种炎症介质对机体的损害。在感染过程中，细菌繁殖和裂解所游离、释放的毒素除其本身的毒性外，能刺激机体产生多种炎症介质，包括如肿瘤坏死因子、白细胞介素及氧自由基、一氧化氮等，这些炎症介质适量时起防御作用，过量时就可造成组织损害。感染如得不到控制，可因炎症介质失控，并可互相介导，发生级联或网络反应，导致因感染所致的全身炎症反应综合征、脏器受损和功能障碍，严重者可致感染性休克、多器官功能不全综合征（MODS）。

3. 全身炎症反应综合征（systemic inflammatory response syndrome，SIRS）　严重感染引起的全身反应包括体温、呼吸、心率及白细胞计数的改变。这些反应并非感染所特有，亦可见于创伤、休克、胰腺炎等情况，实质上是各种严重侵袭造成体内炎症介质大量释放而引起的全身效应，是机体失去控制、过度放大且造成自身损害的炎症反应。表现为播散性炎症细胞激活、炎症介质释放入血，由此引起远隔部位的炎症反应。

一、病因

导致全身性外科感染的原因是致病菌数量多、毒力强或机体抗感染能力低下。它常继发于严重创伤后的感染和各种化脓性感染，如大面积烧伤创面感染、开放性骨折并发感染、急性弥漫性腹膜炎、急性梗阻性化脓性胆管炎等。

1. 容易引发全身性外科感染的因素　包括以下几方面。

（1）人体抵抗力的削弱，如糖尿病、尿毒症等慢性病、老年、幼儿、营养不良、贫血、低蛋白血症等。

（2）长期或大量使用糖皮质激素、免疫抑制剂、抗癌药等导致正常免疫功能改变；或使用广谱抗生素改变了原有共生菌状态，非致病菌或条件致病菌得以大量繁殖，转为致病菌引发感染，如全身性真菌感染。

（3）局部病灶处理不当，脓肿未及时引流，清创不彻底，伤口存有异物、无效腔、引流不畅等。

（4）导管相关性感染（catheter-related infection）：长期留置静脉导管尤其是中心静脉置管，很易成为病原菌直接侵入血液的途径。如形成感染灶，可成为不断播散病菌或毒素的来源，激发全身炎症反应。

（5）肠源性感染（gut derived infection）：肠道是人体中最大的"储菌所"和"内毒素库"。在严重创伤等危重的患者，肠黏膜屏障功能受损或衰竭，肠内致病菌和内毒素可经肠道移位而导致肠源性感染。

2. 全身性感染的常见致病菌 包括以下几方面。

（1）革兰染色阴性杆菌：常见为大肠埃希菌、拟杆菌、铜绿假单胞菌、变形杆菌，其次为克雷伯菌、肠杆菌等。此类细菌常驻于肠道内，腹腔、泌尿生殖系统与会阴等邻近部位感染常难免受其污染，且创伤所致的坏死组织亦利于此类细菌繁殖。其主要毒性为内毒素。多数抗生素虽能杀菌，但对内毒素及其介导的多种炎症介质无能为力，因此，其所致的脓毒症一般比较严重，可出现三低现象（低温、低白细胞、低血压），发生感染性休克者也较多。

（2）革兰染色阳性球菌：较常见的有三种。①金黄色葡萄球菌感染常年不减，是因出现多重耐药性的菌株，包括对β-内酰胺类、氨基糖苷类抗生素耐药的，这类菌株还倾向于血液播散，可在体内形成转移性脓肿。有些菌株局部感染也可引起高热、皮疹，甚至休克；②表皮葡萄球菌曾被划归"非致病菌"。由于易黏附在医用塑料制品如静脉导管等，细菌包埋于黏质中，可逃避机体的防御与抗生素的作用。近年的感染率明显增加；③肠球菌是人体肠道中的常驻菌，可参与各部位的多菌感染，有的肠球菌脓毒症不易找到原发灶。

（3）无芽孢厌氧菌：因普通细菌培养无法检出，常被忽略。由于厌氧培养技术的提高，发现腹腔脓肿、阑尾脓肿、肛旁脓肿、脓胸、脑脓肿、吸入性肺炎、口腔颌面部坏死性炎症、会阴部感染等多含有厌氧菌。厌氧菌常与需氧菌形成混合感染。两类细菌有协同作用，能使坏死组织增多，易于形成脓肿。脓液可有粪臭样恶臭。常见的无芽孢厌氧菌是拟杆菌、梭状杆菌、厌氧葡萄球菌和厌氧链球菌。

（4）真菌：白念珠菌感染多见，属于条件性感染。①在持续应用抗生素情况下，特别是应用广谱抗生素，真菌得以过度生长，成为一般细菌感染后的二重感染；②基础疾病重，加上应用免疫抑制剂、激素等，使免疫功能进一步削弱；③长期留置静脉导管，真菌可经血行播散。一般血液培养不易发现，但在多个内脏可形成肉芽肿或坏死灶。深部血行播散性真菌病常继发于细菌感染之后，或与细菌感染混合存在，临床不易区别，容易漏诊、误诊。

尽管感染在引起脓毒症上起重要作用，然而病程的演变及严重程度与宿主对感染的反应程度密切相关。

二、临床表现

脓毒症主要表现为：①骤起寒战，继以高热可达40~41℃，或低温，起病急，病情重，发展迅速；②头痛、头晕、恶心、呕吐、腹胀、面色苍白或潮红、出冷汗、神志淡漠或烦躁、谵妄和昏迷；③心率加快、脉搏细速、呼吸急促或困难；④肝脾可肿大，严重者出现黄疸或皮下出血瘀斑等。

实验室检查：①白细胞计数明显增高，可高达（20~30）×10^9/L，或降低，中性粒细胞比例增高，核左移、幼稚型增多，出现毒性颗粒；②可有不同程度的酸中毒、氮质血症、溶血、蛋白尿、血尿、酮尿等代谢失衡和肝、肾受损征象；③寒战、发热时抽血进行细菌培养，较易发现细菌。

如病情发展，感染未能控制，可出现感染性休克，发展为多器官功能不全乃至衰竭。

不同致病菌引起的脓毒症临床表现各有特点。应根据原发感染灶的性质及其脓液性状，结合一些特征性的临床表现和实验室检查结果综合分析，加以鉴别。

1. 革兰染色阳性菌脓毒症 常见于严重的痈、蜂窝织炎、骨关节化脓性感染。发热呈稽留热或弛张热，寒战少见。常有皮疹及转移性脓肿，易并发心肌炎。休克出现晚，以高血流动力学类型的暖休克为多见。

2. 革兰染色阴性菌脓毒症 多见于胆管、尿路、肠道和大面积烧伤感染。致病菌毒素可以引起外周血管收缩，管壁通透性增加，微循环淤滞，并形成微血栓，细胞缺血、缺氧。一般以突发寒战起病，呈间歇热，可有体温不升。白细胞计数增加不明显或反见减少。休克出现早，持续时间长，表现为四肢厥冷、发绀、少尿或无尿，以外周血管阻力显著增加的冷休克多见。转移性脓肿少见。

3. 真菌性脓毒症 往往在使用广谱抗生素治疗原有细菌感染基础上发生，表现为骤起寒战、高热（39.5~40℃），一般情况迅速恶化，出现神志淡漠、嗜睡、休克。少数患者尚有消化道出血。外周血可呈白血病样反应，白细胞计数可达25×10^9/L，出现晚幼粒细胞和中幼粒细胞。导管相关的真菌播散性感染，可以出现视网膜灶性棉絮样斑、结膜瘀斑等栓塞表现，有诊断价值。

4. 厌氧菌脓毒症　常与需氧菌掺杂形成混合感染，多见于腹腔、盆腔的严重感染。有寒战、高热、大汗；休克发生率较高；可以出现黄疸及高胆红素血症；局部感染灶组织坏死明显，有特殊腐臭味；可引起血栓性静脉炎及转移性脓肿。

三、诊断

脓毒症是在原发感染基础上引起的全身反应，诊断并不困难。

原发感染病灶比较隐蔽或临床表现不典型的患者，有时诊断可发生困难。对临床表现如寒战、发热、脉搏细速、低血压、腹胀、黏膜、皮肤瘀斑或神志改变，不能用原发感染病来解释时，即应提高警惕，密切观察和进一步检查，以免误诊和漏诊。

临床症状、体征严重的脓毒症患者应考虑混合感染的可能性。

血标本行厌氧、需氧、真菌培养，对确诊与治疗有很大帮助。血培养应在使用抗生素前，在有寒战、高热时采血送检，采血量最好为 5~10mL。以脓液、穿刺液、瘀点标本进行培养或涂片行革兰染色也有检出病原菌的机会。分离出的病原菌应进行抗生素药敏测定，供选用抗菌药物时参考。

四、治疗

治疗主要是处理原发感染灶、抑制和杀灭致病菌和全身支持疗法。

1. 原发感染灶的处理　及早彻底处理原发感染病灶及迁徙病灶，包括清除坏死组织和异物、消灭无效腔、脓肿引流等，还要解除相关的病因，如血流障碍、梗阻等因素。特别应注意一些潜在的感染源和感染途径，并予以解决，如静脉导管感染时，拔除导管应属首要措施；疑为肠源性感染时，应及时纠正休克，尽快恢复肠黏膜的血流灌注；通过早期肠道营养促使肠黏膜的尽快修复，恢复肠道正常菌群等。

2. 抗菌药物的应用　可先根据原发感染灶的性质及早、联合、足量应用估计有效的两种抗生素，再根据治疗效果、病情演变、细菌培养及抗生素敏感试验结果，调整选用针对性抗菌药物。通常在体温下降、白细胞计数正常、病情好转、局部病灶控制后停药。对真菌性脓毒症，应停用广谱抗生素，改用对原发感染有效的窄谱抗生素，并全身应用抗真菌药物。

3. 支持疗法　补充血容量、纠正水、电解质及酸碱代谢失衡。输注新鲜血、纠正贫血、低蛋白血症等。原有疾病，如糖尿病、肝硬化等给予相应处理。

4. 加强监护　注意生命体征、神志、尿量、动脉血气等；需要控制高热；有血容量不足的表现应扩充血容量，必要时给予多巴胺、多巴酚丁胺以维持组织灌流；还应对心、肺、肝、肾等重要脏器功能进行监测和保护。

（宋　涛）

第五节　外科应用抗菌药的原则

抗生素、磺胺药的应用对防治感染起到不可磨灭的作用，在医学史上曾有划时代意义。但滥用抗生素的种种不良反应已日见严重。外科感染常需外科处理，抗菌药物不能取代外科处理，更不可依赖药物而忽视无菌操作，这是必须重视的一条外科原则。

一、适应证

不是所有的外科感染都需应用抗菌药物。化脓性感染中，有应用指征的是较严重的急性病变，如急性蜂窝织炎、丹毒、急性手部感染、急性骨髓炎、急性腹膜炎、急性胆管感染等，至于一些表浅、局限的感染，如毛囊炎、疖、伤口表面感染等，则不需应用。对多种特异性感染如破伤风、气性坏疽等，则应选用有效抗菌药物。

必须重视正确的预防性用药。需要预防性用药者，包括潜在继发感染率高者，如严重污染的软组织创伤、开放性骨折、火器伤、腹腔脏器破裂、结直肠手术；或一旦继发感染后果严重者，如风湿病或先天性心脏病手术前后、人工材料体内移植术等。

手术的预防性抗菌药物应用（围手术期用药），应根据手术的局部感染或污染的程度，选择用药的时机并缩短用药时间。有效及合理的用药应在术前1小时或麻醉开始时自静脉滴入；如肌内注射，则应在术前2小时给予。如手术时间较长，术中还可追加一次剂量，一般均在术后24小时内停药。

二、药物的选择和使用

理想的方法是及时收集有关的体液、分泌物，进行微生物检查和药物敏感试验，据此选择或调整抗菌药物品种。

微生物检验需要一定的设备和时间，而药物的最佳疗效在感染的早期。为此还需要"经验性用药"，特别对一些危重患者，不能错失时机。下列情况可作为经验性用药的参考。①感染部位：临床医生应熟悉身体不同部位和其邻近组织的常驻菌，例如，皮肤、皮下组织的感染，以革兰阳性球菌居多，如链球菌、葡萄球菌等；腹腔、会阴、大腿根部感染时，常见肠道菌群，包括厌氧菌；②局部情况：如链球菌感染，炎症反应较明显，炎症扩散快，易形成创周蜂窝织炎、淋巴管炎等，脓液较稀薄，有时为血性。葡萄球菌感染，化脓性反应较明显，脓液稠厚，易有灶性破坏。铜绿假单胞菌感染，敷料可见绿染，与坏死组织共存时有霉腥味。厌氧菌感染时因蛋白分解、发酵，常有硫化氢、氨等特殊粪臭味，有些厌氧菌有产气作用而出现表皮下气肿；③病情发展：病情急剧，较快发展为低温、低白细胞、低血压、休克者以革兰阴性杆菌感染居多。病情发展相对较缓，以高热为主、有转移性脓肿者，以金黄色葡萄球菌为多。病程迁延，持续发热，口腔黏膜出现霉斑，对一般抗生素治疗反应差时，应考虑真菌感染。

除选用敏感抗生素外，还应根据药物在有关组织的分布情况进行选择。例如，由于血脑屏障，脑脊液中的药物浓度往往明显低于血清中的浓度。不同种类的抗菌药物穿透血脑屏障的能力，更有明显的区别：庆大霉素、卡那霉素、多黏菌素B即使在体外试验中对颅内感染的致病菌高度敏感，但是药物基本不能穿透至脑脊液中，相比之下，氯霉素、四环素、磺胺嘧啶、氨苄西林、头孢菌素等则较好。胆管感染时，临床习惯用氨苄西林，因此药可进行肝肠循环，在胆管无阻塞的情况下，胆汁浓度可达到血清浓度的数倍。头孢菌素在骨与软组织感染时，疗效较好，也与其对上述组织的弥散作用较好有关。

药物剂量一般按体重计算，还要结合年龄、肾功能、感染部位而综合考虑。如未满月的婴儿，肾小管功能发育未臻完善，老年人肾功能趋向衰退，使用一般药物量，都有过量的危险。对肾功能障碍的患者，更要注意减量或延长两次用药的间隔时间。感染灶如在颅内，除选用较易穿透血脑屏障的药物外，如所选药物的毒性不大，应予增量。浆膜腔、滑液囊等部位，抗生素浓度一般只为血清浓度的一半，亦应适当增大剂量。至于尿路感染，因多数抗菌药物均自肾排泄，在尿液中的浓度常数倍于血中的浓度，以较小剂量就可满足需要，只在透析疗法期间，用药剂量可予加大。

对危重、暴发的全身性感染，给药途径应选静脉。因外科感染常为多数菌感染，危重情况下可联合用药，较好的组合是第三代头孢菌素加氨基糖苷类抗生素，必要时加用抗厌氧菌的甲硝唑。一般情况下，可单用者不联合；可用窄谱者不用广谱。还应考虑药源充足，价格低廉有效者。抗菌药物一经使用，就应注意其不良反应，如过敏性休克、剥脱性皮炎、造血系统及肝和肾功能的障碍，特别要注意长期应用抗生素可引起菌群失调，应根据病情及时停药。

（宋 涛）

第五章

甲状腺外科疾病

第一节 甲状腺功能亢进症

甲状腺功能亢进症系指因甲状腺分泌过多而引起的一系列高功能状态，是仅次于糖尿病的常见内分泌疾病，有2%~4%的育龄妇女受累。其基本特征包括甲状腺肿大，基础代谢增加和自主神经系统的紊乱。根据其病因和发病机制的不同可分为以下几种类型：①弥漫性甲状腺肿伴甲状腺功能亢进：也称毒性弥漫性甲状腺肿或突眼性甲状腺肿，即Graves病，占甲状腺功能亢进的80%~90%。为自身免疫性疾病。②结节性甲状腺肿伴甲状腺功能亢进：又称毒性多结节甲状腺肿即Plummer病。患者在结节性甲状腺肿多年后出现甲状腺功能亢进，发病原因不明。近年来在甲状腺功能亢进的构成比上有增加的趋势，并有地区性。③自主性高功能甲状腺腺瘤或结节：约占甲状腺功能亢进的9%，病灶多为单发。呈自主性且不受促甲状腺素（TSH）调节，病因也不明确。④其他原因引起的甲状腺功能亢进：包括长期服用碘剂或乙胺碘呋酮等药物引起的碘源性甲状腺功能亢进；甲状腺滤泡性癌过多分泌甲状腺素而引起的甲状腺功能亢进；垂体瘤过多分泌TSH而引起的垂体性甲状腺功能亢进；肿瘤如绒毛癌、葡萄胎、支气管癌、直肠癌可分泌TSH所以称之为异源性TSH综合征，卵巢畸胎瘤（含甲状腺组织）属异位分泌过多甲状腺素；甲状腺炎初期因甲状腺破坏造成甲状腺激素释放过多可引起短阵甲状腺功能亢进表现；最后还有服用过多甲状腺素引起的药源性甲状腺功能亢进等。

在这些类型的甲状腺功能亢进中以前三者特别是Graves病比较常见且与外科关系密切，所以本节予以重点讨论。

一、弥漫性甲状腺肿伴甲状腺功能亢进

弥漫性甲状腺肿伴甲状腺功能亢进即Graves病简称GD，是由自身免疫紊乱而引起的多系统综合征，1835年Robert Graves首先描述了该综合征包括高代谢、弥漫性甲状腺肿、眼征等。

（一）病因及发病机制

该病以甲状腺素分泌过多为主要特征，但TSH不高反而降低，所以并非垂体分泌TSH过多引起。在患者的血清中常能检出针对甲状腺的自身抗体，该抗体可缓慢而持久地刺激甲状腺增生和分泌，以前曾称之为长效甲状腺刺激物（LATS），也有其他名称如人甲状腺刺激素（HTS）、甲状腺刺激蛋白（TSI）。这些物质对应的抗原是甲状腺细胞上的TSH受体，起到类似TSH的作用，可刺激TSH受体引起甲状腺功能亢进。进一步研究表明TSH受体抗体TRAb是一种多克隆抗体，可分为以下几种亚型：①甲状腺刺激抗体（TSAb）或称甲状腺刺激免疫球蛋白（TSI）主要是刺激甲状腺分泌；②甲状腺功能抑制抗体（TFIAb）或称甲状腺功能抑制免疫球蛋白（TFⅡ），又称甲状腺刺激阻断抗体（TSBAb）；③甲状腺生长刺激免疫球蛋白（TGSI），与甲状腺肿大有关；④甲状腺生长抑制免疫球蛋白（TGII）。这些克隆平衡一旦被打破，占主导地位的抗体就决定了临床特征。如GD患者治疗以前的TRAb阳性为60%~80%，而TSAb阳性率达90%~100%，如果该抗体阳性妊娠妇女的新生儿发生GD的可能性增

加。故认为 GD 患者的主导抗体是 TSAb，当然也有其他抗体存在。在主导抗体发生转变时，疾病也随之发生转变，如 GD 可转变为慢性甲状腺炎（HD），反之也一样。由于检测技术原因目前临床仅开展 TRAb 和 TSAb 的检测。

甲状腺自身免疫的病理基础目前尚不明了，可能与以下因素有关：

1. 遗传因素　在同卵双胎同时患 GD 的达 30% ~60%，异卵双胎同时患 GD 的仅 3% ~9%。在 GD 患者家属中 34% 可检出 TRAb 或 TSAb，而本人当时并无甲状腺功能亢进，但今后有可能发展为显性甲状腺功能亢进。目前认为一些基因与 GD 的高危因素有关，包括人类白细胞抗原（HLA）基因 DQ、DR 区，如带 HLA－DR3 抗原型的人群患 GD 的危险性为其他 HLA 抗原型人群的 6 倍。HLA－DQA1＊0501 阳性者对 GD 有遗传易感性。非 HLA 基因如肿瘤坏死因子 β（TNF－β）、细胞的 T 细胞抗原（CTLA4）、TSH 受体基因的突变和 T 细胞受体（TCR）等基因同 GD 遗传易感性之间的关系正引起人们的注意。但研究表明组织相容性复合体（MHC）系统可能只起辅助调节作用。

2. 环境因素　包括感染、外伤、精神刺激和药物等。在 GD 患者中可检出抗结肠炎耶尔森菌（Yersimia enterocolitica）抗体，耶尔森菌的质粒编码的蛋白与 TSH 受体有相似的抗原决定簇（"分子模拟学说"）。该抗原是一种强有力的 T 细胞刺激分子即超抗原，可引起 T 细胞大量活化。但其确切地位仍不明了，也有可能是继发于 GD 免疫功能紊乱的结果。

3. 淋巴细胞功能紊乱　GD 患者甲状腺内的抑制性环路很难启动与活化，不能发挥免疫抑制功能，导致自身抗体的产生。在甲状腺静脉血中 TSH 抗体的活性高于外周血，提示甲状腺是产生其器官特异自身抗体的主要场所。而且存在抑制性 T 细胞功能的缺陷，抗甲状腺药物如卡比马唑治疗后这种缺陷可以改善，但是直接还是间接反应有待研究。

总之 GD 可能是由多因素引起以自身免疫紊乱为特征的综合征，确切病因有待于进一步研究。

（二）病理解剖与病理生理

GD 患者的甲状腺呈弥漫性肿大，血管丰富、扩张。滤泡上皮细胞增生呈柱状，有弥漫性淋巴细胞浸润。浸润性突眼患者其球后结缔组织增加、眼外肌增粗水肿，含有较多黏多糖、透明质酸沉积和淋巴细胞及浆细胞浸润。骨骼肌和心肌也有类似表现。垂体无明显改变。少数患者下肢有胫前对称性黏液性水肿。

甲状腺激素有促进产热作用并与儿茶酚胺有相互作用，从而引起基础代谢率升高、营养物质和肌肉组织的消耗，加强对神经、心血管和胃肠道的兴奋。

（三）临床表现

GD 在女性更为多见，患者男女之比为 1：(5~7)，但心脏情况、压迫症状、术中问题和术后反应在男性均较明显。高发年龄为 21~50 岁。在碘充足地区自身免疫性甲状腺疾病的发病率远高于碘缺乏地区。该病起病缓慢，典型者高代谢症群、眼症和甲状腺肿大表现明显。轻者易与神经症混淆，老年、儿童或仅表现为突眼、恶病质、肌病者诊断需谨慎。

1. 甲状腺肿　为 GD 的主要临床表现或就诊时的主诉。甲状腺呈弥漫、对称性肿大，质软，无明显结节感。少数（约 10%）肿大不明显，或不对称。在甲状腺上下特别是上部可扪及血管震颤并闻及血管杂音。这些构成 GD 的甲状腺特殊体征，在诊断上有重要意义。

2. 高代谢症群　患者怕热多汗，皮肤红润。可有低热，危象时可有高热。患者常有心动过速、心悸。食欲胃纳亢进但疲乏无力、体重下降，后者是较为客观的临床指标。

3. 神经系统　呈过度兴奋状态，表现为易激动、神经过敏、多言多语、焦虑烦躁、多猜疑，有时出现幻觉甚至亚躁狂。检查时可发现伸舌或两手平举时有细震颤，腱反射活跃。但老年淡漠型甲状腺功能亢进患者则表现为一种抑制状态。

4. 眼症　分为两种，多数表现为对称性非浸润性突眼也称良性突眼，主要是因交感神经兴奋使眼外肌和上睑肌张力增高，而球后组织改变不大。临床上可见到患者眼睑裂隙增宽，眼球聚合不佳，向下看时上眼睑不随眼球下降，眼向上看时前额皮肤不能皱起；另一种为少见而严重的恶性突眼，主要因为眼外肌、球后组织水肿、淋巴细胞浸润所致。但这类患者的甲状腺功能亢进可以不明显，或早于甲状腺功能亢进出现。

5. 循环系统　可表现为心悸、气促。窦性心动过速达100～120次/分，静息或睡眠时仍较快，脉压增大。这些是诊断、疗效观察的重要指标之一。心律失常可表现为期前收缩、房颤、房扑以及房室传导阻滞。心音、心脏搏动增强，心脏扩大甚至心力衰竭。老年淡漠型甲状腺功能亢进则心动过速较少见，不少可并发心绞痛甚至心肌梗死。

6. 其他　消化系统除食欲增加外，还有大便次数增多。而老年以食欲减退、消瘦为突出。血液系统中有外周血白细胞总数减少，淋巴细胞百分比和绝对数增多，血小板减少，偶见贫血。运动系统表现为软弱无力，少数为甲状腺功能亢进性肌病。生殖系统的表现在男性可表现为阳痿、乳房发育；女性为月经减少，周期延长甚至闭经。皮肤表现为对称性黏液性胫前水肿，皮肤粗糙，指端增厚，指甲质地变软与甲床部分松离。甲状腺功能亢进早期肾上腺皮质功能活跃，重症危象者则减退甚至不全。

（四）诊断与鉴别诊断

对于有上述临床症状与体征者应作进一步甲状腺功能检查，在此对一些常用的检查进行评价：

1. 摄^{131}I率正常值　3h为5%～25%，24h为20%～45%。甲状腺功能亢进患者摄^{131}I率增高且高峰提前至3～6h。女子青春期、绝经期、妊娠6周以后或口服雌激素类避孕药也偶见摄^{131}I率增高。摄^{131}I率还因不同地区饮水、食物及食盐中碘的含量多少而有差异。甲状腺功能亢进患者治疗过程中不能仅依靠摄^{131}I率来考核疗效。但对甲状腺功能亢进放射性^{131}I治疗者摄^{131}I率可作为估计用量的参考。缺碘性、单纯性甲状腺肿患者摄^{131}I率可以增高，但无高峰提前。亚急性甲状腺炎者T_4可以升高但摄^{131}I率下降呈分离现象。这些均有利于鉴别诊断。

2. T_3、T_4测定　可分别测定TT_3、TT_4、FT_3和FT_4，其正常值因各个单位采用的方法和药盒不同而有差异，应注意参照。TT_4可作为甲状腺功能状态的最基本的一种体外筛选试验，它不受碘的影响，无辐射的危害，在药物治疗过程中可作为甲状腺功能的随访指标，若加服甲状腺片者测定前需停用该药。但是凡能影响甲状腺激素结合球蛋白（TBG）浓度的各种因素均能影响TT_4的结果。对T_3型甲状腺功能亢进需结合TT_3测定。TT_3是诊断甲状腺功能亢进较灵敏的一种指标。甲状腺功能亢进时TT_3可高出正常人4倍，而TT_4只有2倍。TT_3对甲状腺功能亢进是否复发也有重要意义，因为复发时T_3先升高。在功能性甲状腺腺瘤、结节性甲状腺肿或缺碘地区所发生的甲状腺功能亢进多属T_3型甲状腺功能亢进，也需进行TT_3测定。TBG同样会影响TT_3的结果应予以注意。为此，还应进行FT_4、FT_3特别是FT_3的测定。FT_3对甲状腺功能亢进最灵敏，在甲状腺功能亢进早期或复发先兆FT_4处于临界时FT_3已升高。

3. 基础代谢率（BMR）　目前多采用间接计算法（静息状态时：脉搏+脉压-111=BMR），正常值在-15%～+15%之间。BMR低于正常可排除甲状腺功能亢进。甲状腺功能亢进以及甲状腺功能亢进治疗的随访BMR有一定价值，因为药物治疗后T_4首先下降至正常，甲状腺素外周的转化仍增加，T_3仍高故BMR仍高于正常。

4. TSH测定　可采用高灵敏放免法（HS-TSH IRMA），优于TSH放免法（TSH RIA），因为前者降低时能帮助诊断甲状腺功能亢进，可减少TRH兴奋试验的使用。灵敏度和特异度优于FT_4。

5. T_3抑制试验　该试验仅用于一些鉴别诊断。如甲状腺功能亢进患者摄^{131}I率增高且不被T_3抑制，由此可鉴别单纯性甲状腺肿。对突眼尤其是单侧突眼可以此进行鉴别，浸润性突眼T_3抑制试验提示不抑制。而且甲状腺功能亢进治疗后T_3能抑制者复发机会少。

6. TRH兴奋试验　该试验也仅用于一些鉴别诊断。甲状腺功能亢进患者静脉给予TRH后TSH无反应；若增高可除外甲状腺功能亢进。该方法省时，无放射性，不需服用甲状腺制剂，所以对有冠心病的老年患者较适合。

7. TRAb和TSAb的检测　可用于病因诊断和治疗后预后的评估，可与T_3抑制试验相互合用。前者反映抗体对甲状腺细胞膜的作用，后者反映甲状腺对抗体的实际反应性。

（五）治疗

甲状腺功能亢进的病因尚不完全明了。治疗上首先应减少精神紧张等不利因素，注意休息和营养物质的提供。然后通过以下三个方面，即消除甲状腺素的过度分泌，调整神经内分泌功能以及一些特殊症状和并发症的处理。消除甲状腺素过度分泌的治疗方法有三种：药物、手术和同位素治疗。

1. 抗甲状腺药物治疗　以硫脲类药物如甲基或丙硫氧嘧啶（PTU）、甲巯咪唑和卡比马唑为常用，其药理作用是通过阻止甲状腺内过氧化酶系抑制碘离子转化为活性碘而妨碍甲状腺素的合成，但对已合成的激素无效，故服药后需数日才起作用。丙硫氧嘧啶还有阻滞 T_4 转化为 T_3、改善免疫监护的功能。PTU 和甲巯咪唑的比较：①两者均能抑制甲状腺激素合成，但 PTU 还能抑制外周组织的细胞内 T_4 转化为 T_3，它的作用占 T_3 水平下降的 10%～20%。甲巯咪唑没有这种效应。②甲巯咪唑的药效强度是 PTU 的 10 倍，5mg 甲巯咪唑的药效等于 50mg PTU。尤其是甲巯咪唑在甲状腺细胞内存留时间明显长于 PTU，甲巯咪唑 1 次/天，药效可达 24h。而 PTU 必须 6～8h 服药 1 次，才能维持充分疗效。故维持期治疗宁可选用甲巯咪唑，而不选用 PTU。

药物治疗的适应证为：症状轻，甲状腺轻～中度肿大；20 岁以下或老年患者；手术前准备或手术后复发而又不适合放射治疗者；辅助放射治疗；妊娠妇女，多采用丙硫氧嘧啶，该药相对通过胎盘的能力相对小些。而不用甲巯咪唑，因为甲巯咪唑与胎儿发育不全有关。希望最低药物剂量达到 FT_4、FT_3 在正常水平的上限以避免胎儿甲状腺功能减退和甲状腺肿大，通常丙硫氧嘧啶 100～200mg/d。这类药物也可通过乳汁分泌，所以必须服药者不能母乳喂养。如果症状轻又没有并发症，可于分娩前 4 周停药。

治疗总的疗程为 1.5～2 年。起初 1～3 个月予以甲巯咪唑 30～40mg/d，不超过 60mg/d。症状减轻，体重增加，心率降至 80～90 次/分，T_3、T_4 接近正常后可每 2～3 周降量 5mg 共 2～3 个月。最后 5mg/d 维持。避免不规则停药，酌情调整用量。

其他药物：β-阻滞剂普萘洛尔 10～20mg Tid，可用于交感神经兴奋性高的 GD 患者，以改善心悸心动过速、精神紧张、震颤和多汗。也可作为术前准备的辅助用药或单独用药。对于甲状腺功能亢进危象、紧急甲状腺手术又不能服用抗甲状腺药物或抗甲状腺药物无法快速起效时可用大剂量普萘洛尔 40mg Qid 快速术前准备。对甲状腺功能亢进性眼病也有一定效果。但在患有支气管哮喘、房室传到阻滞、心力衰竭的患者禁用，1 型糖尿病患者慎用。普萘洛尔对妊娠晚期可造成胎儿宫内发育迟缓、小胎盘、新生儿心动过缓和胎儿低血糖，增加子宫活动和延迟宫颈的扩张等不良反应，因此只能短期应用，一旦甲状腺功能正常立即停药。

在抗甲状腺药物减量期加用甲状腺片 40～60mg/d 或甲状腺素片 50～100μg/d 以稳定下丘脑-垂体-甲状腺轴，避免甲状腺肿和眼病的加重。妊娠甲状腺功能亢进患者在服用抗甲状腺药物也应加用甲状腺素片以防胎儿甲状腺肿和甲状腺功能减退。甲状腺素片还可以通过外源性 T_4 抑制 TSH 从而使 TSAb 的产生减少，减少免疫反应。T_4 还可使 HLA-DR 异常表达减弱。另外可直接作用于特异的 B 淋巴细胞而减少 TSAb 的产生，最终使 GD 得以长期缓解、减少复发。

2. 手术治疗　甲状腺功能亢进手术治疗的病死率几乎为零、并发症和复发率低，可迅速和持久达到甲状腺功能正常，并有避免放射性碘及抗甲状腺药物带来的长期并发症和获得病理组织学证据等独特优点，手术能快速有效地控制并治愈甲状腺功能亢进；但仍有一定的复发率和并发症，所以应掌握其适应证和禁忌证。

（1）手术适应证：甲状腺肿大明显或伴有压迫症状者；中～重度以上甲状腺功能亢进（有甲状腺功能亢进危象者可考虑紧急手术）；抗甲状腺药物无效、停药后复发、有不良反应而不能耐受或不能坚持长期服药者；胸骨后甲状腺肿伴甲状腺功能亢进；中期妊娠又不适合用抗甲状腺药物者。若甲状腺巨大、伴有结节的甲状腺功能亢进妊娠妇女常需大剂量抗甲状腺药物才有作用，所以宁可采用手术。

（2）手术禁忌证：青少年（<20 岁），轻度肿大，症状不明显者；严重突眼者手术后突眼可能加重手术应不予以考虑；年老体弱有严重心、肝和肾等并发症不能耐受手术者；术后复发因粘连而使再次手术并发症增加、切除腺体体积难以估计而不作首选。但对药物无效又不愿意接受放射治疗者有再次手术的报道，术前用超声检查了解两侧腺体残留的大小，此次手术腺叶各留 2g 左右。

（3）术前准备：术前除常规检查外，应进行间接喉镜检查以了解声带活动情况。颈部和胸部摄片了解气管和纵隔情况。查血钙、磷。为了减少术中出血、避免术后甲状腺功能亢进危象的发生,甲状腺功能亢进手术前必须进行特殊的准备。手术前准备常采用以下两种准备方法如下。

1) 碘剂为主的准备:在服用抗甲状腺药物一段时间后患者的症状得以控制,心率在80~90次/分,睡眠和体重有所改善,基础代谢率在20%以下,即可开始服用复方碘溶液又称卢戈(Lugol)液。该药可抑制甲状腺的释放,使滤泡细胞退化,甲状腺的血运减少,腺体因而变硬变小,使手术易于进行并减少出血量。卢戈溶液的具体服法有两种:①第一天开始每日3次,每次3~5滴,逐日每次递增1滴,直到每次15滴,然后维持此剂量继续服用。②从第一天开始即为每次10滴,每日3次。共2周左右,直至甲状腺腺体缩小、变硬、杂音和震颤消失。局部控制不满意者可延长服用碘剂至4周。但因为碘剂只能抑制释放而不能抑制甲状腺的合成功能,所以超过4周后就无法再抑制其释放,反引起反跳。故应根据病情合理安排手术时间,特别对女性患者注意避开经期。开始服用碘剂后可停用甲状腺片。因为抗甲状腺药物会加重甲状腺充血,除病情特别严重者外,一般于术前1周停用抗甲状腺药物,单用碘剂直至手术。妊娠并发甲状腺功能亢进需手术时也可用碘剂准备,但碘化物能通过胎盘引起胎儿甲状腺肿和甲状腺功能减退,出生时可引起初生儿窒息。故只能短期碘剂快速准备,碘剂不超过10天。术后补充甲状腺素片以防流产。对于特殊原因需取消手术者,应该再服用抗甲状腺药物并逐步对碘剂进行减量。术后碘剂10滴Tid续服5~7天。

2) 普萘洛尔准备:普萘洛尔除可作为碘准备的补充外,对于不能耐受抗甲状腺药物及碘剂者,或严重患者需紧急手术而抗甲状腺药物无法快速起效可单用普萘洛尔准备。普萘洛尔不仅起到抑制交感兴奋的作用,还能抑制T_4向T_3的转化。β-络克同样可以用于术前准备,但该药无抑制T_4向T_3转化的作用,所以T_3的好转情况不及普萘洛尔。普萘洛尔剂量是每次40~60mg,6h一次。一般在4~6天后心率即接近正常,甲状腺功能亢进症状得到控制,即可以进行手术。由于普萘洛尔在体内的有效半衰期不满8h,所以最后一次用药应于术前1~2h给予。术后继续用药5~7天。特别应该注意手术前后都不能使用阿托品,以免引起心动过速。单用普萘洛尔准备者麻醉同样安全、术中出血并未增加。严重患者可采用大剂量普萘洛尔准备但不主张单用(术后普萘洛尔剂量也应该相应地增大),并可加用倍他米松0.5mg Q6h和碘番酸0.5g Q6h。甲状腺功能可在24h开始下降,3天接近正常,5天完全达到正常水平。短期加用普萘洛尔的方法对妊娠妇女及小孩均安全。但前面已提及普萘洛尔的不良反应,所以应慎用。以往认为严重甲状腺功能亢进患者手术会引起甲状腺素的过度释放,但通过术中分析甲状腺静脉和外周静脉血的FT_3、FT_4并无明显差异,所以认为甲状腺功能亢进危重病例紧急手术是可取的。

(4) 手术方法:常采用颈丛麻醉,术中可以了解发音情况,以减少喉返神经的损伤。对于巨大甲状腺有气管压迫、移位甚至怀疑将发生气管塌陷者,胸骨后甲状腺肿者以及精神紧张者应选用气管插管全身麻醉。

(5) 手术方式:切除甲状腺的范围即保留多少甲状腺体积尚无一致的看法。若行次全切除即每侧保留6~8g甲状腺组织,术后复发率为23.8%;而扩大切除即保留约4g的复发率为9.4%;近全切除即保留<2g者的复发率为0。各组之间复发时间无差异。但切除范围越大发生甲状腺功能减退即术后需长期服用甲状腺片替代的概率越大。如甲状腺共保留7.3g或若双侧甲状腺下动脉均结扎者保留9.8g者可不需长期替代。考虑到甲状腺手术不仅可以迅速控制其功能,还能使自身抗体水平下降,而且甲状腺功能减退的治疗远比甲状腺功能亢进复发容易处理,所以建议切除范围适当扩大即次全切除还不够,每侧应保留5g以下(2~3g峡部全切除)。当然也应考虑甲状腺功能亢进的严重程度、甲状腺的体积和患者的年龄。巨大而严重的甲状腺功能亢进切除比例应该大一些,年轻患者考虑适当多保留甲状腺组织以适应发育期的需要。术中可以从所切除标本上取同保留的甲状腺相应大小体积的组织称重以估计保留腺体的重量。但仍有误差,所以有学者建议一侧行腺叶切除和另一侧行大部切除(保留6g)。但常用于病变不对称的结节性甲状腺肿伴甲状腺功能亢进者,病变严重侧行腺叶切除。但该侧发生喉返神经和甲状旁腺损伤的概率相对较保留后薄膜的高,所以也要慎重选择。对极少数或个别Graves病突眼显著者,选用甲状腺全切除术,其好处是可降低TSH受体自身抗体和其他甲状腺抗体,减轻眶后脂肪结缔组织浸润,防止眼病加剧以致牵拉视神经而导致萎缩,引起失明以及重度突眼,角膜长期显露而受损导致失

明。当然也防止了甲状腺功能亢进复发,但需终身服用甲状腺素片。毕竟属于个别患者选用本手术,要详细向患者和家属说明,取得同意。术前检查血清抗甲状腺微粒体抗体,阳性者术后发生甲状腺功能减退的病例增多。因此,此类患者术中应适当多保留甲状腺组织。

(6) 手术步骤:切口常采用颈前低位弧形切口,甲状腺肿大明显者应适当延长。颈阔肌下分离皮瓣,切开颈白线,离断颈前带状肌。先处理甲状腺中静脉,充分显露甲状腺。离断甲状腺悬韧带以利于处理上极。靠近甲状腺组织妥善处理甲状腺上动静脉。游离下极,离断峡部。将甲状腺向内侧翻起,辨认喉返神经后处理甲状腺下动静脉。按前所述保留一定的甲状腺组织,其余予以切除。创面严密止血后缝闭。另一侧同样处理。术中避免喉返神经损伤以外,还应避免损伤甲状旁腺。若被误切应将其切成 1mm 小片种植于胸锁乳突肌内。缝合前放置皮片引流或负压球引流。缝合带状肌、颈阔肌及皮肤。

内镜手术治疗甲状腺功能亢进难度较大,费用高,但术后颈部,甚至上胸部完全没有瘢痕,美容效果明显,受年轻女性,患者欢迎。与传统手术相比,内镜手术时间长,术后恢复时间也无明显优势。甲状腺体积大时不适合该方式。

术后观察与处理:严密观察患者的心率、呼吸、体温、神志以及伤口渗液和引流液。一般2天后可拔除引流,4天拆线。

(7) 术中意外和术后并发症的防治

1) 大出血:甲状腺血供丰富,甲状腺功能亢进以及抗甲状腺药物会使甲状腺充血,若术前准备不充分,术中极易渗血。特别在分离甲状腺上动脉时牵拉过度,动作不仔细会造成甲状腺上动脉的撕脱。动脉的近侧端回缩,位置又深,止血极为困难。此时应先用手指压迫或以纱布填塞出血处,然后迅速分离上极,将其提出切口,充分显露出血的血管,直视下细心钳夹和缝扎止血。甲状腺下动脉出血时,盲目的止血动作很容易损伤喉返神经,必须特别小心。必要时可在外侧结扎甲状颈干。损伤甲状腺静脉干不仅会引起大出血,还可产生危险的空气栓塞。因此,应立即用手指或湿纱布压住出血处,倒入生理盐水充满伤口,将患者之上半身放低,然后再处理损伤的静脉。

2) 呼吸障碍:术中发生呼吸障碍的主要原因除双侧喉返神经损伤外,多是由于较大的甲状腺肿长期压迫气管环,腺体切除后软化的气管壁塌陷所致。因此,如术前患者已感呼吸困难,或经 X 线摄片证明气管严重受压,应在气管插管麻醉下进行手术。如术中发现气管壁已软化,可用丝线将双侧甲状腺后包膜悬吊固定于双侧胸锁乳突肌的前缘处。在缝合切口前试行拔去气管插管,如出现或估计术后会发生呼吸困难,应即作气管造口术,放置较长的导管以支撑受损的气管环,待 2~4 周后气管腔复原后拔除。术后呼吸困难的原因有:血肿压迫、双侧喉返神经损伤、喉头水肿、气管迟发塌陷、严重低钙引起的喉肌或呼吸肌痉挛等,应注意鉴别及时处理。

3) 喉上神经损伤:喉上神经之外支(运动支)与甲状腺上动脉平行且十分靠近,如在距上极较远处大块结扎甲状腺上血管时,就可能将其误扎或切断,引起环甲肌麻痹,声带松弛,声调降低。在分离上极时也有可能损伤喉上神经的内支(感觉支),使患者喉黏膜的感觉丧失,咳嗽反射消失,在进流质饮食时易误吸入气管,甚至发生吸入性肺炎。由于喉上神经外支损伤的临床症状不太明显,易漏诊,其发生率远比人们想象的要多,对此应引起更大的注意。熟悉神经的解剖关系,操作细致小心,在紧靠上极处结扎甲状腺上血管,是防止喉上神经损伤的重要措施。

4) 喉返神经损伤:喉返神经损伤绝大多数为单侧性,主要症状为声音嘶哑。少数病例双侧损伤,除引起失声外,还可造成严重的呼吸困难,甚至窒息。术中喉返神经损伤可由切断、结扎、钳夹或牵拉引起。前两种损伤引起声带永久性麻痹;后几种损伤常引起暂时性麻痹,可望手术后 3~6 个月内恢复功能。术中最易损伤喉返神经的"危险地区"是:①甲状腺腺叶的后外侧面;②甲状腺下极;③环甲区(喉返神经进入处)。喉返神经解剖位置的多变性是造成损伤的客观原因。据统计,仅约 65% 的喉返神经位于气管食管沟内。有 4%~6% 病例的喉返神经行程非常特殊,为绕过甲状腺下动脉而向上返行,或在环状软骨水平直接从迷走神经分出而进入喉部(所谓"喉不返神经")。还有一定数量的喉返神经属于喉外分支型,即在未进入喉部之前即已经分支,分支的部位高低和分支数目不定,即术者在明确辨认到一支喉返神经,仍有损伤分支或主干的可能性。预防喉返神经损伤的主要措施是:①熟悉喉返神经的解剖位置及其与甲状腺下动脉和甲状软骨的关系,警惕喉外分支,随时想到有损伤喉返神经的可能;②操作轻柔、细心,在切除甲状腺腺体时,尽可能保留部分后包膜;③缺少经验的外科医师以及手术比较困难的病例,最好常规显露喉返神经以免误伤。为了帮助寻找和显露喉返神经,Simon 提出一个三角形的解剖界标。三角的前边为喉返神经,后边为颈总动脉,底线为甲状腺下动脉。在显露颈总动脉和甲状腺下动脉后,就很容易找到三角的第三个边,即喉返神经。一般可自下向上地显露喉返神经的全过程。喉返神经损伤的治疗:如术中发现患者突然声音嘶哑,应立即停止牵拉或挤压甲状腺体;如发声仍无好转,应立即全程探查喉返神经。如已被切断,应予缝接。如被结扎,应松解线结。如手术后发现声音嘶哑,经间接喉镜检查证实声带完全麻痹,怀疑喉返神经有被切断或结扎的可能时,应考虑再次手术探查。否则可给予神经营养药、理疗、噪声以及短程皮质激素,严密观察,等待其功能恢复。如为双侧喉返神经损伤,应作气管造口术。修补喉返神经的方法可用 6-0 尼龙线行对端缝接法,将神经断端靠拢后,间断缝合两端之神经鞘数针。如损伤神经之近侧端无法找到,可在其远端水平以下相当距离处切断部分迷走神经纤维,然后将切断部分的近端上翻与喉返神经的远侧断端作吻合。如损伤神经之远侧端无法找到,可将喉返神经之近侧断端埋入后环状构状肌中。如两个断端之间缺损较大无法拉拢时,可考虑作肋间神经移植术或静脉套入术。

5)术后再出血:甲状腺血管结扎线脱落以及残留腺体切面严重渗血,是术后再出血的主要原因。一般发生于术后 24~48h 内,表现为引流口的大量渗血,颈部迅速肿大,呼吸困难甚至发生窒息。术后应常规在患者床旁放置拆线器械,一旦出现上述情况,应马上拆除切口缝线,去除血块,并立即送至手术室彻底止血。术后应放置引流管,并给予大量抗生素。分别双重结扎甲状腺的主要血管分支,残留腺体切面彻底止血并作缝合,在缝合切口前要求患者用力咳嗽几声,观察有无因结扎线松脱而产生的活跃出血,是预防术后再出血的主要措施。

6)手足抽搐:甲状旁腺功能不足(简称甲旁减)是甲状腺次全切除后的一个常见和严重并发症。无症状而血钙低于正常的亚临床甲旁减发生率为 47%,有症状且需服药的为 15%。但永久性甲旁减并不常见。多因素分析提示,甲状腺功能亢进明显、伴有甲状腺癌或胸骨后甲状腺肿等是高危因素。主要是由于术中误将甲状旁腺一并切除或使其血供受损所致。临床症状多在术后 2~3 天出现,轻重程度不一。轻者仅有面部或手足的针刺、麻木或强直感,重者发生面肌及手足抽搐,最严重的病例可发生喉痉挛以及膈肌和支气管痉挛,甚至窒息死亡。由于周围神经肌肉应激性增强,以手指轻扣患者面神经行径处,可引起颜面肌肉的短促痉挛(雪佛斯特征 Chvostek's sign)。用力压迫上臂神经,可引起手的抽搐(陶瑟征 Trousseau's sign)。急查血钙、磷有助诊断,但不一定等报告才开始治疗。治疗方面包括限制肉类和蛋类食物的摄入量,多进绿叶菜、豆制品和海味等高钙、低磷食品。口服钙片和维生素 D_2,后者能促进钙在肠道内的吸收和在组织内的蓄积。目前钙剂多为含维生素 D 的复合剂,如钙尔奇 D 片等。维生素 D_2 的作用在服用后两周始能出现,且有蓄积作用,故在使用期间应经常测定血钙浓度。只要求症状缓解、血钙接近正常即可,不一定要求血钙完全达到正常,因为轻度低钙可以刺激残留的甲状旁腺代偿。在抽搐发作时可即刻给予静脉注射 10% 葡萄糖酸钙溶液 10mL。对手足抽搐最有效的治疗是服用双氢速固醇(A.T.10)。此药乃麦角固醇经紫外线照射后的产物,有升高血钙含量的特殊作用,适用于较严重的病例。最初剂量为每天 3~10mL 口服,连服 3~4 天后测定血钙浓度,一旦血钙含量正常,即应减量,以防止高钙血症所引起的严重损害。有人应用新鲜小牛骨皮质在 5% 碳酸氢钠 250mL 内煮沸消毒 20min 后,埋藏于腹直肌内,以治疗甲状旁腺功能减退,取得了一定的疗效,并可反复埋藏。同种异体甲状旁腺移植尚处于实验阶段。为了保护甲状旁腺,减少术后手足抽搐的发生,术中必须注意仔细寻找并加以保留。在切除甲状腺体时,尽可能保留其背面部分,并在紧靠甲状腺处结扎甲状腺血管,以保护甲状旁腺的血供。还可仔细检查已经切下的甲状腺标本,如发现有甲状旁腺作自体移植。

7)甲状腺危象:甲状腺危象乃指甲状腺功能亢进的病理生理发生了致命性加重,大量甲状腺素进入血液循环,增强了儿茶酚胺的作用,而机体却对这种变化缺乏适应能力。近年来由于强调充分做好手术前的准备工作,术后发生的甲状腺危象已大为减少。手术引起的甲状腺危象大多发生于术后 12~48h 内,典型的临床症状为 39~40℃ 以上的高热,心率快达 160 次/分、脉搏弱,大汗,躁动不安、谵妄以至昏迷，常伴有呕吐、水泻。如不积极治疗，患者往往迅速死亡。死亡原因多为高热虚脱、心力衰竭、肺水肿和水电解质紊乱。还有少数患者主要表现为神志淡漠、嗜睡、无力、体温低、心率慢，最后昏迷死亡，称为淡漠型甲状腺危象。此种严重并发症的发病机制迄今仍不很明确，但与术前准备不足，甲状腺功能亢进未能很好控制密切相关。治疗包括两个方面：①降低循环中的甲状腺素水平：可口服大剂量复方碘化钾溶液，首次60滴，以后每4~6h 30~40滴。情况紧急时可用碘化钠0.25g溶于500mL葡萄糖溶液中静脉滴注，Q6h。24h内可用2~3g。碘剂的作用是抑制甲状腺素的释放，且作用迅速。为了阻断甲状腺素的合成，可同时应用丙硫氧嘧啶200~300mg，因为该药起效相对快，并有在外周抑制T_4向T_3转化的作用。如患者神志不清可鼻饲给药。如治疗仍不见效还可考虑采用等量换血和腹膜透析等方法，以清除循环中过高的甲状腺素。方法是每次放血500mL，将其迅速离心，弃去含多量甲状腺素的血浆，而将细胞置入乳酸盐复方氯化钠溶液中再输入患者体内，可以3~5h重复1次。但现已经很少主张使用。②降低外周组织对儿茶酚胺的反应性：可口服或肌内注射利舍平1~2mg，每4~6h1次；或用普萘洛尔10~40mg口服Q4~6h或0.5~1mg加入葡萄糖溶液100mL中缓慢静脉滴注，必要时可重复使用。哮喘和心力衰竭患者不宜用普萘洛尔。甲状腺功能亢进危象对于患者来说是一个严重应激，而甲状腺功能亢进时皮质醇清除代谢增加，因此补充皮质醇是有益的。大量肾上腺皮质激素（氢化可的松200~500mg/d）作静脉滴注的疗效良好。其他治疗包括吸氧、镇静剂与退热（可用氯丙嗪），补充水和电解质，纠正心力衰竭，大剂量维生素特别是B族维生素以及积极控制诱因，预防感染等。病情一般于36~72h开始好转，1周左右恢复。

8）恶性突眼：甲状腺功能亢进手术后非浸润性突眼者71%会有改善，29%无改善也无恶化。实际上在治疗甲状腺功能亢进的三种方法中，手术是引起眼病发生和加重概率最小的。但少数严重恶性突眼病例术后突眼症状加重，还可逐渐引起视神经萎缩并易导致失明。可能是因为甲状腺功能亢进控制过快又未合用甲状腺素片、手术时甲状腺受损抗原释放增多有关。治疗方法包括使用甲状腺制剂和泼尼松，放射线照射垂体、眼眶或在眼球后注射质酸酶，局部使用眼药水或眼膏，必要时缝合眼睑。如仍无效可考虑行双侧眼眶减压术。

（8）甲状腺功能亢进手术的预后及随访

1）甲状腺功能亢进复发：抗甲状腺药物治疗的复发率>60%。手术复发率为10%左右，近全切除者则更低。甲状腺功能亢进复发的原因多数为当时甲状腺显露不够，切除不足残留过多，甲状腺血供仍丰富。除甲状腺功能亢进程度与甲状腺体积外，药物、放射或手术治疗结束后TRAb或TSAb的状况也影响预后。无论何种治疗甲状腺激素水平改变比较快，TRAb或TSAb改变比较慢，如果连续多次阴性说明预后好或可停用抗甲状腺药物；如再呈阳性提示GD复发的可能性增加，TSAb阳性复发率为93%，阴性则为17%。该指标优于TRH兴奋试验。甲状腺功能亢进复发随时间延长而增多，可最迟在术后10年再出现。即使临床无甲状腺功能亢进复发，仍有部分患者T_3升高、TRH兴奋试验和T_3抑制试验存在异常的亚临床病例。因此应该严密随访。适当扩大切除甲状腺并加用小剂量甲状腺素片可减少复发，达到长期缓解的目的。

2）再次手术时应注意：①上次手术未解剖喉返神经者，这次再手术就要仔细解剖出喉返神经予以保护；②术前可用B超和同位素扫描测量残留甲状腺大小，再手术时切除大的一侧，仅保留其后包膜；③如上次手术已损伤一侧喉返神经，则再次手术就选同侧，全切除残留的甲状腺，同时保留后包膜以保护甲状旁腺。当残留甲状腺周围组织广泛粘连，外层和内层的解剖间隙分离困难时，用剪刀在腺体前面的粘连组织中做锐性分离，尽可能找到内膜层表面，再沿甲状腺包膜小心分离。

甲状腺功能减退：术后甲状腺功能减退的发生率在6%~20%，显然与残留体积有关。另外与分析方法也有关。因为除临床甲状腺功能减退患者外，还有相当一部分亚临床甲状腺功能减退即尚无甲状腺功能减退表现，但TSH已有升高，需用甲状腺素片替代。如儿童甲状腺功能亢进术后45%存在亚临床甲状腺功能减退。永久性甲状腺功能减退多发生在术后1~2年。

（9）放射性^{131}I治疗：甲状腺具有高度选择性聚^{131}I能力，^{131}I衰变时放出γ和β射线，其中β射线占99%，β射线在组织的射程仅2mm，故在破坏甲状腺滤泡上皮细胞的同时不影响周围组织，可以达到治疗的目的。美国首选[131]I治疗的原因是：①快捷方便，不必每1~3个月定期根据甲状腺功能而调整药物。②抗甲状腺药物治疗所致白细胞减少和肝损害常引起医疗纠纷，医师不愿涉及。

适应证和禁忌证：目前放射性[131]I（RAI）治疗GD是一种安全有效和可靠的方法，许多中心已将其作为一线首选治疗，特别是对老年患者。并认为RAI治疗成年GD患者年龄并无下限。已有报道RAI不增加致癌危险，对妇女不增加胎儿的致畸性。年轻患者，包括生育年龄的妇女，甚至儿童都可成为其治疗的对象。但毕竟存在放射性，必须强调其适应证：年龄在25岁以上，近放宽至20岁；对抗甲状腺药物过敏或无效者；手术后复发；不能耐受手术者；[131]I在体内转换的有效半衰期不小于3天者；甲状腺功能亢进并发突眼者（但有少部分加重）。[131]I治疗Graves甲状腺功能亢进的条件较之以前宽松得多。

放射碘治疗的禁忌证：①妊娠期甲状腺功能亢进属绝对禁忌，因为胎儿10~12周开始摄碘。②胸骨后甲状腺肿只宜手术治疗，放射性甲状腺炎可致甲状腺进一步肿大而压迫纵隔。③巨大甲状腺首选手术治疗。④青年人应尽量避免放射碘治疗，但非绝对禁忌。生育期患者接受[131]I治疗后的6~12个月禁忌妊娠。⑤其他如有严重肝肾疾病者；WBC小于3 000/mm^{3}者；重度甲状腺功能亢进；结节性肿伴甲状腺功能亢进而扫描提示结节呈"冷结节"者。

RAI治疗的预后：RAI治疗后70%~90%有效，疗效出现在3~4周后，3~4个月乃至6个月后可达正常水平。其中2/3的患者经一次治疗后即可痊愈，约1/3需2次或3次。甲状腺功能减退是RAI治疗的主要并发症，第一年发生甲状腺功能减退的可能性为5%~10%，以后每年增加2%~3%，10年后可达30%~70%。然而，现在不再认为甲低是[131]I治疗的并发症，而是Graves甲状腺功能亢进治疗中可接受的最终结果（acceptable endpoint）。

因为RAI治疗后甲状腺激素和自身抗原会大量释放，加用抗甲状腺药物并避免刺激与感染以防甲状腺功能亢进危象。RAI是发生和加重眼病的危险因素，抗甲状腺药物如甲巯咪唑以及短期应用糖皮质激素[0.5mg/（kg·d）]2~3个月可减少眼病的加重。15%眼病加重者可进行眼眶照射和大剂量糖皮质激素。经[131]I治疗后出现甲低的患者中，其眼病恶化者的比例远低于那些持续甲状腺功能亢进而需要重复[131]I治疗者。此外，有人认为Graves眼病和甲状腺功能亢进的临床表现一样，都有一个初发→逐渐加重并稳定于一定水平→以后逐渐缓解的自然过程。[131]I治疗可使甲状腺功能亢进很快控制，而眼病继续按上述过程进展，因而被误认为是[131]I治疗所致。研究表明：[131]I治疗并不会引起新的眼病发生，但可使已存在的活动性突眼加重，对这类患者同时使用糖皮质激素可有效地预防其恶化。因此目前认为Graves甲状腺功能亢进伴有突眼者也不是[131]I治疗的禁忌证，同时使用糖皮质激素，及时纠正甲低等措施可有效地预防其对眼病的不利影响。

（10）血管栓塞：是近年应用于临床治疗GD的一种新方法。1994年Calkin等进行了首例报道，我国1997年开始也在临床应用。方法是在数字减影X线电视监视下，采用Seldinger技术，经股动脉将导管送入甲状腺上动脉，缓慢注入与造影剂相混合的栓塞剂（聚乙烯醇、白芨粉或吸收性明胶海绵），直至血流基本停止，可放置螺圈以防复发；栓塞完毕后再注入造影剂，若造影剂明显受阻即表示栓塞成功。若甲状腺下动脉明显增粗，也一并栓塞。因此，该疗法的甲状腺栓塞体积可达80%~90%，与手术切除的甲状腺量相似。综合国内外初步的应用经验，栓塞治疗后其甲状腺功能亢进症状明显缓解，T_3、T_4逐渐恢复正常，甲状腺也逐渐缩小，部分病例甚至可缩小至不可触及。

Graves病介入栓塞治疗的病理研究：在栓塞后近期内主要表现为腺体急性缺血坏死。然后表现为慢性炎症持续地灶性变性坏死、纤维组织增生明显、血管网减少、滤泡减少萎缩、部分滤泡增生被纤维组织包裹不能形成完整的腺小叶结构，这是微循环栓塞治疗Graves病中远期疗效的病理基础。

二、结节性毒性甲状腺肿

本病又称Plummer病，属于继发性甲状腺功能亢进，先发生结节性甲状腺肿多年，然后逐渐出现功能亢进，其发病原因仍然不明。在1970年前无辅助诊断设备时，临床上容易将继发性甲状腺功能亢进与原发甲状腺功能亢进相混淆。随着科技发展，碘扫描及彩色多普勒超声对甲状腺诊断技术的应用，很多高功能甲状腺结节得以发现，提高了继发性甲状腺功能亢进的诊断率。

该病多发生于单纯性甲状腺肿流行地区，由结节性甲状腺肿继发而来。近20年来结节性甲状腺肿的检出率呈上升趋势，发现毒性甲状腺肿、结节性甲状腺肿检出率与饮用低碘水和碘盐供给时间明显相关，补碘后毒性甲状腺肿发病率升高。自主功能结节学说认为其发病机制是患者的甲状腺长期缺碘后形成自主性功能结节。"自主性"是指甲状腺细胞的功能活动对TSH的不依赖性，结节愈大摄入碘愈多者，愈易发生甲状腺功能亢进。另有学者认为之所以发生甲状腺功能亢进是免疫缺陷，其病理基础是结节性甲状腺肿的甲状腺细胞在补碘后逐渐突变为功能自主性细胞，累积到一定数量，就会导致甲状腺功能亢进。此外，部分结节性甲状腺肿伴发甲状腺功能亢进的患者原本就是Graves病，由于生活在严重缺碘地区，甲状腺激素合成的原料不足，合成激素水平低而缺乏特征性的临床症状，补以足量的碘以后，激素合成显著增加，才出现甲状腺功能亢进症状。所以，无论是功能自主性结节还是Graves病，都属于甲状腺自身免疫性疾病。还有学者从基因水平分析发现，其发病与TSH受体基因突变有关。因此其发病有一定的遗传因素。这些学说分别为临床治疗提供了相应的依据。

该病多见于中老年人，由于甲状腺素的分泌增多，加强了对腺垂体的反馈抑制作用，突眼罕见。症状较GD轻，但可突出于某一器官，尤其是心血管系统。消耗和乏力较明显，可伴有畏食如无力型甲状腺功能亢进。扪诊时甲状腺并不明显肿大，但可触及单个或多个结节。甲状腺功能检查诊断Plummer病的可靠性不如Graves病，甲状腺功能常在临界范围。TRH兴奋试验在老年患者中较T_3抑制试验更为安全。同位素扫描提示摄碘不均且不浓聚于结节。

Plummer病一般应采用手术治疗，多发结节的癌变率为10.0%，因甲状腺功能亢进患者尚有2.5%~7.0%并发甲状腺癌。因此，应积极选择手术治疗。此外，放射性核素治疗并不能根除结节，尤其是巨大结节有压迫症状、怀疑恶变、不宜药物治疗者以及不愿接受放射治疗的患者更应手术治疗。须注意的是，对于巨大、多发性甲状腺结节（100g以上）患者行放射碘治疗的放射剂量是Graves病的4倍。所以，手术治疗可作为结节性甲状腺肿继发甲状腺功能亢进的首选方法特别是疑有甲状腺癌可能的病例。对于切除范围，因为有的结节高功能，有的结节因有囊性变，为胶状体，功能就不一定相同，所以要全面考虑，对结节多的一侧行腺叶全切。

对伴有严重的心、肾或肺部疾患不能耐受手术的患者，亦可考虑作同位素治疗，也有学者将RAI治疗列为首选，但所需剂量较大，约为治疗Graves病的5~10倍。

三、毒性甲状腺腺瘤

毒性甲状腺腺瘤亦称高功能腺瘤，指甲状腺体内有单个（少见多发）的不受脑垂体控制的自主性高功能腺瘤，而其周围甲状腺组织则因TSH受反馈抑制呈相对萎缩状态。发病机制不明。发病年龄多为中年以后，甲状腺功能亢进症状一般较轻，某些仅有心动过速、消瘦、乏力和腹泻。不引起突眼。

早期摄^{131}I率属正常或轻度升高，但T_3抑制试验提示摄^{131}I率不受外源性T_3所抑制，TRH兴奋试验无反应。T_3、T_4测定对诊断有帮助，特别是T_3。因为此病易表现为T_3型甲状腺功能亢进，TRAb、TSAb多为阴性有助于与GD鉴别。同位素扫描可显示热结节，周围组织仅部分显示或不显示（给予外源性TSH 10国际单位后能重新显示，以鉴别先天性一叶甲状腺）。毒性甲状腺腺瘤也有恶性可能应行手术治疗，术前准备同Graves病，但腺体切除的范围可以缩小，作病变一侧的腺叶切除即可。RAI治疗剂量应较大。

（宋 涛）

第二节 甲状腺炎

甲状腺炎在临床上并不是单一的疾病，而是由多种病因引起的甲状腺炎症性疾病的统称，临床上并不少见。通常把甲状腺炎分为三大类，即急性甲状腺炎、亚急性甲状腺炎和慢性甲状腺炎。它们的病因各异，并具有不同的临床特征和病理变化。应当充分认识它们各自的特点，以防误诊、误治的发生。把慢性甲状腺炎当作肿瘤而行不必要的甲状腺切除手术是临床上常犯的错误。

一、急性化脓性甲状腺炎

由于甲状腺血流丰富，且自身含碘量丰富，因此具有很强的抵御感染的能力，临床上急性化脓性甲状腺炎相当罕见。然而一旦发生，往往病程非常凶险，甚至危及生命。儿童多于成人。其感染来源多数是由颈部的其他感染病灶直接扩展而来。持续存在的下咽部梨状窝瘘可使儿童甲状腺对感染的易感性增加，从而引起急性化脓性炎症。少数可能是细菌经由血行途径进入甲状腺而形成脓肿。致病菌一般为金黄色葡萄球菌、溶血性链球菌或肺炎球菌。感染可以发生在正常甲状腺，呈现出弥漫性的特征。也可以发生在甲状腺原有结节内，形成局限性炎症。炎症如未能控制而继续发展，可使组织坏死并形成脓肿。脓肿可穿破到周围组织中，一旦向后方破入纵隔或气管，可导致死亡。

本病起病急骤，全身表现为高热、寒战，局部可出现颈前区皮肤红肿、皮肤温度升高等炎症表现，并出现颈部疼痛，触痛明显。头部转动或后仰时疼痛加重。如果脓肿较大，可使气管受压，患者出现气急、吸气性呼吸困难。体检可扪及甲状腺肿大，压痛，血 WBC 和中性粒细胞升高。脓肿形成后，B 超检查可以显示甲状腺增大，内可见蜂窝状强回声区和无回声相混合的肿块，肿块内透声差，可见弱回声点漂浮。亦可见甲状腺内无回声区，内有絮状、点状回声，边界不清。甲状腺周围可见边界不清的低密度带。CT 检查显示甲状腺肿大，其内有单发或者多发液性暗区，甲状腺外侧有广泛的低密度影。如果病灶较大，可使气管明显偏向健侧。核素扫描甲状腺区可出现放射性分布稀疏的图像或"冷结节"。甲状腺功能多数正常，感染严重者降低。

因该病罕见，临床上对其认识不足，故时有误诊。做出正确诊断的关键在于提高对本病的认识。本病需要与颈部其他炎症性病变鉴别，如急性咽喉炎、化脓性扁桃体炎、急性腮腺炎、颈椎前间隙脓肿等，还需与亚急性甲状腺炎作鉴别。B 超引导下对甲状腺内的液性病灶进行穿刺，抽出脓液则可明确诊断。

对本病的治疗原则一是早期应用抗生素，有可能使炎症消退。二是如有脓肿形成，应及时切开排脓。手术应在全身麻醉下进行。多采取颈前弧形切口，显露甲状腺后先穿刺抽脓，确定脓肿的位置后可用电刀切开表面的甲状腺组织，将脓液吸出。妥善止血后，置乳胶管引流。如果脓肿已经穿破到周围组织中，应将组织间隙的脓液清洗干净，伤口开放引流，待感染完全控制后行 II 期伤口缝合。由梨状窝瘘引起的感染应在感染控制 3 个月后再次手术，切除瘘管，否则感染容易复发。

二、亚急性甲状腺炎

与急性化脓性甲状腺炎不同，亚急性甲状腺炎是一种非化脓性甲状腺炎性疾病，又称肉芽肿性、巨细胞性甲状腺炎。该症 1904 年首先由 De Quervain 描述，故又称为 De Quervain 病。多见于 20~50 岁女性，女性发病是男性的 4 倍以上。

（一）病因

本病的发病原因至今尚未完全确定。因常继发于流行性感冒、扁桃体炎和病毒性腮腺炎，故一般认为其病因可能与病毒感染或变态反应有关。患者血中可检出病毒抗体，最常见的是柯萨奇病毒抗体，其次是腺病毒抗体、流感病毒及腮腺炎病毒抗体。一些并发流行性腮腺炎的亚急性甲状腺炎患者的甲状腺组织内可以培养出流行性腮腺炎病毒，说明某些亚急性甲状腺炎是由流行性腮腺炎病毒感染所致。另外，有报道认为亚急性甲状腺炎与人白细胞抗原 HLA – Bw35 有关，提示对病毒的易感染性具有遗传因素。

（二）病理

巨检标本可见甲状腺明显肿大，组织充血和水肿，质地较实。双叶可不对称，常以一叶肿大为主。但以后往往会累及另一侧腺叶，故本病又称为"匍行性"甲状腺炎。感染使甲状腺滤泡破坏，释放出的胶体可引起甲状腺组织内的异物样反应。切面上可见透明的胶质，其中有散在的灰色病灶。显微镜下见甲状腺实质组织退化和纤维组织增生，有大量慢性炎症细胞、组织细胞和吞有胶性颗粒的巨细胞。在退化的甲状腺滤泡周围见有肉芽组织形成。这种病变与结核结节相似，故本病又称为巨细胞性或肉芽肿性和假结核性甲状腺炎。

（三）临床表现

亚急性甲状腺炎按其自然病程可分为四期，即急性期（甲状腺功能亢进期）、缓解早期（甲状腺功能正常期）、缓解期（甲状腺功能减退期）、恢复期（甲状腺体功能正常期）。病程一般持续2~3个月。由于患者就诊时处于疾病的不同时期，临床表现可有很大不同，有些患者可有典型症状，而有些病例症状不明显，易被误诊。常见的临床表现包括下列几方面：

（1）上呼吸道感染或流感症状：如咽痛、发热、肌肉酸痛等。

（2）甲状腺功能亢进症状：可出现烦躁不安、心悸、多汗、怕热等症状。是由于甲状腺滤泡破坏，甲状腺激素释放入血而致。

（3）甲状腺病变的局部表现：表现为颈前区肿痛，疼痛向颌下、耳后放射，咀嚼和吞咽时疼痛加剧。体检可发现甲状腺一侧叶或双侧叶肿大，质坚韧，压痛明显，表面高低不平，与周围组织无粘连，甲状腺可随吞咽而上下活动。周围淋巴结不肿大。

（4）有些患者可以出现眼征，如眼眶疼痛，突眼，上眼睑收缩等。

（5）实验室检查：可见血沉增快，基础代谢率升高，血清蛋白结合碘值升高，^{131}I 摄取率降低，T_3、T_4 值升高，TSH 降低。这种血清蛋白结合碘升高和 ^{131}I 吸收率降低的分离现象是亚急性甲状腺炎急性期的重要特征之一。

（6）B超检查：显示甲状腺体积增大，呈低回声改变，可无明显结节样回声，甲状腺边界模糊。血流信号改变可无变化；CT与MRI可发现甲状腺肿大，增强后组织呈不均匀改变。

（7）甲状腺核素影像特征为甲状腺不显影，或轻度显影，而影像模糊不清，形态失常，放射性分布稀疏不均匀等；也可表现为"冷结节"，是由于局灶性放射性核素不吸收所致。有研究发现，核素扫描时唾液腺部位的放射性分布相对增强，唾液腺/甲状腺吸收率比值明显增高，该比值可作为一项有用的指标，对诊断有一定的意义。

当患者出现诸如上呼吸道感染和甲状腺功能亢进高代谢症状，甲状腺部位疼痛并向周围放射，触有结节、血清蛋白结合碘值升高而 ^{131}I 摄取率明显下降等典型症状和体征时，应考虑此病。少数病例临床表现不典型，可以仅表现为甲状腺肿大或结节形成，或仅有轻度甲状腺功能亢进症状，甲状腺不肿大或轻度肿大，也无疼痛。但如果血清蛋白结合碘值升高，^{131}I 摄取率降低，T_3、T_4 值升高，TSH 降低，也可诊断为此病。该病早期应与咽喉炎、扁桃体炎、上呼吸道感染、急性化脓性甲状腺炎鉴别；病程中期需与慢性淋巴细胞性甲状腺炎鉴别，后者一般没有发热，血清甲状腺过氧化物酶（TPO）、抗甲状腺球蛋白抗体（TGA）升高，细针穿刺可见大量淋巴细胞。病程后期应与甲状腺癌相鉴别，后者无甲状腺功能亢进表现，细针穿刺可见到恶性肿瘤细胞。

（四）治疗

本病有自限性，可自发地缓解消失，但多数仍需要药物治疗。主张采用类固醇药物和甲状腺制剂治疗。

（1）常用的类固醇药物为泼尼松，每日20~40mg，分次口服，持续2~4周，症状缓解后减量维持1~2个月。亦可先用氢化可的松，每日100~200mg，静脉滴注，1~2天后改用口服泼尼松，2周后逐渐减少药量，维持用药1~2个月。

（2）甲状腺片每日40~120mg，或甲状腺素片每日50~100μg，症状缓解后减量，维持1~2个月。

（3）本病多不需要手术治疗。对伴有甲状腺肿瘤者，需切除病变的甲状腺。

（4）本病本身并不需要抗生素治疗，但如果并发其他细菌性感染者，可根据情况选用敏感抗生素。

三、慢性甲状腺炎

慢性甲状腺炎主要有两种情况，一是慢性淋巴细胞性甲状腺炎，二是硬化性甲状腺炎，予以分别叙述。

（一）慢性淋巴细胞性甲状腺炎

慢性淋巴细胞性甲状腺炎由日本人桥本（Hashimoto）根据组织学特征首先报道，故又称为桥本甲状腺肿。

1. 病因　慢性淋巴细胞性甲状腺炎是一种自身免疫性疾病。在多数患者的血清和甲状腺组织内含有针对甲状腺抗原的抗体，如抗甲状腺球蛋白抗体（TGA）、抗甲状腺微粒体抗体（TMA-Ab）和抗甲状腺过氧化物酶抗体（TPO-Ab）等。其发病机制可能与机体的免疫耐受性遭受破坏有关，机体产生了针对自体甲状腺的免疫应答反应。遗传因素在本病的发病过程中也可能存在一定的作用，因为同一家族中发病的情况很多见。研究发现其遗传因子为人类白细胞抗原 HLA 基因复合体，位于第 6 号染色体短臂，编码产物为 HLA I 类分子和 HLA II 类分子，后两者可刺激 T 细胞产生细胞毒作用和产生各种细胞因子。此外，该病可能与环境因素有一些关系，比如过量摄入碘可使自身免疫性甲状腺炎恶化。流行病学发现，居住在高碘地区的居民血清中抗甲状腺球蛋白抗体的浓度较高。由于本病以女性多见，有人认为可能与雌激素也有关系。

2. 病理　巨检标本可见甲状腺多呈弥漫性肿大，表面光滑或呈细结节状。质地坚韧，包膜完整，无粘连。切面上呈灰白或灰黄色，无光泽。镜下病变主要表现为三方面：①滤泡破坏、萎缩，滤泡腔内胶质含量减少，滤泡上皮细胞胞质呈明显的嗜酸染色反应，称为 Hurthle 嗜酸性细胞；②细胞间质内淋巴细胞和浆细胞浸润，进而在甲状腺内形成具有生发中心的淋巴滤泡；③间质内有纤维组织增生，并形成间隔。根据病变中淋巴细胞浸润和纤维组织增生比例的不同，可分为三种病理类型：①淋巴样型：以淋巴细胞浸润为主，纤维组织增生不明显；②纤维型：以纤维结缔组织增生为主，淋巴细胞浸润不十分明显；③纤维-淋巴样型：淋巴组织和纤维结缔组织均有增生。

3. 临床表现　本病主要见于 40 岁左右的中年妇女，男性少见，男女之比约为 1:20。本病病变演变缓慢，起病后少数患者可无任何症状。多数患者往往有下列表现。

（1）颈部非特异症状：可有颈前区不适，局部有疼痛和压痛，严重者可有压迫症状，出现呼吸或吞咽困难。多系肿大的甲状腺压迫气管或食管所致。极少压迫喉返神经，故无声音嘶哑。

（2）大多数患者有甲状腺肿大，多呈弥漫性，但也有表现为结节样不对称性。病变常累及双侧腺体，但部分患者为单侧肿大，可能为发病的早期。甲状腺质较硬，如橡皮样，表面一般是平坦的，但也可呈结节样改变。与周围组织无粘连，可随吞咽上下移动。

（3）多数患者有甲状腺功能方面的变化，在病程早期可有轻度甲状腺功能亢进表现，而到病程后期则出现甲状腺功能减退的表现。约 60% 的患者以甲状腺功能减低为首发症状。

4. 辅助检查　具体如下。

（1）血清抗甲状腺球蛋白抗体（TGA-Ab）的测定是诊断的主要手段。其阳性率可达 60% 左右。而抗甲状腺微粒体抗体（TMA-Ab）的阳性率可达 95% 左右。此外，抗甲状腺过氧化物酶抗体（TPO-Ab）的阳性率更高。

（2）甲状腺功能检查：在疾病的不同阶段，检查的结果可有不同，早期 T_3、T_4 值升高，TSH 值降低，而后期则可能相反。部分患者可伴血沉增快、抗核抗体滴度增高。

（3）影像学检查：CT、MRI、B 超等检查无特征性表现，无助于本病的诊断，仅可作为病变范围及疗效的评估。

（4）同位素扫描：甲状腺放射性分布往往不均匀，有片状稀疏区。

（5）穿刺细胞学及病理检查：见甲状腺间质内多量的淋巴细胞和浆细胞浸润。

5. 诊断和鉴别诊断　本病的诊断要结合临床表现、实验室检查和细胞病理学检查三方面的情况来决定。仅有临床症状而无实验室和细胞病理学方面的依据则不能做出诊断。其中细胞病理学检查是确诊的依据。对于临床上考虑为本病者，应行实验室检查，如果放免法测定的 TGA-Ab 和 TPO-Ab 值均大于 50% 便有诊断意义。若临床表现不典型，两者结果两次≥60% 也可确诊。近来，TGA-Ab 的临床意义已大大逊于 TMA-Ab 及 TPO-Ab。多数认为后两者，甚至只要 TPO-Ab 的滴度增高便有诊断意义。

进一步行细针穿刺细胞学检查，若间质内见到多量淋巴细胞和浆细胞浸润则可确定诊断。细针穿刺细胞学检查是诊断慢性甲状腺炎简便、有效的方法。但必须满足以下三个条件：①标本量足够；②由经验丰富的细胞学家读片；③穿刺到所指定的病变部位，否则常可误诊或漏诊。该病应与甲状腺癌进行鉴别。慢性淋巴细胞性甲状腺炎与甲状腺癌可以同时存在，两者之间的关系尚不明确。但在两者的病灶内发现 PI3K/Akt 高表达，提示慢性淋巴细胞性甲状腺炎与分化型甲状腺癌的发生存在某些相关的分子机制。临床上常发现，因甲状腺癌而切除的甲状腺标本癌旁组织呈慢性淋巴细胞性甲状腺炎改变。而慢性淋巴细胞性甲状腺炎患者在随访过程中有部分可以出现甲状腺癌，其发生概率是正常人的三倍。慢性淋巴细胞性甲状腺炎的甲状腺多呈双侧弥漫性增大，质地韧而不坚。而甲状腺癌的病灶多呈孤立性，质地坚硬。穿刺细胞学检查可资鉴别。如在慢性淋巴细胞性甲状腺炎的基础上出现单发结节或出现细小钙化，应警惕发生甲状腺癌的可能。

慢性淋巴细胞性甲状腺炎常常并发存在其他自身免疫性疾病，如重症肌无力、原发性胆管硬化、红斑狼疮等，在诊断时应当引起注意，以免漏诊。

6. 治疗　本病发展缓慢，可以维持多年不变，少数病例自行缓解，多数患者最终将发展成甲状腺功能减退。如无临床症状，无甲状腺功能减退，TSH（或 S‐TSH）也不增高可不治疗，定期随访即可。如已有甲状腺功能减退或 TSH 增高，提示存在亚临床型甲状腺功能减退，应给予治疗。原则是长期的甲状腺激素抑制和替代疗法。目前常用的口服药物有两类，一是甲状腺干燥制剂，系牛和猪的甲状腺提取物，各种制剂中甲状腺激素含量可能不同。二是合成的 T_4 制剂，即左甲状腺素片，剂量恒定，半衰期长。应用时先从小剂量开始，甲状腺干燥制剂每日 20mg，左甲状腺素片 25μg，以后逐渐加量，使 TSH 值维持在正常水平的低限，使 T_3 和 T_4 值维持在正常范围。确定维持量后，一般每 3~6 个月复查甲状腺功能，并根据甲状腺功能情况调整药物剂量。一般不建议应用类固醇药物，当单独应用甲状腺制剂后甲状腺缩小不明显，疼痛和压迫症状未改善时可考虑合并使用。类固醇激素可使甲状腺缩小，硬度减轻，甲状腺抗体效价下降，一般用量为泼尼松 30~40mg/d，1 个月后减量到 5~10mg/d，病情稳定后即可停用。

单纯性慢性淋巴细胞性甲状腺炎不采用手术治疗，因手术切除甲状腺可使原有的甲状腺功能减退进一步加重。但有下列情况可考虑手术治疗：①口服甲状腺制剂后甲状腺不缩小，仍有压迫症状；②有可疑结节、癌变或伴随其他肿瘤；③肿块过大、影响生活和外观。术前了解有无甲状腺功能减退，然后决定处理方案。仅有压迫症状，以解除压迫为目的，仅需作峡部切除或部分腺叶切除。疑有甲状腺癌或其他恶性肿瘤时，应做术中活检，一旦证实为癌时，按甲状腺癌选择术式。如不能排除恶性肿瘤或肿块过大时，也可考虑做腺叶切除或腺叶大部切除术。

因诊断为其他甲状腺结节而手术时，如果从大体病理上怀疑为慢性淋巴细胞性甲状腺炎时，应切取峡部作冰冻切片，并详细探查双侧甲状腺有无其他病变及可疑结节，一旦确诊为无伴随病的慢性淋巴细胞性甲状腺炎时，只作峡部切除，以免术后甲状腺功能减退。

（二）硬化性甲状腺炎

本病极为罕见，是以甲状腺实质组织的萎缩和广泛纤维化，以及常累及邻近组织为特征的疾病。首先由 Riedel 描述，所以又称为 Riedel 甲状腺炎，还有其他的一些名称，如纤维性甲状腺炎、慢性木样甲状腺炎和侵袭性甲状腺炎等。本病原因不明确，有人提出是其他甲状腺炎的终末表现。也有人认为本病属原发性，可能是一组被称为炎性纤维性硬化疾病的一种表现形式。常并发存在其他纤维性硬化疾病，如纵隔和腹膜纤维化、硬化性胆管炎等。病变常累及甲状腺的两叶，滤泡和上皮细胞明显萎缩，滤泡结构大量破坏，被广泛玻璃样变性的纤维组织替代，在大量增生的纤维组织中仅见若干分散的小的萎缩的滤泡，血管周围有淋巴细胞和浆细胞浸润，常出现纤维组织包裹的静脉管壁炎。病变常累及周围的筋膜、肌肉、脂肪和神经组织。本病多见于中、老年女性。起病缓慢，无特殊症状。主要表现为甲状腺肿块，质地坚硬，边界不清，甲状腺因与周围组织有致密粘连而固定，局部很少有明显的疼痛或压痛。常出现压迫症状，引起吞咽困难、声音嘶哑和呼吸困难，严重时可以出现重度通气障碍。甲状腺肿大的程度和压迫症状的程度常不对称，腺体肿大不明显而其压迫症状较为突出的特点有助于诊断。附近淋巴结不肿大。甲状腺功能一般正常，严重者可有甲状腺功能减退。抗甲状腺抗体效价多数在正常范围，少数病例可出现一过性滴度升高。碘摄取率降低，核素扫描病变区可出现"冷"结节。本病应与甲状腺癌和慢性淋巴细胞性甲状腺炎相鉴别。慢性淋巴细胞性甲状腺炎虽累及整个甲状腺，但不侵犯周围组织，且甲状腺破坏程度轻，甲状腺内有多量淋巴细胞浸润和淋巴滤泡形成。根据这些特点可资鉴别。本病治疗应给予口服甲状腺制剂。尚可考虑应用类固醇药物，有助于减轻压迫症状。有人推荐使用他莫昔芬，40mg/d，分两次口服，1~2周后可望甲状腺变软，压迫症状随之减轻。3个月内甲状腺缩小，1年后虽被压迫的喉返神经麻痹不能恢复，发音却可改善。如药物不良反应明显，可减量维持使用。如气管压迫症状明显，可切除或切开甲状腺峡部以缓解症状。不能排除甲状腺癌时，应作活检。

（宋　涛）

第三节　单纯性甲状腺肿

单纯性甲状腺肿是一类仅有甲状腺肿大而无甲状腺功能改变的非炎症、非肿瘤性疾病，又称为无毒性甲状腺肿。其发病原因系体内碘含量异常或碘代谢异常所致。按其流行特点，通常可分为地方性和散发性两种。

一、病因

1. 碘缺乏　居住环境中碘缺乏是引起地方性甲状腺肿的主要原因。地方性甲状腺肿，又称缺碘性甲状腺肿，是由于居民居住的环境中缺碘，饮食中摄入的碘不足而使体内碘含量下降所致。世界上约三分之一的人口受到该病的威胁，尤其是不发达国家可能更为严重，而该病患者可能超过2亿。根据WHO的标准，弥漫性或局限性甲状腺肿大的人数超过总人口数10%的地区称为地方性甲状腺肿流行区。流行区大多远离河海，以山区、丘陵地带为主。东南亚地区中以印度、印尼、中国比较严重。欧洲国家中以意大利、西班牙、波兰、匈牙利和前南联盟国家为主。我国地方性甲状腺肿的流行范围比较广泛，在高原地区和各省的山区如云南、贵州、广西、四川、山西、河南、河北、陕西、青海和甘肃，甚至山东、浙江、福建等都有流行。

碘是合成甲状腺激素的主要原料，主要来源于饮水和膳食中。在缺碘地区，土壤、饮水和食物中碘含量很低，碘摄入量不足，使甲状腺激素合成减少，出现甲状腺功能低下。机体通过反馈机制使脑垂体促甲状腺激素（TSH）分泌增加，促使甲状腺滤泡上皮增生，甲状腺代偿性肿大，以加强其摄碘功能，甲状腺合成和分泌甲状腺激素的能力则得以提高，使血中激素的水平达到正常状态。这种代偿是由垂体-甲状腺轴系统的自身调节来实现的。此时若能供应充分的碘，甲状腺肿则会逐渐消退，甲状腺滤泡复原。如果长期缺碘，甲状腺将进一步增生，甲状腺不同部位的摄碘功能及其分泌速率出现差异，而且各滤泡的增生和复原也因不均衡而出现结节。

2. 生理因素　青春发育期、妊娠期和绝经期的妇女对甲状腺激素的需求量增加，也可发生弥漫性甲状腺肿，但程度较轻，多可自行消退。

3. 致甲状腺肿物质　流行区的食物中含有的致甲状腺肿物质，也是造成地方性甲状腺肿的原因，如萝卜、木薯、卷心菜等。如摄入过多，也可产生地方性甲状腺肿。

4. 水污染　水中的含硫物质、农药和废水污染等也可引起甲状腺肿大。饮水中锰、钙、镁、氟含量增高或钴含量缺乏时可引起甲状腺肿。钙和镁可以抑制碘的吸收。氟和碘在人体中有拮抗作用，锰可抑制碘在甲状腺中的蓄积，故上述元素均能促发甲状腺肿大。铜、铁、铝和锂也是致甲状腺肿物质，可能与抑制甲状腺激素分泌有关。

5. 药物　长期服用硫尿嘧啶、硫氰酸盐、对氨基水杨酸钠、维生素B_1、过氯酸钾等也可能是发生甲状腺肿的原因。

6. 高碘　长期饮用含碘高的水或使用含碘高的食物可引起血碘升高，也可以出现甲状腺肿，如日本的海岸性甲状腺肿和中国沿海高碘地区的甲状腺肿。其原因一是过氧化物功能基被过多占用，影响酪氨酸氧化，使碘有机化受阻；二是甲状腺吸碘量过多，类胶质产生过多而使甲状腺滤泡增多和滤泡腔扩大。

二、病理

无论地方性或散发性甲状腺肿，其发展过程的病理变化均分为三个时相，早期为弥漫性滤泡上皮增生，中期为甲状腺滤泡内类胶质积聚，后期为滤泡间纤维化结节形成。病灶往往呈多源性，且同一甲状腺内可同时有不同时相的变化。

1. 弥漫增生性甲状腺肿　甲状腺呈弥漫性、对称性肿大，质软，饱满感，边界不清，表面光滑。镜检下见甲状腺上皮细胞由扁平变为立方形，或呈低柱形、圆形或类圆形滤泡样排列。新生的滤泡排列紧密，可见小乳头突入滤泡腔，腔内胶质少。滤泡间血管增多，纤维组织增多不明显。

2. 弥漫胶样甲状腺肿　该阶段主要是因为缺碘时间较长，代偿性增生的滤泡上皮不能持续维持增生，进而发生复旧和退化，而滤泡内胶质在上皮复退后不能吸收而潴留积聚。甲状腺弥漫性肿大更加明显，表面可有轻度隆起和粘连，切面可见腺肿区与正常甲状腺分界清晰，成棕黄色或棕褐色，甚至为半透明胶冻样，这是胶性甲状腺肿名称的由来。腺肿滤泡高度扩大，呈细小蜂房样，有些滤泡则扩大呈囊性，囊腔内充满胶质。无明显的结节形成。镜检下见滤泡普遍性扩大，滤泡腔内充满类胶质，腺上皮变得扁平。细胞核变小而深染，位于基底部。囊腔壁上可见幼稚立方上皮，有时还可见乳头样生长。间质内血管明显增多，扩张和充血，纤维组织增生明显。

3. 结节性甲状腺肿　是病变继续发展的结果。扩张的滤泡相互聚集，形成大小不一的结节。这些结节进一步压迫结节间血管，使结节血供不足而发生变性、坏死、出血囊性变。肉眼观甲状腺增大呈不对称性，表面结节样。质地软硬不一，剖面上可见大小不一的结节和囊肿。结节无完整包膜，可见灰白色纤维分割带，可有钙化和骨化。显微镜下呈大小不一的结节样结构，不同结节内滤泡密度、发育成熟度、胶质含量很不一致。而同一结节内差异不大。滤泡上皮可呈立方样、扁平样或柱状，滤泡内含类胶质潴留物，有些滤泡内有出血、泡沫细胞、含铁血黄素等。滤泡腔内还可以见到小乳头结构。滤泡之间可以看到宽窄不同纤维组织增生。除上述变化外，结节性甲状腺肿可以并发淋巴细胞性甲状腺炎，可伴有甲状腺功能亢进，还可伴有腺瘤形成。以前的研究认为，甲状腺肿可以癌变。近年有研究认为，结节性甲状腺肿为多克隆性质，属于瘤样增生性疾病，与癌肿的发生无关。而腺瘤为单克隆性质，与滤泡性腺癌在分子遗传谱学表型上有一致性。这种观点尚需进一步研究证实。

三、临床表现

单纯性甲状腺肿除了甲状腺肿大以及由此产生的症状外，多无甲状腺功能方面的改变。甲状腺不同程度的肿大和肿大的结节对周围器官的压迫是主要症状。国际上通常将甲状腺肿大的程度分为四度：Ⅰ度是头部正常位时可看到甲状腺肿大；Ⅱ度是颈部肿块使颈部明显变粗（脖根粗）；Ⅲ度是甲状腺失去正常形态，凸起或凹陷（颈变形），并伴结节形成；Ⅳ度是甲状腺大于本人一拳头，有多个结节。早期甲状腺为弥漫性肿大，随病情发展，可变为结节性增大。此时甲状腺表面可高低不平，可触及大小不等的结节，软硬度也不一致。结节可随吞咽动作而上下活动。囊性变的结节如果囊内出血，短期内可迅速增大。有些患者的甲状腺巨大，可如儿头样大小，悬垂于颈部前方。可向胸骨后延伸，形成胸骨后甲状腺肿。过大的甲状腺压迫周围器官组织，可出现压迫症状。气管受压，可出现呼吸困难，胸骨后甲状腺肿更易导致压迫，长期压迫可使气管弯曲、软化、狭窄、移位。食管受压可以出现吞咽困难。胸骨后甲状腺肿可以压迫颈静脉和上腔静脉，使静脉回流障碍，出现头面部及上肢瘀血水肿。少数患者压迫喉返神经引起声音嘶哑，压迫颈交感神经引起霍纳综合征（Horner syndrome）等。

影像学检查方面，对弥漫性甲状腺肿 B 超和 CT 检查均显示甲状腺弥漫性增大。而对有结节样改变者，B 超检查显示甲状腺两叶内有多发性结节，大小不等，数毫米至数厘米不等，结节呈实质性、囊性和混合性，可有钙化。血管阻力指数 RI 可无明显变化。CT 检查可见甲状腺外形增大变形，其内有多个大小不等的低密度结节病灶，增强扫描无强化。病灶为实质性、囊性和混合性。可有钙化或骨化。严重患者可以看到气管受压，推移、狭窄。还可看到胸骨后甲状腺肿以及异位甲状腺肿。

四、诊断

单纯性甲状腺肿的临床特点是早期除了甲状腺肿大外多无其他症状，开始为弥漫性肿大，以后可以发展为结节性肿大，部分患者后期甲状腺可以变得巨大，出现邻近器官组织受压的现象。根据上述特点诊断多无困难。当患者的甲状腺肿大具有地方流行性、双侧性、结节为多发性、结节性质不均一性等特点，可以做出临床诊断，进而选择一些辅助检查以帮助确诊。对于结节性甲状腺肿，影像学检查往往提示甲状腺内多发低密度病灶，呈实性、囊性和混合性等不均一改变。甲状腺功能检查多数正常。早期可有 T_4 下降，但 T_3 正常或有升高，TSH 升高。后期 T_3、T_4 和 TSH 值都降低。核素扫描示甲状腺增大、变形，甲状腺内有多个大小不等、功能状况不一的结节。在诊断时除与其他甲状腺疾病如甲状腺腺瘤、甲状腺癌、淋巴细胞性甲状腺炎鉴别外，还要注意与上述疾病并发存在的可能。甲状腺结节细针穿刺细胞学检查对甲状腺肿的诊断价值可能不是很大，但对于排除其他疾病则有实际意义。

五、防治

流行地区的居民长期补充碘剂能预防地方性甲状腺肿的发生。一般可采取两种方法：一是补充加碘的盐，每 10～20kg 食盐中加入碘化钾或碘化钠 1g，可满足每日需求量；二是肌内注射碘油。碘油吸收缓慢，在体内形成一个碘库，可以根据身体需碘情况随时调节，一般每 3～5 年肌内注射 1mL。但对碘过敏者应列为禁忌，操作时碘油不能注射到血管内。

已经诊断为甲状腺肿的患者应根据病因采取不同的治疗方法。对于生理性的甲状腺肿大，可以多食含碘丰富的食物，如海带、紫菜等。对于青少年单纯甲状腺肿、成人的弥漫性甲状腺肿以及无并发症的结节性甲状腺肿可以口服甲状腺制剂，以抑制腺垂体 TSH 的分泌，减少其对甲状腺的刺激作用。常用药物为甲状腺干燥片，每天 40～80mg。另一常用药物为左甲状腺素片，每天口服 50～100μg。治疗期间定期复查甲状腺功能，根据 T_3、T_4 和 TSH 的浓度调整用药剂量。对于因摄入过多致甲状腺肿物质、药物、膳食、高碘饮食的患者应限制其摄入量。对于结节性甲状腺肿出现下列情况时应列为手术适应证：

（1）伴有气管、食管或喉返神经压迫症状。

（2）胸骨后甲状腺肿。

（3）巨大的甲状腺肿影响生活、工作和美观。

（4）继发甲状腺功能亢进。

（5）疑为恶性或已经证实为恶性病变。

手术患者要做好充分术前准备，尤其是并发甲状腺功能亢进者更应按要求进行准备。至于采取何种手术方式，目前并无统一模式，每种方式都有其优势和不足。根据不同情况可以选择下列手术方式：

（1）两叶大部切除术：该术式由于保留了甲状腺背侧部分，因此喉返神经损伤和甲状旁腺功能低下的并发症较少。但对于保留多少甲状腺很难掌握，切除过多容易造成甲状腺功能低下，切除过少又容易造成结节残留。将来一旦复发，再手术致喉返神经损伤和甲状旁腺功能低下的机会大大增加。

（2）单侧腺叶切除和对侧大部切除：由于单侧腺体切除，杜绝了本侧病灶残留的机会和复发的机会。对侧部分腺体保留，有利于保护甲状旁腺，从而减少了甲状旁腺全切的可能。手术中先行双侧叶探查，将病变较严重的一侧腺叶切除，保留对侧相对正常的甲状腺。

（3）甲状腺全切或近全切术：本术式的优点是治疗的彻底性和不存在将来复发的可能。但喉返神经损伤，尤其是甲状旁腺功能低下的发生率较高。因此该术式仅在特定情况下采用，操作时应仔细解剖，正确辨认甲状旁腺并对其确切保护十分重要。术中如发现甲状旁腺血供不良应先将其切除，然后切成细小颗粒状，种植到同侧胸锁乳突肌内。切除的甲状腺应当被仔细检查，如有甲状旁腺被误切，也应按前述方法处理。

选择保留部分甲状腺的术式时，切除的标本应当送冰冻切片检查，以排除恶性病变。一旦证实为恶性，应切除残留的甲状腺并按甲状腺癌的治疗原则处理。

对于甲状腺全切的患者，尤其是巨大甲状腺肿，应注意是否有气管软化，必要是做预防性气管切开，以免发生术后窒息。

对于术后出现暂时性手脚和口唇麻木甚至抽搐的患者，应及时补充维生素 D 和钙剂，并监测血钙浓度和甲状旁腺激素浓度。多数患者在 1~2 周内症状缓解。不能缓解者需终身服用维生素 D 和钙制剂。甲状旁腺移植是最好的解决方法。

术后患者甲状腺功能多有不足，即使双侧大部切除也会如此。因此应服用甲状腺制剂，其目的一是激素替代治疗，二是抑制腺垂体 TSH 的分泌。服用剂量应根据甲状腺功能进行调节。

(沈 倩)

第四节 甲状腺腺瘤

甲状腺腺瘤是最常见的甲状腺良性肿瘤。各个年龄段都可发生，但多发生于 30~45 岁，以女性为多，男女之比为 1:(2~6)。多数为单发性，有时为多发性，可累及两叶。右叶稍多于左叶，下极最多。

一、病理

传统上将甲状腺腺瘤分为滤泡性腺瘤和乳头状腺瘤。2004 年 WHO 的肿瘤分类及诊断标准中已经取消了乳头状腺瘤这一类别。多数人认为，真正的乳头状腺瘤不存在，如果肿瘤滤泡中有乳头状增生形态者多称为"伴有乳头状增生的滤泡性腺瘤"，这种情况主要发生在儿童。常伴出血囊性变。组织学特征为包膜完整、由滤泡组成、伴有宽大乳头状结构、细胞核深染且不具备诸如毛玻璃样核、核沟、核内假包涵体等乳头状癌的特征。

滤泡性腺瘤是甲状腺腺瘤的主要组织学类型。肉眼观肿瘤呈圆形或椭圆形，大多为实质性肿块，表面光滑，质韧，有完整包膜，大小为数毫米至数厘米不等。如果发生退行性变，可变为囊性，并可有出血，囊腔内可有暗红色或咖啡色液体，完全囊性变的腺瘤仅为一纤维性囊壁。除了囊性变外，肿瘤还可以纤维化、钙化、甚至骨化。显微镜下观察，其组织学结构和细胞学特征与周围腺体不同，整个肿瘤的结构呈一致性。滤泡性腺瘤有一些亚型，它们分别是嗜酸细胞型、乳头状增生的滤泡型、胎儿型、印戒样细胞型、黏液细胞型、透明细胞型、毒性（高功能型）和不典型等。这些腺瘤共有的特征是：①具有完整的包膜；②肿瘤和甲状腺组织结构不同；③肿瘤组织结构相对一致；④肿瘤组织压迫包膜外的甲状腺组织。

二、临床表现

多数患者往往无意中或健康体检时发现颈前肿物，一般无明显自觉症状。肿瘤生长缓慢，可保持多年无变化。但如肿瘤内突然出血，肿块可迅速增大，并可伴局部疼痛和压痛。体积较大的肿瘤可引起气管压迫和移位，局部可有压迫或哽噎感。多数肿瘤为无功能性，不合成和分泌甲状腺激素。少数肿瘤为功能自主性，能够合成和分泌甲状腺素，并且不受垂体 TSH 的制约，因此又称高功能性腺瘤或甲状腺毒性腺瘤，此型患者可出现甲状腺功能亢进症状。体检时直径大于 1cm 的肿瘤多可扪及，多为单发性肿块，呈圆形或椭圆形，表面光滑，质韧，边界清楚，无压痛，可随吞咽而活动。如果肿瘤质变硬，活动受限或固定，出现声音嘶哑、呼吸困难等压迫症状，要考虑肿瘤发生恶变的可能。B 超检查可见甲状腺内有圆形或类圆形低回声结节，有完整包膜，周围甲状腺有晕环，并可鉴别肿瘤为囊性或是实性。如肿瘤内有细小钙化，应警惕恶变的可能。颈部薄层增强 CT 检查可见甲状腺内有包膜完整的低密度圆形或类圆形占位病灶，并可观察有无颈部淋巴结肿大。^{131}I 核素扫描可见肿瘤呈温结节，囊性变者为冷结节，高功能腺瘤表现为热结节，周围甲状腺组织显影或不显影。无功能性腺瘤甲状腺功能多数正常，而高功能性腺瘤 T_3、T_4 水平可以升高，TSH 水平下降。

三、诊断

20~45岁青壮年尤其是女性患者出现的颈前无症状肿块,应首先考虑甲状腺腺瘤的可能性。根据肿块的临床特点和必要的辅助检查如B超等,多数能做出诊断。细针穿刺细胞学检查对甲状腺腺瘤的诊断价值不大,但有助于排除恶性肿瘤。而^{131}I扫描有助于高功能性腺瘤的诊断。该病应当注意与结节性甲状腺肿、慢性甲状腺炎和甲状腺腺癌鉴别。结节性甲状腺肿多为双侧性、多发性和结节性质不均一性,无包膜,可有地方流行性。而慢性甲状腺炎细针穿刺可见到大量的淋巴细胞,且抗甲状腺球蛋白抗体和微粒体抗体多数升高。与早期的甲状腺乳头状癌术前鉴别比较困难,如果肿瘤质地坚硬、形状不规则,颈部可及肿大淋巴结、肿瘤内有细小钙化,应考虑恶性的可能。应当注意的是甲状腺腺瘤有恶变倾向,癌变率可达10%左右。故对甲状腺"结节"的诊断应予全面分析,治疗上要采取积极态度。

四、治疗

甲状腺腺瘤虽然为良性肿瘤,但约有10%左右腺瘤可发生恶变,且与早期甲状腺癌术前鉴别比较困难,因此一旦诊断,即应采取积极态度,尽早行手术治疗。对局限于一叶的肿瘤最合理的手术方法是甲状腺腺叶切除术。切除的标本即刻行冰冻切片病理检查,一旦诊断为甲状腺癌,应当按照其处理原则进一步治疗。虽然术前检查多可明确肿瘤的部位和病灶数目,但术中仍应当仔细探查对侧腺体,以免遗漏。必要时还要探查同侧腺叶周围的淋巴结,发现异常时需作病理切片检查,以防遗漏转移性淋巴结。目前临床上腺瘤摘除或部分腺叶切除术,仍被广泛采用。但常常遇到两个问题,一是术中冰冻病理切片虽然是良性,而随后的石蜡切片结果可能为癌;二是残余的甲状腺存在腺瘤复发的可能。上述两种情况都需要进行再次手术,而再次手术所引起的并发症尤其是喉返神经损伤的机会大大增加。鉴于此,除非有特殊禁忌证,甲状腺腺瘤的术式原则上应考虑行患侧腺叶切除术。而对于涉及两叶的多发性腺瘤,处理意见尚不统一。有下列几种方法:①行双侧腺叶大部切除;②对主要病变侧行腺叶切除术,对侧作腺瘤摘除或大部切除;③行甲状腺全切术。凡保留部分甲状腺者,都需对切除的标本做冰冻病理切片检查,排除恶性肿瘤。对甲状腺全切术要采取谨慎态度,术中应当尽力保护甲状旁腺和喉返神经。超过一叶范围的切除术可能会造成术后甲状腺功能低下,应当给予甲状腺激素替代治疗,并根据甲状腺功能测定情况调整用药剂量。

对于伴有甲状腺功能亢进症状的功能自主性甲状腺腺瘤应给予适当术前准备,以防术后甲状腺危象的发生。手术方式为腺叶切除术。对于呈热结节而周围甲状腺组织不显影的功能自主性甲状腺腺瘤,有人主张放射性碘治疗,可望破坏瘤体组织,但治疗效果无手术治疗确切。

(沈 倩)

第六章

乳腺外科疾病

第一节 乳腺炎性疾病

乳腺炎性疾病种类很多,包括乳头炎、乳晕炎、乳晕腺炎、乳腺皮脂腺囊肿、急性乳腺炎与乳房脓肿、慢性乳腺炎、乳腺结核、浆细胞性乳腺炎以及男性浆细胞性乳腺炎等。

一、乳头炎

乳头炎（thelitis）一般见于哺乳期妇女，由乳头皲裂而使致病菌经上皮破损处侵入所致。有时糖尿病患者也可发生乳头炎。早期表现主要为乳头皲裂，多为放射状小裂口，裂口可宽、可窄，深时可有出血，自觉疼痛。当感染后疼痛加重，并有肿胀，但因乳头色黑充血不易发现，由于疼痛往往影响哺乳。患者多无全身感染中毒症状，但极易发展为急性乳腺炎而使病情加重。治疗上首先要预防和治疗乳头皲裂。主要为局部外用药治疗，可涂油性软膏，减少刺激，清洗时少用或不用碱性大的肥皂，可停止哺乳，当发展为乳头炎后应局部热敷，外用抗生素软膏，全身应用有效抗生素。

二、乳晕炎

乳晕炎（areolitis）多为乳晕腺炎。乳晕腺为一种特殊的皮脂腺，又称 Montgomery 腺。乳晕腺有 12~15 个，在乳头附近呈环状排列，位置比较浅在，往往在乳晕处形成小结节样突起，单独开口于乳晕上。乳晕腺发炎，即为乳晕腺炎。在妊娠期间，乳晕腺体显著增大，导管扩张，皮脂分泌明显增加，这时乳晕腺导管容易发生堵塞和继发感染，可累及一个或多个腺体，形成脓疱样感染，最后出现白色脓头形成脓肿，致病细菌为金黄色葡萄球菌。如感染继续发展也可形成浅层脓肿。炎症多限于局部，很少有全身反应。

在妊娠期和哺乳期应随时注意乳头乳晕处的清洁，经常以肥皂水和水清洗局部以预防感染，避免穿着过紧的乳罩，产后初期乳量不多时，勿过分用手挤乳。如已发生感染，早期可用 50% 乙醇清洁乳晕处皮肤，涂以金霉素软膏或如意金黄膏，并予以热敷。如出现白色脓头，可在无菌条件下用针头刺破，排出脓性分泌物，再用 50% 乙醇清洁局部，数天后即可痊愈，如已形成脓肿，则必须切开引流。

三、乳腺皮脂腺囊肿

乳腺皮脂腺囊肿（sebaceous cyst）并不少见。当其继发感染时可误认为是乳腺脓肿，也可由于患处发红、变硬而疑为炎性乳腺癌。乳腺皮脂腺囊肿主要是在发病部位有一缓慢增大的局限性肿物，体积一般不大，自皮肤隆起，质柔韧如硬橡皮，呈圆形，与表面皮肤粘连为其特点。中央部可见有被堵塞的腺口呈一小黑点。周围与正常组织之间分界明显，无压痛，无波动，与深层组织并无粘连，故可被推动。乳腺的皮脂腺囊肿削弱了局部皮肤的抵抗力，细菌侵入后，易发生感染，尤其在妊娠与哺乳期乳腺的皮脂腺分泌增加，开口更易堵塞所以更易发病。当感染后囊肿迅速肿大，伴红、肿、热、痛，触之有波动感。继续发展可化脓破溃，形成溃疡或窦道。

当乳腺皮脂腺囊肿未感染时应手术切除，但必须将囊壁完全摘除。以免复发，继发感染者先行切开引流，并尽量搔刮脓腔壁减少复发机会。有时囊壁经感染后已被破坏，囊肿不再复发。对囊肿复发者仍应手术切除。

四、急性乳腺炎和乳房脓肿

（一）病因

急性乳腺炎（acute mastitis）大都是金黄色葡萄球菌感染，链球菌少见。患者多见于产后哺乳的妇女，其中尤以初产妇为多。往往发生在产后第3周或第4周，也可见于产后4个月，甚至1年以上，最长可达2年，这可能与哺乳时限延长有关。江氏报道的60例中，初产妇有33例，占55%，其发病率与经产妇相比约为2.4：1。江氏认为初产妇缺乏喂哺乳儿经验，易致乳汁淤积，而且乳头皮肤娇嫩，易因乳儿吮吸而皲裂，病菌乘虚而入。由于病菌感染最多见于产后哺乳期，因而又称产褥期乳腺炎。由于近年计划生育一胎率增高，刘氏等报告初产妇占90%，因此该病发病率增高。急性乳腺炎的感染途径是沿着输乳管先至乳汁淤积处引起乳管炎，再至乳腺实质引起实质性乳腺炎。另外，从乳头皲裂的上皮缺损处沿着淋巴管到乳腺间质内，引起间质性乳腺炎。很少是血行感染，而从邻近的皮肤丹毒和肋骨骨髓炎蔓延所致的乳腺炎更为少见。长期哺乳，母亲个人卫生较差，乳汁淤积，压迫血管和淋巴管，影响正常循环，对细菌生长繁殖有利，也为发病提供了条件。患者感染后，由于致病菌的抗药性，炎症依然存在时，偶可发展为哺乳期乳腺脓肿，依其扩散程度和部位可分为乳腺皮下、乳晕皮下、乳腺内和乳腺后脓肿等类型。

（二）病理

本病有以下不同程度的病理变化，从单纯炎症开始，到严重的乳腺蜂窝织炎，最后形成乳腺脓肿。必须注意乳腺脓肿有时不止一个。感染可以从不同乳管或皲裂处进入乳腺，引起2个或2个以上不同部位的脓肿，或者脓肿先在一个叶内形成，以后穿破叶间的纤维隔而累及其邻接的腺叶，两个脓肿之间仅有一小孔相通，形成哑铃样脓肿。如手术时仅切开了浅在的或较大的脓肿，忽视了深部的较小的脓肿，则手术后病情仍然不能好转，必须再次手术；否则坏死组织和脓液引流不畅，病变有变成慢性乳腺脓瘘的可能。

急性乳腺炎可伴有同侧腋窝的急性淋巴结炎，后者有时也可能有化脓现象。患者并发败血症的机会则不多见。

（三）临床表现

发病前可有乳头皲裂现象，或有乳汁淤积现象，继而在乳腺的某一部位有胀痛和硬结，全身感觉不适，疲乏无力，食欲差，头痛发热，甚至高热、寒战。部分患者往往以发热就诊，查体时才发现乳腺稍有胀痛及硬结，此时如未适当治疗病变进一步加重，表现为患侧乳腺肿大，有搏动性疼痛。发炎部位多在乳腺外下象限，并有持续性高热、寒战。检查可见局部充血肿胀，皮温增高，触痛明显。可有界限不清之肿块，炎症常在短期内由蜂窝织炎形成脓肿。患侧淋巴结可肿大，白细胞计数增高。

脓肿可位于乳腺的不同部位。脓肿位置愈深，局部表现（如波动感等）愈不明显。脓肿可向外破溃，亦可穿入乳管，自乳头排出脓液。有时脓肿可破入乳腺和胸大肌间的疏松组织中，形成乳腺后脓肿。

（四）诊断

发生在哺乳期的急性乳腺炎诊断比较容易，所以应做到早期诊断，使炎症在初期就得到控制。另外，应注意的是急性乳腺炎是否已形成脓肿，尤其深部脓肿往往需穿刺抽到脓液才能证实。

（五）鉴别诊断

1. 炎性乳腺癌　本病是一种特殊类型的乳腺癌。多发生于年轻妇女，尤其在妊娠或哺乳时期。由于癌细胞迅速浸润整个乳腺，迅速在乳腺皮肤淋巴网内扩散，因而引起炎样征象。然而炎性乳腺癌的皮肤病变范围一般较为广泛，往往累及整个乳腺 1/3 或 1/2 以上，尤以乳腺下半部为甚。其皮肤颜色为一种特殊的暗红或紫红色。皮肤肿胀，呈橘皮样。患者的乳腺一般并无明显的疼痛和压痛，全身炎症反应如体温升高、白细胞计数增加及感染中毒症状也较轻微，或完全缺如。相反，在乳腺内有时可触及不具压痛的肿块，特别同侧腋窝的淋巴结常有明显转移性肿大。

2. 晚期乳腺癌　浅表的乳癌因皮下淋巴管被癌细胞阻塞可有皮肤水肿现象，癌组织坏死后将近破溃其表面皮肤也常有红肿现象，有时可被误诊为低度感染的乳腺脓肿。然而晚期乳癌一般并不发生在哺乳期，除了皮肤红肿和皮下硬节以外别无其他局部炎症表现，尤其没有乳腺炎的全身反应。相反，晚期乳腺癌的局部表现往往非常突出，如皮肤粘连、乳头凹陷和方向改变等，都不是急性乳腺炎的表现，腋窝淋巴结的转移性肿大，也较急性乳腺炎的腋窝淋巴结炎性肿大更为突出。

不管是炎性乳腺癌还是晚期乳腺癌，鉴别的关键在于病理活检。为了避免治疗上的原则性错误，可切取小块组织或脓肿壁做病理活检即可明确诊断。

（六）治疗

患侧乳腺应停止哺乳，并以吸乳器吸净乳汁，乳腺以乳罩托起，应当努力设法使乳管再通，可用吸乳器或细针探通，排空乳腺内的积乳，并全身给予有效、足量的抗生素，这样往往可使炎症及早消退，不致发展到化脓阶段。另外，在炎症早期，注射含有 100 万 U 青霉素的等渗盐水 10～20mL 于炎症周围，每 4～6h 重复之，能促使炎灶消退。已有脓肿形成，应及时切开引流。深部脓肿波动感不明显，需用较粗大针头在压痛最明显处试行穿刺，确定其存在和部位后再行切开。乳腺脓肿切开引流的方法主要根据脓肿的位置而定。

（1）乳晕范围内的脓肿大多比较表浅，在局部麻醉下沿乳晕与皮肤的交界线做半球状切口，可不伤及乳头下的大导管。

（2）较深的乳腺脓肿，最好在浅度的全身麻醉下，于波动感和压痛最明显处，以乳头为中心做放射状切口，可不伤及其他正常组织。同时注意切口应有适当的长度，保证引流通畅。通常在脓肿切开脓液排出以后，最好再用手指探查脓腔，如脓腔内有坏死组织阻塞，应将坏死组织挖出，以利引流；如发现脓腔壁上有可疑的洞孔，应特别注意其邻接的腺叶内是否尚有其他脓肿存在，多发脓腔有纤维隔时应用示指予以挖通或扩大，使两个脓腔合二为一，可避免另作一个皮肤切口；但如脓腔间的纤维隔比较坚实者，则不宜用强力作钝性分离，只可作另一个皮肤切口，以便于对口引流。

（3）如脓肿在乳腺深面，特别是在乳腺下部，则切口最好做在乳腺和胸壁所形成的皱褶上，然后沿着胸大肌筋膜面向上向前探查，极易到达脓腔部位；此种切口引流既通畅，愈合后也无明显的瘢痕，但对肥大而悬垂的乳腺则不适用。

另外有人报道应用粗针穿刺抽脓的方法治疗乳腺脓肿，其方法为确定脓肿部位，用 16 号针头刺入脓腔尽力吸净脓汁。脓腔分房者或几个脓腔者可改变进针方向不断抽吸。此后每天抽吸 1 次。70% 的患者经 3～5 次即可治愈。3%～5% 的患者并发乳瘘。此方法虽然简便易行，但由于此种方法引流脓液并不通畅，故建议仅在不具备手术条件的卫生所或家庭医师处临时施行，脓肿切开引流仍应为首选治疗方案。

乳腺炎是理疗的适应证之一。所用的物理因子品种繁多，有超短波、直流电离子导入法、红外线、超声磁疗等。何春等报道应用超短波和超声外加手法挤奶治疗急性乳腺炎 201 例，有效率为 99.5%，他们认为发病后炎性包块不大且无波动时，及时进行理疗，一般均可促使其炎症吸收，关键在于解除炎症局部的乳汁淤积问题。采用超短波、超声波或两者同时应用，目的不外是利用其消炎、消肿作用，使病变消散，闭塞的乳管消肿后便于排乳通畅。

急性乳腺炎应用清热解毒的中草药也有较好作用。但应说明的是，对于急性乳腺炎中医中药治疗的同时，应使用足量有效的抗生素。常用方剂如下。①蒲公英、野菊花各 9g，水煎服；②瓜蒌牛蒡汤加减：熟牛蒡、生栀子、金银花、连翘各 9g，全瓜蒌（打碎）、蒲公英各 12g，橘皮、橘叶各 4.5g，柴胡 4.5g，黄芩 9g，水煎服。

关于停止哺乳尚有不同意见，有人认为，这样不仅影响婴儿的喂养，且提供了一个乳汁淤积的机会，所以，不宜将此作为常规措施，而只是在感染严重或脓肿引流后并发乳瘘时才予以考虑。终止乳汁分泌的方法有：

(1) 炒麦芽60g，水煎服，分多次服，1剂/d，连服2~3天。
(2) 口服己烯雌酚，1~2mg/次，3次/d，共2~3天。
(3) 口服溴隐亭，1.25mg/次，2次/d，共7~14天。

(七) 预防

本病的预防非常重要。妊娠时期尤其哺乳期要保持乳头清洁，经常用温水及肥皂洗净。但不宜用乙醇洗擦；乙醇可使乳头、乳晕皮肤变脆，反易发生皲裂。乳头内缩者更应注意，在妊娠期应经常反复挤捏、提拉矫正使内缩之乳头隆起，但个别仍需手术矫正。哺喂时应养成良好的哺乳习惯，定时哺乳，每次应吸净乳汁；不能吸尽时，用手按摩挤出，或用吸乳器吸出。另外，不应让婴儿含着乳头睡眠。如已有乳头破损或皲裂存在，要停止哺乳，用吸乳器吸出乳汁，并可局部涂抗生素软膏，待伤口愈合后再哺乳。

五、慢性乳腺炎

慢性乳腺炎（chronic mastitis）多因急性乳腺炎治疗不当或不充分转变而来，也可从发病一开始即为慢性乳腺炎，但不多见。慢性乳腺炎临床表现多不典型，红、肿、热、痛等炎症表现也较急性乳腺炎为轻。病期较长，有的经久不愈，甚至时好时坏或时重时轻，治疗主要是抗生素治疗。应尽可能对病原菌及其对抗生素的敏感性做出鉴定，选择敏感药物治疗，并应2种或2种以上抗生素联合应用。如炎症经久不愈应及时断奶。

六、乳腺结核

结核病虽然是一个较常见的疾病，但乳腺结核（tuberculosis of breast）的报道并不多见。乳腺结核多见于南非和印度，约占2.8%。乳腺结核与乳腺癌的比例约为1:11.6，西方国家约为1:200。本病可见于任何年龄，最年轻者为6个月婴儿，最年老者为73岁，但以20~40岁多见，平均年龄为31.5岁。男性乳腺结核更为少见，占4%~5%。

(一) 病因

本病可分原发性和继发性两类，原发性乳腺结核除乳腺病变以外，体内无其他结核病灶，极为少见。继发性乳腺结核患者一般都有其他慢性结核病灶存在，然后在出现腋窝淋巴结结核或胸壁结核之后出现乳腺结核。

乳腺结核的感染途径：关于这个问题各家意见不一，归纳起来有以下几种可能。

(1) 直接接触感染：结核分枝杆菌经乳腺皮肤破损处或经乳头，沿着乳管到达乳腺。
(2) 血行感染：其原发病灶多在肺或淋巴等处。
(3) 邻近组织器官结核病灶的蔓延：最常来自肋骨、胸骨、胸膜、胸腔脏器或肩关节等处。
(4) 淋巴系统感染：绝大多数乳腺结核病例，都伴有同侧腋窝淋巴结结核，故来自该处的可能性最大，也可从颈、锁骨上、胸腔内结核病灶沿着淋巴管逆行至乳腺。

在上述几种感染途径中，以后两种特别是逆行淋巴管感染途径最为常见。此外，乳腺外伤、感染、妊娠和哺乳，也与诱发本病有关。

(二) 病理

本病的早期病变比较局限，常呈结节型；继而病变向周围扩散，成为融合型，由邻近结节融合成为干酪样液化肿块，乳腺组织从而遭到广泛破坏，有相互沟通的多发性脓肿形成，最终破溃皮肤，构成持久不愈的瘘管。有的病例特别是中年妇女患者，则以增殖性结核病变居多，成为硬化型病变，其周围显示明显的纤维组织增生，其中心部显示干酪样液化物不多；有时由于增殖性病变邻近乳晕，故可导致乳头内缩或偏斜。镜下可见乳腺内有典型结核结节形成。

（三）临床表现

病变初起时，大多表现为乳腺内的硬节，一个或数个，触之不甚疼痛，与周围正常组织分界不清，逐渐与皮肤粘连。最常位于乳腺外上象限，常为单侧性，右侧略多见，双侧性少见。位于乳晕附近的病变，尚可导致乳头内陷或偏斜。数月后肿块可软化形成寒性脓肿。脓肿破溃后发生一个或数个窦道或溃疡，排出混有豆渣样碎屑的稀薄脓液。若结核病破坏乳管，可从乳头流出脓液。有时尚可继发细菌感染。患侧腋窝淋巴结常肿大。

乳腺结核患者全身可有结核中毒症状，如低热、乏力、盗汗及消瘦。

（四）诊断

早期乳腺结核不易诊断，需行病理活检才能确诊。晚期有窦道或溃疡形成后，诊断不难。窦道口或溃疡面呈暗红色，镜检脓液中仅见坏死组织碎屑而无脓细胞，脓液染色后有时可找到结核分枝杆菌，这些都有助于乳腺结核的诊断。

（五）鉴别诊断

本病除要注意与结节病、真菌性肉芽肿、丝虫病性肉芽肿、脂肪坏死和浆细胞性乳腺炎等鉴别外，首要的问题是应与乳腺癌相鉴别，其鉴别要点为：

（1）乳腺结核发病年龄较轻，较乳腺癌患者年轻10～20岁。

（2）除乳腺肿块以外，乳腺结核患者常可见其他的结核病灶，最常见的是肋骨结核、胸膜结核和肺门淋巴结结核，此外，颈部和腋窝的淋巴结结核也属常见，身体其他部位的结核如肺、骨、肾结核亦非罕见。

（3）乳腺结核除肿块以外，即使其表面皮肤已经粘连并形成溃疡，也很少有水肿，特别是橘皮样变。

（4）乳腺结核发展较快而病程长，除局部皮肤常有粘连、坏死和溃疡以外，还常有窦道深入到肿块中心，有时可深入5cm以上。

（5）除窦道中可有干酪样分泌物以外，乳腺结核乳头有异常分泌的机会亦较乳癌为多。

（6）乳腺结核即使已经溃破并有多量渗液，也不像乳腺癌那样具有异常恶臭。而重要的可靠的鉴别是结核分枝杆菌和活检。此外，尚要想到乳腺结核可并发乳腺癌，但十分罕见。据统计约5%乳腺结核可同时并发乳腺癌，两者可能是巧合的。

（六）治疗

合理丰富的营养，适当休息。全身应用足量全程抗结核药。对局限于一处的乳腺结核可行病灶切除。若病变范围较大，则最好将整个乳腺连同病变的腋淋巴结一并切除。手术效果与原发结核病灶的情况有关，一般多良好。

七、浆细胞性乳腺炎

浆细胞性乳腺炎是一种好发于非哺乳期，以导管扩张和浆细胞浸润为病变基础的慢性非细菌性乳腺炎症。其发病率占乳腺良性疾病1.4%～5.36%，临床上极易误诊。

（一）病因和发病机制

本病病因迄今仍不完全清楚，本病病名由Ewing 1925年首先提出，是以乳腺疼痛、乳头溢液、乳头凹陷、乳晕区肿块、非哺乳期乳腺脓肿及乳头部瘘管为主要临床表现的良性乳腺疾病。1956年Haagensen首次提出本病是以乳头部大导管引流停滞为基础，因而命名为乳腺导管扩张症。当病变发展到一定时期，管周出现以浆细胞浸润为主的炎症时才称其为浆细胞性乳腺炎。一般认为与哺乳障碍，乳腺外伤，炎症，内分泌失调及乳腺退行性改变有关。也有认为与厌氧菌感染有关，乳腺内积聚的类脂过氧化物引起局部组织损伤，导致厌氧菌在乳管内滋生而引起化脓性炎症。

（二）临床表现

本病好发于30～40岁非哺乳期或绝经期妇女，主要分为急性、亚急性、慢性3个阶段。其主要临床特征为：

(1) 乳腺肿块：多位于乳晕旁，急性期肿块较大，边界欠清，可伴有肿痛及压痛，至亚急性期及慢性期，肿块持续缩小形成硬结。

(2) 乳头溢液：为部分病例首诊症状。多为淡黄色浆液性，与乳管内分泌物潴留相关。

(3) 急性期可出现同侧腋窝淋巴结肿大伴压痛，质软不融合，随病程进展逐渐缩小或消退。

(4) 由于乳腺导管纤维增生及炎性反应可导致乳管缩短，乳头凹陷，部分病例可出现皮肤橘皮样改变。

(5) 部分病例随病程进展可形成脓肿，破溃后形成经久不愈的通向乳头部的瘘管。

(三) 诊断

主要依据临床表现。钼靶 X 摄片主要表现为片状模糊致密影，肿块边缘似有毛刺状改变，易与乳腺癌相混淆。B 超检查常提示病灶位于乳晕后或乳晕周围，内部不均匀，低回声，无包膜，无恶性特征的肿块，导管可呈囊状扩张。肿块针吸细胞学检查和乳头溢液涂片检查可见大量炎细胞及浆细胞。乳管造影可清楚显示扩张的导管。目前尚无一种辅助检查有确认价值，确认仍需术中快速冷冻病理学检查。

(四) 鉴别诊断

本病临床表现复杂多样，随着人们对该病的不断认识，诊断率不断提高，但仍存在漏诊与误诊，尤其是在基层医院。肿块型乳腺炎特别是有乳头凹陷、皮肤橘皮样改变时应与乳腺癌相鉴别。乳腺癌肿块无触痛，病程进展中肿块逐渐增大，腋窝淋巴结肿大可融合成团质硬，超声示肿块血流丰富，可有钙化，而肿块型乳腺炎可有红肿、触痛，随病程进展肿块及腋窝淋巴结可缩小消退。瘘管形成者与结核性乳腺瘘管相鉴别。可从分泌物查找抗酸杆菌。以乳头溢液为主要表现者应与乳腺导管内乳头状瘤相鉴别，溢液涂片及乳管镜检查对鉴别诊断有一定帮助。

(五) 治疗

手术治疗是浆细胞性乳腺炎主要而有效的治疗方法。急性炎症期常并发有细菌感染，应先行抗感染治疗及局部理疗，待炎症控制后手术治疗。手术方式视具体情况而定，但必须完整切除病灶，特别是必须清除乳晕下大乳管内病灶，否则极易复发。手术未完整清除病灶，术后切口可能经久不愈形成瘘管。对于乳头溢液者，术中应亚甲蓝标记受累乳管，再行包括受累乳管的乳腺区段切除术。对于慢性瘘管可术中亚甲蓝标记瘘管，切除瘘管及周围炎症组织与扩张导管，术中应特别注意彻底清除乳晕下导管内病灶。伴乳头凹陷者可做沿乳晕弧形切口，切除主导管病灶同时乳头外翻整形。术中尽可能使用可吸收线缝合乳腺组织，使术区不留残腔且减少异物反应。对于肿块较大或经多次手术切口经久不愈保留乳头乳晕有困难者，征得患者及家属同意后可行单纯乳腺切除术。

八、男性浆细胞性乳腺炎

男性浆细胞性乳腺炎一般发生于男性乳腺增生的基础上，虽然男性乳腺增生并不少见，但是男性浆细胞性乳腺炎确实罕见。其临床症状和一般浆细胞性乳腺炎类似，诊断一般需依靠手术切除后的病理学检查。治疗上一般均采用手术治疗，将男性患者增生的乳腺组织连同病灶一并彻底清除。由于切除范围广泛，复发者较少。

(沈 倩)

第二节 乳腺增生症

乳腺增生症 (mazoplasia) 又称乳腺结构不良症 (mammary dysplasia)，是妇女常见的一组既非炎症亦非肿瘤的乳腺疾病。常有以下特点：在临床上表现为乳房周期性或非周期性疼痛及不同表现的乳房肿块。组织学表现为乳腺组织实质成分的细胞在数量上的增多，在组织形态上，诸结构出现不同程度的紊乱为病理改变。本病好发于 30~45 岁的中年妇女，而且有一定的恶变率。

本病与内分泌失衡有着密切关系。多数学者同意称本病为乳腺结构不良症，也是世界卫生组织（WHO）所提倡的名称。从临床习惯上，一些学者称"乳腺增生症"或"纤维性囊性乳腺病"。文献中名称繁多，很不统一，造成临床诊断标准的不一致，临床医师对恶变尚缺乏统一诊断标准。尤其是临床表现，尚没有一个明确指征为诊断依据。因此，在治疗中所用方法也较混乱，治疗效果也欠满意，故对预防早期癌变，尚没一个可靠的措施。因本病的不同发展阶段有一定癌变率，如何预防癌变或早期发现癌变而进行早期治疗，尚待进一步研究。

一、发病率

Haagen Sen 报道，本病占乳腺各种疾病的首位。Frantz 等在 225 例生前无乳腺病史的女尸中取材检查，镜下 53% 有囊性病。蚌埠医学院报道 2 581 例乳房肿块的病理学检查，发现该病 636 例，占全部的 25.85%。北京中医学院报道 519 例乳腺病中，该病有 249 例，占 48%。河南医学院附一院门诊活检 1 100 例各种乳房疾病中，乳腺结构不良症 260 例，占 26%。栾同芳等（1997）报道的 3 361 例乳房病中，乳腺增生及囊性乳房病 600 例，分别占全部病例的 17% 和 9%。足以证明，该病是妇女乳房疾病中的常见病。因本病有一定癌变率，因此应引起医师的注意。近些年来，随着人们的物质及文化生活水平的提高，患者逐年增多，且发病年龄有向年轻化发展趋势。有人称其为妇女的"现代病"，是中年妇女最常见的乳腺疾病，30～50 岁达最高峰，青春期及绝经后则少见。欧美等西方国家，有 1/4～1/3 的妇女一生中曾患此病。从文献报告的尸检中，有乳腺增生的妇女占 58%～89%。在乳腺病变的活检中，乳腺增生症占 60%。我国报道的患病率因资料的来源不同，>30 岁妇女的发生率为 30%～50%。有临床症状者占 50%。河南医科大学附一院近 5 年间，从门诊 248 例乳痛及乳房肿块患者中（仅占乳房疾病就诊者的 1/20）做病理学检查，其中 151 例有乳腺不同程度的增生，有 12 例不典型增生至癌变。发病率为 58%，较 16 年前有明显的上升，是原来的 2 倍左右。尽管这种诊断方法是全部乳腺疾病患者的一部分，但也说明了一个问题，从病理学检查中已有半数患者患此病。城市妇女的发病率较农村高，可能与文化知识及对疾病的重视程度乃至耐受程度有关。这些也引起医师对该病的重视。

二、病因和发病机制

本病的病因虽不完全明了，但目前从一些临床现象的解析认为与内分泌的失衡有密切关系，或者说有着直接关系。

1. 内分泌失衡　尽管乳腺增生症的病因尚未完全探明，但可以肯定，与卵巢内分泌激素水平失衡有关是个事实，其原因如下。

（1）乳房的症状同步于乳腺组织变化，即随月经周期（卵巢功能）的变化而变化。也即随体内雌激素、孕激素水平的周期变化，发生周而复始的增生与复旧。乳腺增生症的主要组织学变化就是乳腺本质的增生过度和复原不全。这种现象必然是由于雌激素、孕激素比例失衡的结果。

（2）从发病年龄看，患者多系性激素分泌旺盛期，该病在青春前期少见，绝经后下降，与卵巢功能的兴衰相一致。

（3）从乳腺病变在乳房上不规律的表现，也说明是受内分泌影响引起。乳腺组织内的激素受体分布不均衡，而乳腺增生在同一侧乳房上的不同部位可表现为程度上的不一致，病变位置每人也不相同。主要表现了激素水平的波动后乳腺组织对激素敏感性的差异，决定着增生结节的状态及疼痛的程度。生理性反应和病理性结构不良的分界，取决于临床上的结节范围、严重性和体征的相对固定程度。然而两者往往很难鉴别，也往往要靠活检来鉴别。

（4）切除实验动物的卵巢，乳房发育停止，而给动物注射雌激素可诱发乳腺增生，目前无可靠依据来说明乳腺增生症患者体内雌、孕激素的绝对值或相对值比正常女性为高。

性激素对引起本病的生理机制主要表现在性激素对乳腺发育及病理变化均起主导作用。雌激素促进乳管及管周纤维组织生长，黄体酮促进乳腺小叶及腺泡组织发育。正常的乳腺组织结构，随着月经周期激素水平变化，而发生着生理性增生-复旧这种周期性的变化。如雌激素水平正常或过高而黄体酮分泌过少或两者之间不平衡，便可引起乳腺的复旧不完全，组织结构发生紊乱，乳腺导管上皮和纤维组织不同程度的增生和末梢腺管或腺泡形成囊肿。也有人认为，雌激素分泌过高而孕激素相对减少时，不仅刺激乳腺实质增生，而且使末梢导管不规则出芽，上皮增生，引起小管扩张和囊肿形成。也因失去孕激素对雌激素的抑制性影响而导致间质结缔组织过度增生与胶原化及淋巴细胞浸润，并认为这种增生与复旧的紊乱，就是该病的基础。另外，近年来许多学者注意到催乳素、甲基嘌呤物与乳腺增生症的关系。因此，目前认为这种组织形态上的变化，并非一种激素的效应所为而是多种内分泌激素的不平衡所引起。

2. 与妊娠和哺乳的关系 具体如下。

（1）多数乳腺增生症患者发生在未哺乳侧，或不哺乳侧症状偏重。

（2）未婚未育患者的乳腺增生症（尤其是乳痛症），在怀孕、分娩、哺乳后，病症多可缓解或自愈。

（3）精神因素：此类患者往往以性格抑郁内向或偏激者为多。部分患者诉说，每遇生气乳房就痛且有硬块出现，心情好时症状减轻，局部肿块变软。这也说明本症与精神情绪改变有关。

三、病理

由于本病组织形态改变较为复杂，病理分类意见纷纭，迄今尚未统一。

正常时，乳腺组织随卵巢周期性活动而有周期性变化，经前期表现为乳腺上皮增生，小管或腺泡形成、增多或管腔扩张，有些上皮呈空泡状，小叶间质水肿、疏松。月经期表现为管泡上皮细胞萎缩脱落，小管变小乃至消失，间质致密化并伴有淋巴细胞浸润。月经结束后，乳腺组织又进入新的周期性变化。如果雌激素分泌过多或孕激素水平低下而使其相对过多时，则刺激乳腺实质过度增生，表现为导管不规则出芽，上皮增生，引起小导管扩张而囊肿形成，同时间质结缔组织增生、胶原化和炎性细胞浸润等。上述病理变化常同时存在，但由于在不同个体、不同病期，这些病变的构成比例不同而有不同的病理阶段和不同的病理改变。

乳腺增生症是有着不同组织学表现的一组病变，尽管其病理分型不同，病因都与卵巢功能失调有关，各型都存在着管泡及间质的不同程度的增生为病理特点。各型之间都有不同程度的移行性病理改变，此点亦被多数医师认为是癌前病变。为了临床分类及诊断有一明确概念，按王德修分类意见，使临床与病理更为密切结合，可将本病分为乳腺腺病期和乳腺囊肿期2期，对临床诊治实属有利。

1. 乳腺腺病（adenosis） 是乳腺增生症的早期，本期主要改变是乳腺的腺泡和小导管明显的局灶性增生，并有不同程度的结缔组织增生，小叶结构基本失去正常形态，甚者腺泡上皮细胞散居于纤维基质中。Foote、Urball 和 Dawson 称"硬化性腺病"，Bonser 等称"小叶硬化病"。根据病变的发展可分3期：即小叶增生、纤维腺病和硬化性腺病。有文献报道，除小叶增生未发现癌变外，后2期均有癌变存在，该现象有重要临床意义。

（1）乳腺小叶增生：小叶增生（或乳腺组织增生）是腺病的早期。该期与内分泌有密切关系，是增生症的早期表现。主要表现为小叶增生，小叶内腺管数目增多，因而体积增大，但小叶间质变化不明显。镜下所见：主要表现为小叶数目增多（每低倍视野包括5个以上小叶），小叶变大，腺泡数目增多（每小叶含腺泡30个以上）。小导管可见扩张。小叶境界仍保持，小叶不规则，互相靠近。小叶内纤维组织细胞活跃，为纤维母细胞所构成。小叶内或周围可见少数淋巴细胞浸润，使乳房变硬或呈结节状。临床特点是乳腺周期性疼痛，病变部触之有弥漫性颗粒状感，但无明显硬结。此是由于在月经周期中，乳腺结缔组织水肿，周期性乳腺小叶的发育与轻度增生所引起，是乳腺组织在月经期、受雌激素的影响而出现的增生与复旧的一个生理过程，纯属功能性，也可称生理性，可恢复正常。因此，临床上肿块不明显，仅表现为周期性乳痛。甚者，随月经周期的出没，乳房内的结节出现或消失。本期无发生恶变者，但仍有少数发展为纤维腺病。

（2）乳腺纤维腺病（乳腺病的中期变化）：小叶内腺管和间质纤维组织皆增生，并有不同程度的淋巴细胞浸润，当腺管和纤维组织进一步灶性增生时，可有形成纤维瘤的倾向。早期小管上皮增生，层次增多呈2~3层细胞甚至呈实性增生。同时伴随不同程度的纤维化。小管继续增多而使小叶增大，结构形态不整，以致小叶结构紊乱。在管泡增生过程中，由于纤维组织增生，小管彼此分开，不向小叶内管泡的正常形态分化。形成似囊样圆腔盲端者，称"盲管腺病"（blunt ductal adenosis）。此期的后期表现是以小叶内结缔组织增生为主，小管受压变形分散。管泡萎缩，甚至消失，称"硬化性腺病"。在纤维组织增生的同时，伴有管泡上皮增生活跃，形成旺炽性硬化性腺病（nord scheming adenosis）。另有一种硬化性腺病是由增生的管泡和纤维化共同组成界线稍分明的实性肿块，称"乳腺腺瘤"（adenosis tumor of breast）。发病率低，约占所有乳腺病变的2%。因此，临床上常见此型腺病同时伴发纤维腺瘤存在。

（3）硬化性腺病（又称纤维化期）：乳腺腺病的晚期变化，由于纤维组织增生超过腺管增生，使腺管上皮受挤压而扭曲变形，管泡萎缩消失，小叶轮廓逐渐缩小，乃至结构消失。而仅残留萎缩的导管，上皮细胞体积变小，深染严重者细胞彼此分离，很似硬癌，尤其冷冻切片时，不易与癌区分。本病早期有些经过一定时期可以消失，有些可发展成纤维化，某些则伴有上皮明显乳头状增生的该病理改变尤其值得注意，多数医师正视此为癌前期病变。

纤维腺病与纤维腺瘤病理上的区别点是：后者有包膜，小叶结构消失，呈瘤样增生。与硬癌的区别点是：硬癌表现小叶结构消失，癌细胞体积较大，形态不规则，有间变核分裂易见，两者较易区别。有学者从176例乳腺结构不良中发现，乳腺腺病期的中期（纤维性腺病）及晚期（硬化性腺病），均有不同程度癌变（其癌变率为17%）。该两期应视为癌前病变，临床上已引起足够重视。

2. 乳腺囊性增生病（cystic hyperplasia） 与前述的乳腺组织增生在性质有所不同，前者是生理性改变，后者是病理性而且是一种癌前状态。根据Stout的1 000例材料总结，本病的基本病变和诊断标准是：导管或腺泡上皮增生扩张成大小不等的囊或有上皮化生。本期可见肿瘤切面为边界不清或不整的硬结区。硬结区质硬韧，稍固定，切面呈灰白色伴不规则条索状区。突出的特点是囊肿形成。囊肿小者直径在2mm以下，大者1~4cm不等，有光滑而薄的囊壁，囊内充满透明液体或暗蓝色、棕色黏稠的液体。后者称为蓝顶囊肿（所谓Bloodgood cyst蓝顶盖囊肿），镜下可见囊肿由中小导管扩张而来。上皮增生发生于扩张的小囊内，也可发生于一般的导管内。为实体性增生（乳头状增生），导管或扩张的小囊上皮细胞可化生。显微镜下，囊性上皮增生的病理表现如下。

（1）囊肿的形成：主要是由末梢导管高度扩张而成。仅是小导管囊性扩张，而囊壁内衬上皮无增生者，称"单纯性囊肿"。巨大囊肿因其囊内压力升高而使内衬上皮变扁，甚至全部萎缩消失，以致囊壁仅由拉长的肌上皮和胶原纤维构成。若囊肿内衬上皮显示乳头状增生，称乳头状囊肿。增生的乳头可无间质，有时乳头上皮可呈大汗腺样化生，末端小腺管和腺泡形成囊状的原因可能有以下2种说法：①因管腔发炎，致管周围结缔组织增生，管腔上皮脱落阻塞乳管所致；②乳管及腺泡本身在孕激素作用下上皮增生而未复原所致。但多数认为囊性病变可能是乳管和腺泡上皮细胞增生的结果。

（2）导管扩张：小导管上皮异常增生，囊壁上皮细胞通常增生成多层，也可从管壁多处作乳头状突向腔内，形成乳头状瘤病（papiuomatosis），也可从管壁一处呈蕈状增生。

（3）上皮瘤样增生：扩张导管或囊肿上皮可有不同程度的增生，但其上皮细胞均无间变现象，同时伴有肌上皮增生。上皮增生有以下表现。

1）轻度增生者上皮细胞层次增多，较大导管和囊肿内衬上皮都有乳头状增生时，称"乳头状瘤"。

2）若囊腔内充满多分支的乳头状瘤，称"腺瘤样乳头状瘤"。

3）复杂多分支乳头的顶部相互吻合后，形成大小不一的网状间隙，称"网状增生"或"桥接状增生"。

4）若上皮细胞进一步增生，拥挤于囊腔内致无囊腔可见时，称"腺瘤样增生"。

5）增生上皮围成孔状时，称"筛状增生"。

6）上皮细胞再进一步增生而成实体状时，称"实性增生"。

上皮瘤样增生的病理生理变化：雌激素异常刺激→乳腺末梢导管和腺泡增生成囊肿→囊内液体因流通不畅→淤滞于囊肿内，囊液中的刺激物→先引起上皮的脱落性增生→再促使增生的上皮发生瘤化→进一步可演变为管内型乳癌（原位癌）→癌由管内浸及管周围组织→浸润性癌。

乳头状瘤可分为：①带蒂型（细胞多为柱状，排列整齐）：多系良性，但也有可能恶变；②无蒂型

(细胞分化较差，排列不整齐)：多有恶变倾向。

有人认为小囊肿易恶变，而大囊肿却不易。可能是因为大囊肿内压力较高，上皮细胞常挤压而萎缩，再生力较差之故。但事实上在大囊肿周围常伴有小囊肿。故除临床上不能触及的小囊肿以外，一切能触及的乳腺囊性增生病，都有恶变可能，对可疑的病变应行活检。

(4) 大汗腺样化生：大汗腺细胞样的化生，也是囊性病的一种特征。一般末端导管的上皮是低立方状，一旦化生为汗腺核细胞，其上皮呈高柱状，胞体大，小而规则的圆形核位于基底部，细胞质丰富，嗜酸性，伴有小球形隆出物的游离缘 (knobby free margins)，称"粉红细胞" (dink cell)，这些细胞有强烈的氧化酶活性和大量的线粒体，是由正常乳腺上皮衍生的，而且具有分泌增生能力。不同于大汗腺细胞。大汗腺细胞核化生的原因不明，生化的意义也不了解。Speet (1942) 动物实验研究认为此种化生似与癌变无关。乳腺囊性增生病中的乳头状增生与管内乳头状瘤的增生不同之处是，前者发生于中小导管内，而后者则是发生在大导管内，且多为单发性。

四、乳腺组织增生症

乳腺组织增生症 (mazoplasia) 又称乳痛症 (mastodynia)，是乳腺结构不良症的早期阶段，是一种因内分泌失衡引起的乳腺组织增生与复旧不良的生理性改变。临床表现以乳痛为主，病理改变主要是末端乳管和腺泡上皮的增生与脱落，目前未发现有癌变的报道。

(一) 发病率

本病为妇女常见病，发病年龄多为 30～50 岁，青少年及绝经后妇女少见。男性极少见。近期文献报道有乳腺增生的妇女为 58%～89%。城市患病率高于农村。

(二) 临床表现

本病系乳腺结构不良症的早期阶段，主要是乳腺组织增生，如小叶间质中度增生，如小叶发育不规则、腺泡或末端乳管上皮轻度增生。

1. 好发年龄　多见于中年妇女 (30～40 岁)，少数在 20～30 岁，并伴有乳房发育不全现象。青春期前和闭经期少见。发病缓慢，多在发病 1～2 年后开始就医。

2. 本病与月经和生育的关系　此类患者月经多不规则，经潮期短，月经量少或经间期短等。多发生于未婚或未育及生育而从未哺乳者。

3. 周期性乳痛　周期性乳痛及乳胀是本病的特点。

(1) 疼痛出现的时间：乳痛为本病的主要症状，常随月经周期而出现经前明显乳痛，经潮至症状锐减或消失，少数患者也有不规律的疼痛。乳痛多在月经来潮前 1 周左右出现且渐加重，月经来潮后渐缓解至消失，此乃本病的特点。

(2) 疼痛的性质：多为间歇性、弥漫性钝痛或针刺样痛，亦有表现为串痛或隐痛，甚者有刀割样痛，多数为胀痛或钝痛。有些表现为自觉痛，亦有表现为触痛或走路衣服摩擦时疼痛。乳房也可以有压痛，或上肢过劳后疼痛加重现象。

(3) 乳痛的部位：位于一侧乳房的上部外侧或乳尾部位，甚至全乳痛。单侧或双侧，以双侧为多见，有时也可仅有乳房的部分疼痛，也可伴患侧胸部疼痛且疼痛常放射到同侧上肢、颈部、背部及腋窝处。其疼痛程度不一致，多发生在乳房外上象限及乳尾区。疼痛发生前乳房无肿块及结节。

(4) 乳痛的原因：在月经周期中，乳腺小叶受性激素影响，在月经前乳腺小叶的发育和轻度增生，乳腺结缔组织水肿，腺泡上皮的脱落导致乳腺管扩张而引起，纯属生理性，可以恢复正常。此种现象在哺乳期、妊娠期或绝经后减轻或消失。

4. 乳痛与情绪改变的关系　本病的症状及乳房肿块，多随月经周期、精神情绪改变而改变。如随愁怒、忧思、工作过度疲劳，甚至刮风、下雨、天阴、暑湿等气候改变而加重；经期或心情舒畅以及风和日暖气候则症状减轻或消失。此乃本病的特点。

与乳痛症的相关特点：
（1）疼痛原因：与性激素有直接关系。
（2）好发年龄：30～40岁妇女。
（3）疼痛出现时间：月经前7天左右。
（4）疼痛性质：慢性钝痛及刺痛。
（5）疼痛部位：乳房上部或外侧，一侧或双侧。
（6）疼痛、触痛及可变的乳房结节为本病三大主要表现。

5. 乳房检查　具体如下。
（1）乳头溢液：有些患者偶尔可见乳头溢出浆液性或牙膏样分泌物。
（2）乳房的检查：乳房外形无特殊变化，在不同部位可触及乳腺组织增厚，呈颗粒状，多个不平滑的结节，质韧软，周界不清，触不到具体肿块。增厚组织呈条索状、三角形或片状非实性。月经来前7天以内胀硬较明显，月经后渐软而触摸不清。多为触痛，有时月经来前出现疼痛时，多伴有乳房肿胀而较前坚挺，触诊乳房皮温可略高。乳房触痛明显，乳腺内密布颗粒状结节，以触痛明显区（多为外上象限）最为典型，但无明显的肿块可触及，故有人称"肿胀颗粒状乳腺"（swollen granular breast）、"小颗粒状乳腺"（snail granula reast）。月经来潮后，症状逐渐消失，待月经结束后，多数患者症状完全消失，乳房触诊为原样。

（三）诊断

1. 症状和体征　周期变化的疼痛、触痛及结节性肿块。
2. 物理检查　具体如下。
（1）B超检查：乳痛症者多无明显改变。
（2）X线检查：乳痛症乳腺钼靶摄片常无明显改变，在腺病期、囊性增生症期，增生的乳腺组织呈现边缘分界不清的棉絮状或毛玻璃状改变的密度增高影。伴有囊肿时，可见不规则增强阴影中有圆形透亮阴影。也可行B超定位下的囊内注气造影。乳腺钼靶摄片检查的诊断正确率达80%～90%。
（3）红外线透照检查：由于乳腺组织对红外光的吸收程度不同，透照时可见黄、橙、红、棕和黑各种颜色。乳腺腺病一般情况下透光无异常，增生严重者可有透光度减低，但血管正常，无局限性暗影。
（4）液晶热图检查：该检查操作简便、直观、无创伤性，诊断符合率可达到80%～95%，尤适用于进行乳腺疾病的普查工作。
（5）乳腺导管造影：主要适用于乳头溢液患者的病因诊断。
（6）细胞学检查：细针穿刺细胞学检查对病变性质的鉴别诊断有较大的价值，诊断符合率可达80%～90%。对有乳头溢液的病例，行乳头溢液涂片细胞学检查有助于确定溢液的性质。
（7）切取或切除活体组织检查：对于经上述检查仍诊断不清的病例，可做病变切取或切除行组织学检查。乳腺增生症大体标本中，质韧感，体积较小，切面常呈棕色，肿块无包膜亦无浸润性生长及坏死出血。

有下列情况者应行病变切取或切除活体组织检查，以确定疾病性质：①35岁以上，属乳腺癌高危人群者；②乳腺内已形成边界清的片块肿物者；③细胞学检查（穿刺物、乳头溢液等）查见不典型增生的细胞。

此外，CT、MRI等方法可用于乳腺增生症的检查，有些因为可靠性未肯定，尤其CT价值不大，以B超及红外线透照作为乳腺增生症的首选检查方法为妥。除少数怀疑有恶性倾向的病例外，35岁以下的病例钼靶摄影一般不做常规应用。对临床诊断为乳腺增生症的患者，应嘱患者2～3个月复查1次，最好教会患者自我检查乳房的方法。

（四）治疗

1. 内科治疗　迄今为止，对本病仍没有一种特别有效的治疗方法。根据性激素紊乱的病因学理论，国外一直采用抑制雌激素类药物的治疗方案。目前对本病的治疗方法都只是缓解或改善症状，很难使乳腺增生后的组织学改变得到复原。

(1) 性激素类：以往对乳腺增生症多采用内分泌药物治疗，尽管激素治疗开始阶段多会有较好的效果，但由于乳腺增生症患者多有内分泌激素水平失衡因素，现投入激素，应用时间及剂量很难恰如其分适合本病需要，往往有矫枉过正之弊。应用不当，势必会更加重这种已失衡的状态，效果必然不甚满意。同时乳腺癌的发生与女性激素有肯定关系，甚至增加乳腺癌发生机会。因此，目前应用激素类药物作为治疗本病的已很少作为常规用药。此类药物应用主要机制是利用雄激素或孕激素对抗增高了的雌激素。

以调节体内的激素维持平衡减轻疼痛，软化结节。该类药物早在1939年Spence就试用雄性激素（睾酮），Atkins也报道了本药作用。因恐导致乳腺癌的发生，临床应用应谨慎。下面介绍常用药物。

1) 黄体酮：一般在月经前2周用，每周注射2次，5mg/次，总量20~40mg。疗程不少于6个月。然而目前有报道，认为此药对本病治疗无效且不能过量治疗，否则会引起乳房发育不良，甚至引起乳腺上皮恶变。

2) 雌激素：在月经期间，每周口服2次小剂量己烯雌酚（1mg），共服3周。在第2次月经期间，依据病情好转程度而适当减量，改为每周给药1次或0.2mg/d，连用5天。如此治疗6~8个月。亦可用0.5%己烯雌酚油膏局部涂抹，每晚抹乳腺皮肤，连用半年。

雌激素应用的不良反应可见恶心、呕吐、胃痛、头痛、眩晕等，停药后消失。

3) 甲睾酮（甲基睾丸素）：甲睾酮5mg或10mg，1次/d，肌内注射，月经来潮前第14天开始用，月经来潮停用。每次月经期间用药总量不超100mg。

4) 丙酸睾酮：丙酸睾酮25mg，月经来前1周肌内注射，1次/d。连用3~4天。睾丸素药膏局部涂抹亦有一定作用。

以上2种雄激素的不良反应，有女性男性化多毛、阴蒂肥大、音变、痤疮、肝脏损害、黄疸、头晕和恶心。

5) 达那唑（danazol）：是17-己炔睾（ethisterone）衍生来的合成激素，其作用机制是抑制促性腺激素，从而减少了雌激素对乳腺组织的刺激。Creenbiall等在治疗子宫内膜异位症时，发现该药治疗的病例所伴有的良性乳腺疾病同时得到缓解。达那唑不能改变绝经前妇女的促性腺激素水平，其机制可能是抑制卵巢合成激素所需要的酶，从而调整激素水平，此药治疗效果显著。症状消失及结节消失较为明显，有效率达到90%~98%。但不良反应大，尤其月经紊乱发生率高，因此仅对用其他药物治疗无效，症状严重、结节多者，才选用此药。用药剂量越大，不良反应出现的也越多，且有停药复发问题。用法为：达那唑100~200mg，1次/d，月经来后第2天开始服用，3~6个月为1个疗程。

6) 他莫昔芬（tamoxifen）：本品主要是与雌激素竞争结合靶细胞的雌激素受体，直接封闭雌激素受体。阻断雌激素效应是一种雌激素拮抗药。1980年有人开始用本品治疗本病，国内报道治疗本病的缓解率为96.3%，乳腺结节缩小率为97.8%，停药后有反跳作用。不良反应主要为月经推迟或停经，以及白带增多等。且前Femtinen认为治疗乳痛效果好。用法10mg，2次/d，持续2~3个月。但也有报道长年服用可引起子宫内膜癌的危险。

(2) 维生素类药物：维生素A、维生素B、维生素C、维生素E等能改善肝功能、调节性激素的代谢，同时还能改善自主神经的功能，可作为乳腺增生症的辅助用药。Abrams（1965）首先报道用维生素E治疗本病，随后的研究发现其有效率为75%~85%。机制系血中维生素E值上升，可使血清黄体酮/雌二醇比值上升；另一方面可使脂质代谢改善，总胆固醇-脂蛋白胆固醇的比值下降，α-脂蛋白-游离胆固醇上升。维生素E可使乳房在月经前疼痛减轻或缓解，部分病例可使乳房结节缩小、消散，又可调节卵巢功能，防治流产和不孕症，维生素E是一种氧化剂还可抑制细胞的间变，可以降低低密度脂蛋白（LDL）增加孕激素，故鼓励患者用维生素E以弥补孕激素治疗的不足。其优点是无不良反应，服药方便，价格低廉，易于推广使用，但疼痛复发率高。维生素B_6与维生素A对调节性激素的平衡有一定的意义，维生素A可促进无活性的雄烯酮及孕炔酮转变为活性的雄烯酮及黄体酮，后两者均有拮抗雌激素作用。可以试用。具体用法为：维生素 B₆ 20mg，3 次/d。维生素 E 100mg，3 次/d，维生素 A 1 500 万 U，3 次/d，每次月经结束后连用 2 周。

（3）5%碘化钾溶液：小量碘剂可刺激腺垂体产生促黄体素（LH），促进卵巢滤泡黄体化，从而使雌激素水平降低，恢复卵巢的正常功能，并有软坚散结和缓解疼痛的作用。有效率为 65%~70%。碘制剂的治疗效果往往也是暂时的，有停药后反跳现象。由于可影响甲状腺功能，因此应慎重应用。常用的是复方碘溶液（卢戈液每 100mL 含碘 50g、碘化钾 100g），0.1~0.5mL/次（3~5 滴），口服，3 次/d。可将药滴在固体型食物上，以防止药物对口腔黏膜的刺激。5%碘化钾溶液 10mL，口服，3 次/d。碘化钾片 0.5g，3 次/d，口服。

（4）甲状腺素片：由于近年来认为本病可能与甲状腺功能失调有关，因此有人试用甲状腺素片治疗乳腺增生症获得一定的效果。用甲状腺浸出物或左甲状腺素（synthroid）治疗，0.1mg/d，2 个月为 1 个疗程。

（5）溴隐亭（bromocripine）：本品属于多巴胺受体的长效激活剂，它通过作用在垂体催乳细胞上多巴胺受体，释放多巴胺来直接抑制催乳腺细胞对催乳素的合成和释放。同时也减少了催乳素对促卵泡成熟激素的拮抗，促进排卵及月经的恢复，调整激素的平衡，使临床症状得以好转，有效率达 75%~98%。本品的不良反应是头晕困倦、胃肠道刺激（恶心甚至腹痛、腹泻）、面部瘙痒、幻觉、运动障碍等。具体用法为：溴隐亭 5mg/d，3 个月为 1 个疗程。连续应用不宜超过 6 个月。

（6）其他

1）夜樱草油：本品是一种前列腺受体拮抗药，用药后可致某些前列腺素（PGE）增加并降低催乳素活性，3g/d。效果不肯定，临床不常应用。

2）催乳素类药物：正处于临床试验阶段，其效果尚难肯定。

3）利尿药：有学者认为乳房疼痛与乳房的充血水肿有关，用利尿药可以缓解症状。常用螺内酯（安体舒通）和氢氯噻嗪短期应用。

2. 手术治疗　具体如下。

（1）适应证：乳腺增生症本身无手术治疗的指征，手术治疗的主要目的是避免误诊，漏诊乳腺癌。因此，手术治疗必须具备下列适应证：①有肿块存在：重度增生伴有局限性单个或多个纤维瘤样增生结节，有明显片块状肿块，乳头溢液，其他检查不能排除乳腺癌的病例；②药物治疗观察的病例，在弥漫性结节状乳腺或片块状乳腺腺体增厚区的某一局部，出现与周围结节质地不一致的肿块者，长期用药无效而且症状又加重者；③年龄在 40~60 岁患者，又具有乳腺癌高危因素者；④长期药物治疗无效，思想负担过于沉重，有严重的精神压力（恐癌症），影响生活和工作的患者。

（2）手术目的和治疗原则：①手术的主要目的是明确诊断，避免乳腺癌的漏诊及延诊。因此，全乳房切除是不可取的也是禁忌的，如果围绝经期患者必须如此，须谨慎应用（仅行保留乳房外形的腺体切除），绝不宜草率进行；②局限性病变范围较小，肿块直径不超过 2.5cm，行包括一部分正常组织在内的肿块切除；③全乳弥漫性病变者，以切取增生的典型部位做病理学检查为宜；④年龄在 50 岁以上，病理证实为乳腺导管及腺泡的高度非典型增生患者可行单纯乳房切除（仅行腺体切除，保留乳房外形）。

总之，没有绝对适应证而轻举扩大乳腺切除范围是十分错误的。用防止癌变的借口切除女性（尤其是青、中年女性）的乳房也是绝对不允许的。

3. 其他治疗　具体如下。

（1）中医治疗：中医药在治疗乳腺增生症方面有其独到之处，为目前治疗本病的主要手段。

中医治疗时，除口服药物外，不主张在乳房局部针刺治疗（俗称扎火针）且必须强调的是：在诊断不甚明确而又不能除外癌时，局部治疗属于禁忌。在临床实践中，有多例因中药外敷、扎火针而致使误为乳腺增生症实为乳腺癌的患者病情迅速恶化的病例，应引以为戒。

（2）饮食治疗：据某些学者认为，此病的发生也与脂肪代谢紊乱有关，因此应适当减少饮食中的脂肪的摄入量，增加糖类的摄入。

(3) 心理治疗：乳腺增生症的发生和症状的轻重常与情绪变化有关，多数患者在遇心情不舒畅的情况下及劳累过度时，很快出现症状或使症状加重。因此，给予患者必要的心理护理，对疾病的恢复是有益的，尤其是对乳痛症患者。如果能够帮助患者消除心理障碍，保持良好的心理状态，可完全替代药物治疗。消除恐惧和紧张情绪是心理治疗的关键。必要时可给予地西泮（安定）等镇静药以及维生素类药。

五、乳腺囊性增生病

乳腺囊性增生病（cystic hyperplasia of breast）属于乳腺结构不良的一个晚期阶段，是一种完全性的病理性变化。临床表现主要是以乳房肿块为特点，同时伴有轻微的乳痛。病理改变除了有小叶增生外，多数中小乳管扩张形成囊状为本病特点。乳管上皮及腺泡上皮的增生，与癌的发生有着一定关系。Warren 等追踪病理证实的乳腺囊性增生病，其后发生癌变者较一般妇女高 4.5 倍，并且乳腺囊性增生病在乳腺癌患者的发生率远高于一般的同龄妇女。本病在临床上极为多见，大约 20 个成年妇女在绝经期前就有 1 个患本病，发病率较乳腺癌高，在尸检资料中如将小叶囊肿一并统计在内，其发病率更明显增高。

本病属于中医的"乳癖"范围，中医学认为"乳癖及乳中结核……随喜怒消长，多由思虑伤脾，恼怒伤肝，气血瘀结而生"。

（一）发病率

乳腺囊性增生病是乳腺各种病变中最常见的一个阶段。即使仅以临床能觉察的较大囊肿为限，乳腺囊性增生病的发病率也较乳腺其他病变的发病率为高。据纽约长老会医院1941—1950 年间共有临床表现明显的乳腺囊性增生病 1 196 例，同时期内的乳腺癌有 991 例、腺纤维瘤有 440 例，可见乳腺囊性增生病之多见。又据 Bmhardt 和 Jaffe 曾报道 100 个 40 岁以上女尸的尸检资料统计，其乳腺囊性增生病的发生率高达 93%。Franas 曾报道 100 个 19～80 岁的女尸，其乳腺中有显微观的小囊肿者占 55%，双侧病变也有 25%。Frantz 等研究过 225 例并无临床乳腺瘤的女尸，发现 19% 有肉眼可见的乳腺囊性增生病（囊肿大 1～2mm 以上），半数为两侧性。此外在显微镜下还发现 34% 有各种囊性病变（包括小囊肿、管内上皮增生等），总计半数以上（53%）具有各种表现的乳腺囊性增生病。总之，以这样的估计，一般城市妇女中每 20 个就有 1 个在绝经前可能在临床上发现乳腺囊性增生病，其发病率远较乳癌的发病率高。

乳腺囊性增生病通常最早发生在 30～39 岁，至 40～49 岁其发病率到达高峰，而在绝经后本病即渐减少。据美国纽约长老会医院统计的 454 例临床可见的乳腺囊性增生病也说明了是中年妇女常见病。其发病年龄如以初诊时为准，20～29 岁占 5.2%，30～39 岁占 33.2%，40～49 岁占 49.6%，50～59 岁占 9.4%，60 岁以上的共占 2.6%，其平均发病年龄为 41 岁。我国王德修、胡予（1965）报道的 46 例乳腺囊性增生病，平均年龄为 39.8 岁，天津市人民医院报道的乳腺囊性增生病 80 例，患者就诊年龄为 14～74 岁，平均为 38.7 岁，可见乳腺囊性增生病主要为中年妇女的疾病。

（二）临床表现

1. 患病年龄　患病年龄多在 40 岁左右的中年妇女，青年及绝经后妇女少见。自发病到就诊时间平均 3 年（数天至 10 余年）。

2. 乳痛　多不显著，与月经周期关系不甚密切，偶尔有同乳腺增生症一样的疼痛，此点可与小叶增生相区别。疼痛可以有多种表现，如隐痛、钝痛或针刺样痛，一侧或双侧，同时伴患侧胸、背及上肢的疼痛。疼痛可以是持续性，也可以是周期性，但不规律的乳痛是本病的特点。乳痛多因早期乳管开始扩张时出现，囊肿发展完全时疼痛消失，疼痛也可能与囊内压力迅速增加有关。

3. 乳头溢液　多为草黄色浆液、棕色、浆液血性甚至纯血液。一般为单侧，未经按压而自行排出。也有经挤压而出。溢液主要是病变与大导管相通之故。有文章报道，762 例乳房肿块病患者，发生排液者 41 例，占 5.4%，其中 63.5% 为乳腺囊性增生病。

4. 乳房肿块 是本病主要诊断依据。但检查该病时,最好在月经前后7～10天之内。先取坐位后取平卧位,按顺序仔细检查乳房各个象限,检查肥大型或下垂型乳房时,可采用斜卧位,并将上肢高举过头,以便检查乳腺的外上象限。常见肿块有以下几种表现。

(1) 单一肿块状:呈厚薄不等的团块状,数目不定,长圆形或不规则形,有立体囊样感,中等硬度有韧性,可自由推动,不粘连,边缘多数清楚,表面光滑或呈颗粒状,软硬不一,是单纯囊肿的特点。有些囊肿较大,一般呈圆球形,表面光滑,边界清楚;囊肿的硬度随囊内容物的张力大小而有差别,张力小的触诊时感觉较软,甚至有波动感,张力大的显得较硬,有时与实质性的腺纤维瘤很难区别。此外,在月经来潮前因囊内张力较大,肿块也会变得较硬。由于囊内容物一般多为澄清的液体,所以大的囊肿大多透光明亮。

如囊肿有外伤出血或感染,则透光试验时囊肿显出暗淡的阴影,在感染的情况下因囊肿与周围组织常有粘连,还可见皮肤或乳头的粘连退缩现象。囊内乳头状瘤存在时,囊液每呈血性或浆液血性,此时透光试验也能显出境界清楚的阴影。

(2) 乳腺区段型结节肿块即多数肿块出现:结节的形态按乳管系统分布,近似三角形,底位于乳房边缘,尖朝向乳头,或为不规则团块,或为中心部盘状团块,或为沿乳管走向的条索状,囊肿表现形式可以是单个或多个,呈囊状感,也有为颗粒状边界清楚,活动度大,大小多在0.5～3cm。大者甚至可达8cm左右。文献上有人将直径在0.5cm以下,称"沙粒结节"。

(3) 肿块分布弥漫型:肿块分布的范围超过3个象限或分散于整个或双侧乳腺内。

(4) 多形状肿块:同乳腺内,有几种不同形态的肿块(片状、结节、条索、颗粒等),在同一部位或不同部位,甚至散在全乳房。

(5) 肿块变化与精神情绪的关系:多数人于月经前愁闷、忧伤、心情不畅以及劳累、天气不好而加重,使肿块变大、变硬,疼痛加重。当月经来潮后或情绪好、心情舒畅时,肿块变软、变小。同时疼痛可减轻或消失。这种因精神、情绪的变化而改变的肿块,是本病的特点,而且多为良性经过。有人认为,这种表现多在乳腺结构不良的早期,而囊肿期则表现不甚明显,仅表现为肿块的突出特点。各型肿块,与皮肤和深部筋膜不粘连,乳头不内陷。乳房外形不变,同侧腋窝淋巴结不肿大。切开肿块,内有大小不等的囊肿(为扩张的乳管),大如栗子,小如樱桃,多散在乳房深部。

(三) 辅助检查

1. X线检查　可见多数大小不一的囊腔阴影,为蜂巢状,部分互相融合或重叠,囊腔呈圆形,大囊腔为卵圆形,边缘平滑,周围大或伴有透亮带。牵引乳头摄片,则发现弧形之透亮区易变形,而由于皮下脂肪层变薄,由于位于边缘的囊腔而呈皱襞状。文献报道钼靶X线的诊断正确率达80%～90%。随着X线技术的改进,如与定位穿刺活检相结合,其诊断正确率可进一步提高。近年来磁共振的应用,对诊断本病有一定参考价值,典型的MRI表现为乳腺导管扩张,形状不规整,边界不清,但本病MRI表现是多种多样。因此法不太经济,故临床应用目前未推广。

2. B超检查　Wild(1951)首先应用超声波检查乳腺的肿块,近年来B超发展很快,诊断正确率高达90%左右。超声波显示增生部位不均匀的低回声区,以及无回声的囊肿。它的诊断在某些方面优于X线摄片。X线片不易将乳腺周围纤维增生明显的孤立性囊肿和边界清楚的癌相鉴别,而B超则很容易鉴别。B超对乳腺增生症患者随访很方便,也无创伤。临床检查应作为首选方法。B超对囊肿型的乳腺病表现为,光滑完整的乳腺边界,内皮质稍紊乱,回声分布不均,呈粗大光点及光斑。囊肿区可表现出大小不等的无声回区,其后壁回声稍强。

3. 肿块或囊肿穿刺　在乳房肿块上面,行多处细针穿刺并做细胞学检查,对诊断乳腺上皮增生症有较大价值。结合X线透视下定位穿刺活检,其诊断正确率较高。需注意的是对怀疑癌变的病例,最后确诊仍有赖于组织切片检查。

4. 透照摄影　乳腺透照法首先由Curler(1929)提出,Cros等(1972)作了改进。其生物学基础是短波电磁辐射(蓝光)比长波(红光)更容易透入活组织,短波光在组织内广泛散布,长波光可被部分吸收,并产生热。乳腺各区域的不同吸收质量用黄光透照能更好地显示。Gros等使用非常强的光源，在半暗环境中进行透照，并用普通彩色胶卷摄影，观察其图谱的变化。有一定的诊断价值，最适宜大面积的普查。由于乳腺组织囊性增生和纤维性变，在浅灰色背影下，可见近圆形深灰色均匀的阴影，周围无特殊血管变化，乳腺浅静脉边界模糊不清。由于含的液体不同，影纹表现各异。清液的囊肿为孤立的中心造光区，形态规则，含浊液则表现为均匀深灰色的阴影，边界清楚。也是鉴别良恶性一种方法。

5. 囊内注气或用造影剂摄像检查　这些方法仅可说明有囊肿，并不能确定其性质，最终还需依靠病理组织学检查。

6. 活检　对诊断不清，特别是难与恶性肿瘤相鉴别者，可行活检，但是应注意。

（1）如果肿块小而局限者，可行包括一部分正常组织在内的全部肿物切除，送病理学检查。

（2）如果肿块大，范围广泛，可在肿块最硬处或肿块中心处取组织做病理学检查。

（四）鉴别诊断

鉴别诊断目的的主要在于：①为排除癌变的存在；②了解病变增生程度，以便采取相应措施；③预测疾病的发展与转归；④对一些肿物局限者切除，达治疗目的。

根据病史、体征及一些辅助检查，基本能提示本病存在的可能，但最终仍需病理组织学来确诊，确诊后方可采取治疗措施。

乳腺增生症尚需与乳房内脂肪瘤、乳腺导管内或囊内乳头状瘤、慢性纤维性乳腺炎、导管癌等鉴别。

1. 乳房内脂肪瘤　为局限性肿块，质软有假性波动，无疼痛及乳头溢液，也无随月经周期的变化而出现的乳房疼痛及肿块增大现象。

2. 乳痛症　以乳房疼痛为主，与月经周期有明显关系，每经潮开始后，痛即减轻或消失。乳腺触诊阴性，仅疼痛区，乳腺腺体增厚，无明显肿块感，仅有小颗粒状感觉。很少有乳头溢液。

3. 乳腺管内或囊内乳头状瘤　有乳头溢液及乳房肿块，但与乳腺结构不良的乳头溢液及肿块不同。前者为自溢性从乳头排出血性液体，呈粉红色或棕褐色；后者多为挤压而出，非自溢性，且为淡黄色的浆液性液体。前者乳房肿块较小，位居乳晕外，挤压肿块可见有血性分泌物从乳头排出，肿块随之变小或消失；而乳房结构不良症的肿块，常占乳房大部分或布满全乳，一侧或双侧乳房肿块随月经周期而出现疼痛及增大为特点。

4. 慢性纤维性乳腺炎　有乳房感染史及外伤史，往往因炎症的早期治疗不彻底而残留2~3个小的结节。在全身抵抗力降低时，再次发作。反复发作为其本病的特点。很易与乳房结构不良相鉴别。

5. 恶性肿瘤　肿块局限、质较硬，无随月经周期变化而出现的乳房变化现象，多需病理协诊。

（五）治疗

1. 手术治疗　具体如下。

（1）手术目的：①明确诊断，排除乳房恶性疾病；②切除病变腺体，解除症状；③除去乳腺癌易患因素，预防乳腺癌发生。

（2）手术指征

1）肿块切除：增生病变仅局限乳房一处，经长时间药物治疗而症状不缓解，局部表现无改善或肿块明显增大、变硬和有血性分泌物外溢时，应包括肿块周围正常组织在内的肿块切除病检。如发现上皮细胞不典型增生而年龄>45岁，又有其他乳腺癌高危因素者，则以单纯乳房切除为妥。在做乳房肿块区段切除时，应做乳房皮肤的梭形（或弧形）切除，但不要损及乳晕，以便在缝合后保持乳房的正常外形。

2）单纯乳房切除：乳房小且增生病变遍及一侧全乳，在非手术治疗后症状不缓解，肿块继续增大，乳头溢血性分泌物，病理诊断为不典型增生，年龄在40岁以上者，有乳腺癌家族史或患侧乳房原有慢性病变存在，可行单纯乳房切除，并做病理学检查。如为恶性，可行根治。年龄<30岁一侧乳房内多发增生者，可行细胞学检查，也可进行活检（应在肿块最硬的部位取组织）。如为高度增生，也行

乳房区段切除。术后可以药物治疗和严密观察。

3）病变弥漫及双侧乳房：经较长时间的药物治疗，症状不好转，肿块有继续长大，溢水样、浆液性或浆液血性及血性分泌物者，多次涂片未发现癌细胞，如年龄＞45岁者，可在肿块最明显处做大区段乳房切除，并送病理学检查。年龄＜35岁，有上述情况者，可将较重的一侧乳房行肿块小区段切除，较轻的一侧在肿块中心切取活体组织检查。如无癌细胞，乳管增生不甚活跃，无上皮细胞间变及化生的，可继续行药物治疗，定期复查。

4）凡为乳腺囊性增生病行肿块切除、区段切除或单纯乳房切除者，术前检查未发现癌细胞，术后一律常规再送病理学检查。发现癌细胞者，均应尽快在短时间内补加根治手术。对于仅行活检或单纯乳房肿块切除患者，术后应继续行中药治疗。

5）乳腺囊性增生病行单纯乳房切除的适应证：凡病理学检查为囊性增生、上皮细胞不典型增生或重度不典型增生，药物治疗效果不佳，年龄＞40岁，可行保留乳头及乳晕的皮下纯乳房腺体切除。如年龄＜30岁，可肿块区段切除。如病理学检查为腺病晚期或囊肿增生期，无论年龄大小，均做肿块切除，并用药物治疗及定期复查。

总之，关于乳腺增生症的治疗问题不能一概而论，应根据年龄、症状、体征以及病理类型、病变进展速度及治疗反应而综合治疗，且不可长期按良性疾病处理，而忽略恶性病变存在的可能，以致贻误治疗时机。也不能因本病是癌前病变就不注意上皮增生情况、年龄大小及病史和治疗反应就一概而论地行区段乳房切除或单纯乳房切除，这些都是不妥的。

2. 化学药物治疗　同乳腺增生症。

（沈　倩）

第三节　乳腺癌

乳腺癌是女性中常见的恶性肿瘤，世界上乳腺癌的发病率及死亡率有明显的地区差异。欧美国家高于亚非拉国家。在我国京、津、沪及沿海一些大城市的发病率较高，上海市的发病率居全国之首。上海市女性乳腺癌发病率为29.8/10万，为全部恶性肿瘤中的6.3%，占女性恶性肿瘤中的14.9%，是女性恶性肿瘤中的第一位。

一、病因

乳腺癌大都发生在41～60岁、绝经期前后的妇女，病因尚未完全明了，但与下列因素有关。①内分泌因素：已证实雌激素中雌酮与雌二醇对乳腺癌的发病有明显关系，黄体酮可刺激肿瘤的生长，但亦可抑制脑垂体促性腺激素，因而被认为既有致癌，又有抑癌的作用。催乳素在乳腺癌的发病过程中有促进作用。临床上月经初潮早于12岁，停经迟于55岁者的发病率较高；第一胎足月生产年龄迟于35岁者发病率明显高于初产在20岁以前者；未婚、未育者的发病率高于已婚、已育者；②饮食与肥胖：影响组织内脂溶性雌激素的浓度，流行病学研究脂肪的摄取与乳腺癌的死亡率之间有明显的关系，尤其在绝经后的妇女；③放射线照射以及乳汁因子：与乳腺癌的发病率亦有关。此外，直系家属中有绝经前乳腺癌患者，其姐妹及女儿发生乳腺癌的机会较正常人群高3～8倍。

二、临床表现

乳腺癌最常见的第一个症状是乳腺内无痛性肿块，大多是患者自己在无意中发现的。10%～15%的肿块可能伴有疼痛，肿块发生于乳房外上象限较多，其他象限较少，质地较硬，边界不清，肿块逐步增大，侵犯库柏韧带（连接腺体与皮肤间的纤维束）使之收缩，常引起肿块表面皮肤出现凹陷，即称为"酒窝征"。肿块侵犯乳头使之收缩，可引起乳头凹陷，肿块继续增大，与皮肤广泛粘连，皮肤可因皮下淋巴的滞留而引起水肿，由于皮肤毛囊与皮下组织粘连较紧密，在皮肤水肿时毛囊处即形成很多点状小孔，使皮肤呈"橘皮状"。癌细胞沿淋巴网广泛扩散到乳房及其周围皮肤，形成小结节，称为卫星结节。晚期时肿瘤可以浸润胸肌及胸壁，而与其固定，乳房亦因肿块的浸润收缩而变形。肿瘤广泛浸润皮肤后融合成暗红色。

弥漫成片，甚至可蔓延到背部及对侧胸部皮肤，形成"盔甲样"，可引起呼吸困难；皮肤破溃，形成溃疡，常有恶臭，容易出血，或向外生长形成菜花样肿瘤。

有5%～10%患者的第一症状是乳头溢液，有少数患者可以先有乳头糜烂，如湿疹样，或先出现乳头凹陷。少数患者在发现原发灶之前先有腋淋巴结转移或其他全身性的血道转移。

癌细胞可沿淋巴管自原发灶转移到同侧腋下淋巴结，堵塞主要淋巴管后可使上臂淋巴回流障碍而引起上肢水肿。肿大淋巴结压迫腋静脉可引起上肢青紫色肿胀。臂丛神经受侵或被肿大淋巴结压迫可引起手臂及肩部酸痛。

锁骨上淋巴结转移可继发于腋淋巴结转移之后或直接自原发灶转移造成。一旦锁骨上淋巴结转移，则癌细胞有可能经胸导管或右侧颈部淋巴管进而侵入静脉，引起血道转移。癌细胞亦可以直接侵犯静脉引起远处转移，常见的有骨、肺、肝等处。骨转移中最常见是脊柱、骨盆及股骨，可引起疼痛或行走障碍；肺转移可引起咳嗽、痰血、胸腔积液；肝转移可引起肝大、黄疸等。

三、临床分期

目前常用的临床分期是按1959年国际抗癌联盟建议，并于1997年经修改的TNM国际分期法。

分类中区域淋巴结包括：①腋淋巴结：指腋静脉及其分支周围的淋巴结及胸大、小肌间的淋巴结，可以分成三组：第1组（腋下群）：即胸小肌外缘以下的淋巴结；第2组（腋中群）：指胸小肌后方及胸肌间的淋巴结（即Rotter淋巴结）；第3组（腋上群）：胸小肌内侧缘以上，包括腋顶及锁骨下淋巴结；②内乳淋巴结。

TNM分期法：

T 原发肿瘤

    T_x 原发肿瘤情况不详（已被切除）

    T_0 原发肿瘤未扪及

    T_{is} 原位癌：指管内癌，小叶原位癌，乳头帕哲病乳管内未扪及肿块者（Pagets病乳房内扪及肿块者依照肿瘤大小分期）

    T_1 肿瘤最大径小于2cm

    T_2 肿瘤最大径>2cm，<5cm

    T_3 肿瘤最大径>5cm

    T_4 不论肿瘤任何大小，已直接侵犯胸壁或皮肤

    T_{4a} 肿瘤直接侵犯皮肤

    T_{4b} 乳房表面皮肤水肿（包括橘皮征），乳房皮肤溃疡或卫星结节，限于同侧乳房

    T_{4c} 包括T_{4a}及T_{4b}

    T_{4d} 炎性乳腺癌

注：①炎性乳腺癌指皮肤广泛浸润、表面红肿，但其下不一定能扪及肿块，如皮肤活检时未发现有癌细胞，则T可以定为PT_x，若活检时发现有癌细胞，临床分期为T_{4d}；②皮肤粘连，酒窝征、乳头凹陷、皮肤改变，除了T_{4b}及T_{4c}外可出现于T_1、T_2、T_3中，不影响分期；③胸壁指肋骨、肋间肌、前锯肌，不包括胸肌。

N 区域淋巴结

    N_x 区域淋巴结情况不详（已被切除）

    N_0 无区域淋巴结转移

    N_1 同侧腋淋巴结转移，但活动

    N_2 同侧腋淋巴结转移，互相融合，或与其他组织粘连

    N_3 转移至同侧内乳淋巴结

M 远处转移

 M_x 有无远处转移不详

 M_0 无远处转移

 M_1 有远处转移（包括皮肤浸润超过同侧乳房）

临床检查与病理检查间有一定的假阳性或假阴性，因而术后病理检查时分期较临床分期更为准确。根据以上不同的 TNM 可以组成临床不同的分期：

 0 期 $T_{is}N_0M_0$

 Ⅰ 期 $T_1N_0M_0$

 Ⅱ 期$_A$ $T_0N_1M_0$

     $T_1N_1M_0$

     $T_2N_0M_0$

 Ⅱ 期$_B$ $T_2N_1M_0$

     $T_3N_0M_0$

 Ⅲ 期$_A$ $T_0N_2M_0$

     $T_1N_2M_0$

     $T_2N_2M_0$

     $T_3N_{1,2}M_0$

 Ⅲ 期$_B$ T_4 和任何 NM_0

     任何 T 和 N_3M_0

 Ⅳ 期 任何 T，任何 N，M_1

四、病理分型

国内将乳腺癌的病理分型如下。

1. 非浸润性癌 具体如下。

（1）导管内癌：癌细胞局限于导管内，未突破管壁基底膜。

（2）小叶原位癌：发生于小叶，未突破末梢腺管或腺泡基底膜。

2. 早期浸润性癌 具体如下。

（1）导管癌早期浸润：导管内癌细胞突破管壁基底膜，开始生芽，向间质浸润。

（2）小叶癌早期浸润：癌细胞突破末梢腺管或腺泡壁基底膜，开始向小叶间质浸润，但仍局限于小叶内。

3. 特殊型浸润癌 具体如下。

（1）乳头状癌：癌实质主要呈乳头状结构，其浸润往往出现于乳头增生的基底部。

（2）髓样癌伴大量淋巴细胞增生：癌细胞密集成片，间质少，癌边界清楚，癌巢周围有厚层淋巴细胞浸润。

（3）小管癌：细胞呈立方或柱状，形成比较规则的单层腺管，浸润于基质中，引起纤维组织反应。

（4）腺样囊性癌：由基底细胞样细胞形成大小不一的片状或小梁，中有圆形腔隙。

（5）黏液腺癌：上皮黏液成分占半量以上，黏液大部分在细胞外，偶在细胞内。

（6）大汗腺癌：癌细胞大，呈柱状，可形成小巢、腺泡或小乳头。主、间质常明显分离。

（7）鳞状细胞癌：可见细胞间桥、角化。

（8）乳头湿疹样癌：起源于乳头的大导管，癌细胞呈泡状，在乳头或乳晕表皮内浸润。几乎常伴发导管癌。

4. 非特殊型浸润癌 具体如下。

（1）浸润性小叶癌：小叶癌明显向小叶外浸润，易发生双侧癌。

（2）浸润性导管癌：导管癌明显向实质浸润。

(3) 硬癌：癌细胞排列成细条索状，很少形成腺样结构，纤维间质成分占2/3以上，致密。

(4) 单纯癌：介于硬癌与髓样癌之间，癌实质与纤维间质的比例近似。癌细胞形状呈规则条索或小梁，有腺样结构。

(5) 髓样癌：癌细胞排列成片状或巢状，密集，纤维间质成分少于1/3，无大量淋巴细胞浸润。

(6) 腺癌：癌实质中，腺管状结构占半数以上。

5. 其他罕见癌 有分泌型（幼年性）癌、富脂质癌（分泌脂质癌）、纤维腺瘤癌变、乳头状瘤病癌变等。

五、临床检查和诊断

乳腺是浅表的器官，易于检查，检查时置患者于坐位或卧位，应脱去上衣，以便作双侧比较。

1. 视诊应仔细检查观察 ①双侧乳房是否对称、大小、形状，有无块物突出或静脉扩张；②乳头位置有无内陷或抬高，乳房肿块引起乳头抬高，常是良性肿瘤的表现；如伴乳头凹陷则以恶性可能大。此外，观察乳头有无脱屑、糜烂、湿疹样改变；③乳房皮肤的改变，有无红肿、水肿凹陷、酒窝征。嘱患者两手高举过头，凹陷部位可能更明显。

2. 扪诊 由于月经来潮前乳腺组织常肿胀，因而最好在月经来潮后进行检查。乳腺组织的质地与哺乳有关，未经哺乳的乳腺质地如橡皮状，较均匀；曾哺乳过的乳腺常可能触及小结节状腺体组织；停经后乳腺组织萎缩，乳房可被脂肪组织代替，扪诊时呈柔软，均质。

一般在平卧时较易检查，并与坐位时检查作比较。平卧时，肩部略抬高，检查外半侧时应将患者手上举过头，让乳腺组织平坦于胸壁；检查内半侧时手可置于身旁。用手指掌面平坦而轻柔地进行扪诊，不能用于抓捏，以免将正常乳腺组织误认为肿块。应先检查健侧，再检查患侧乳房。检查时应有顺序地扪诊乳腺的各个象限及向腋窝突出的乳腺尾部。再检查乳头部有无异常以及有无液体排出。检查动作要轻柔，以防止挤压而引起癌细胞的播散。最后检查腋窝、锁骨下、锁骨上区有无肿大淋巴结。

检查乳房肿块时要注意：①肿块的部位与质地，50%以上的乳腺肿瘤发生在乳腺的外上方；②肿块的形状与活动度；③肿瘤与皮肤有无粘连，可用手托起乳房，有粘连时局部皮肤常随肿瘤移动，或用两手指轻轻夹住肿瘤两侧稍提起，观察皮肤与肿瘤是否有牵连；④肿瘤与胸肌筋膜或胸肌有无粘连，病员先下垂两手，使皮肤松弛，检查肿瘤的活动度。然后嘱两手用力叉腰，使胸肌收缩，作同样检查，比较肿瘤的活动度。如果胸肌收缩时活动减低，说明肿瘤与胸肌筋膜或胸肌有粘连；⑤有乳头排液时应注意排液的性质、色泽。如未能明确扪及乳房内肿块时，应在乳晕部按顺时针方向仔细检查有无结节扪及或乳头排液。排液应作涂片细胞学检查；⑥检查腋淋巴结，检查者的右手前臂托着病员的右前臂，让其右手轻松地放在检查者的前臂上，这样可以完全松弛腋窝。然后检查者用左手检查患者右侧腋部，可以扪及腋窝的最高位淋巴结，然后自上而下检查胸大肌缘及肩胛下区的淋巴结。同法检查对侧腋淋巴结，如果扪及肿大淋巴结时要注意其大小、数目、质地、活动度以及与周围组织粘连等情况；⑦检查锁骨上淋巴结，注意胸锁乳突肌外侧缘及颈后三角有无肿大淋巴结。

3. 其他辅助检查方法 与病理检查比较，临床检查有一定的误差，即使有丰富临床经验的医师对原发灶检查的正确率为70%～80%。临床检查腋窝淋巴结约有30%假阴性和30%～40%假阳性，故尚需其他辅助诊断方法，以提高诊断的正确率。常用的辅助诊断方法如下。

(1) 乳腺的X线摄片检查：是乳腺疾病诊断的常用方法，有钼靶摄片及干板摄片两种，均适用于观察乳腺及软组织的结构，其中以钼靶摄片最为常见。

乳腺癌X线表现有直接征象或间接征象。直接征象有：①肿块或结节明显：表现为密度高的致密影，边界不清或结节状，典型者周围呈毛刺状，肿瘤周围常有透明晕，X线表现的肿块常较临床触及的为小；②钙化点：有30%～50%的乳腺癌在X线表现中可见有钙化点，其颗粒甚小，密度不一致，呈点状、小分支状或泥沙样，直径5～500μm，良性病变也有钙化点，但常较粗糙，大多圆形，数量较少。乳晕下肿块可引起乳头凹陷，X线片上可表现为漏斗征。间接征有乳房导管影增生，常表现为非对称性，乳腺结构扭曲变形，肿瘤周围结构有改变，肿瘤浸润皮肤或腋淋巴结导致淋巴回流受阻引起皮肤增厚等。

X线检查也用做乳腺癌高发人群中普查,可以查出临床上摸不到肿块的原位癌,表现为导管影增粗及微小钙化点,可经立体定位下插入金属有钩的针,确定部位后切除,切除的标本应做X线检查以观察病灶是否已被切净。

乳腺X线摄片可用以临床鉴别肿块的良、恶性,也可用于作为发现临床不能触及的肿块,临床常用于:①乳腺痛术前检查,明确是否有多发性病灶或对侧乳房有无病灶;②乳腺病变的鉴别诊断;③乳头排液、溃疡、酒窝皮肤增厚和乳头凹陷的辅助诊断;④高危人群的普查应用。

(2) B型超声波检查:可以显示乳腺的各层结构、肿块的形态及其质地。恶性肿瘤的形态不规则,同声不均匀,而良性肿瘤常呈均匀实质改变。复旦大学肿瘤医院应用超声波诊断乳腺恶性肿瘤的正确率达97%。超声波检查对判断肿瘤是实质性还是囊性较X线摄片为好,超声显像对明确肿块大小较准确,可用以比较非手术治疗的疗效。

(3) 近红外线检查:近红外线的波长为600~900μm,易穿透软组织,利用红外线穿过不同密度组织,可显示各种不同灰度,从而显示肿块。此外,红外线对血红蛋白的敏感度强,乳房内血管显示清晰。乳腺癌癌周的血运常较丰富,血管较粗,近红外线对此有较好的图像显示,有助于诊断。

(4) 乳管导管镜检查:对有乳头溢液的病例可通过0.4~0.75mm的乳腺导管管插入溢液的导管进行检查,可在直视下观察到导管内的病变,还可以做脱落细胞学检查,同时可通过导管镜的检查发现一些早期的导管内癌。乳腺导管镜检查便于对病灶的体表定位,以利于手术时正确选择手术切口。

(5) CT检查:可以作为乳腺摄片的补充,因而不作为常规应用。CT可用于临床未能扪及的病灶的术前定位,确定肿瘤的术前分期,以及了解乳腺、腋下及内乳淋巴结有无肿大,有助于制订治疗计划。

(6) 磁共振检查:可以作为术前诊断及钼靶X线摄片的补充。浸润性导管癌的磁共振检查表现为边界不清、不规则毛刺的低信号强度的肿块,但不能显示微小钙化点,但对肿块周围的浸润情况表现较好;有助于保留乳房手术前明确手术切除的范围。

(7) 脱落细胞学检查:有乳头排液可作涂片检查,一般用苏木-伊红或巴氏染色。有乳头糜烂或湿疹样改变时,可订印片细胞学检查。

肿瘤性质不能明确时,可用6.5或7号细针穿刺肿块,抽吸组织液,内含有细胞,可做涂片细胞学检查,其正确率可达85%左右。而细针抽吸引起肿瘤播散的机会不大,但对小于1cm的肿块,检查成功率较小。

(8) 切除活组织检查:病理检查是最可靠的方法,其他检查不能代替。做活检时应将肿块完整切除,并最好在肋间神经阻滞麻醉或硬脊膜外麻醉下进行,避免局部麻醉下手术,以减少肿瘤的播散,同时做冰冻切片检查。如果证实为恶性肿瘤,应及时施行根治性手术。

六、治疗

乳腺癌的治疗方法包括手术、化疗、放疗、内分泌以及近年来的免疫治疗等。

1. 治疗原则　按照临床部位及瘤期,治疗方法的选择大致按如下原则。

(1) 临床0期、1期、2期及部分3A期:以手术为首选治疗方法,手术以根治或改良根治术为主,部分病例可行保留乳房的手术方式,术后应用放射治疗。病灶位于内侧及中央时可考虑同时处理内乳淋巴结。术后根据淋巴结转移情况及其他预后指标决定是否需要补充化疗及放疗。

(2) 临床3期早:以根治性手术为主,手术前、后根据病情应用化疗或放疗。

(3) 临床3期晚:又称局部晚期乳腺癌,常先应用化疗或同时放疗,根据肿瘤的消退情况,再决定手术方式,手术仅作为综合治疗的一个组成部分。

(4) 临床4期:以化疗及内分泌等治疗为主。

2. 手术治疗　自从1894年Halsted创立了乳腺癌根治术以来,该术式一向被认为是典型的常规手术。1948年Handley在第2肋间内乳淋巴结的活检手术中,证实该淋巴结亦是乳腺癌的第一站转移途径，从而开展了各种清除内乳淋巴结的扩大根治手术。以后又有人倡立了许多超根治手术，将切除范围扩大到锁骨上及前纵隔淋巴结，但由于其并发症多和疗效未有提高而又放弃应用。1970 年以后较多采用是改良根治术，20 世纪 70 年代后期以来对一些早期的病例采用了缩小手术范围及肿瘤的局部切除合并放疗的方法。缩小手术范围的原因除了发现的病例病期较早外，由于放疗及化疗的进步，应用直线加速器可使到达肿瘤深部的剂量增加，局部得到足够的剂量而减少皮肤反应，术后患者能有较好的外形。同时近 10 多年来对乳腺癌的生物学特性的研究认识到乳腺癌是容易转移的肿瘤，即使手术范围扩大，治疗效果并未明显改变，而治疗的失败原因主要是血道播散，即使临床一期的病例手术治疗后仍有 10% ~ 15% 因血道播散而失败。因而认为乳腺癌一开始就有波及全身的危险，区域淋巴结对肿瘤发展并无屏障作用，而淋巴结转移又与机体免疫功能有关，但是肿瘤的淋巴结与血道转移主要与其病期有关。原位癌的手术治愈率可达 100%，随着病期的发展，其区域淋巴结及血道转移的机会也随之增加。清除的淋巴结中有微小转移灶的预后与无转移者相似，但在明显转移时，患者的生存率随淋巴结转移数及转移部位增多而降低。手术的目的是：①控制局部及区域淋巴结，以减少局部复发；②了解原发灶的病理类型、分化程度、激素受体测定结果、淋巴结转移以及其转移部位和程度等，以帮助选用手术后综合治疗的方案。

(1) 手术方式

1) 乳腺癌根治术：最常用亦是最经典的肿瘤外科治疗的术式。手术一般可在全身麻醉或高位硬脊膜外麻醉下进行，可根据肿瘤的不同部位采用纵形或横形切口，皮肤切除范围可在肿瘤外 3 ~ 4cm，皮瓣剥离时在肿瘤周围宜采用薄皮瓣法，将皮下脂肪组织尽量剥除，在此以外可逐渐保留皮下脂肪组织，但不要将乳腺组织保留在皮瓣上。皮瓣剥离范围内侧到胸骨缘，外侧到腋中线。先切断胸大、小肌的附着点，保留胸大肌的锁骨份，这样可以保护腋血管及神经，仔细解剖腋窝及锁骨下区，清除所有脂肪及淋巴组织，尽可能保留胸长及胸背神经，使术后上肢高举及向后运动不受障碍，最后将整个乳房连同周围的脂肪淋巴组织、胸大肌、胸小肌和锁骨下淋巴脂肪组织一并切除。术毕在腋下作小口，置负压引流，以减少积液，使皮片紧贴于创面。

2) 乳腺癌改良根治术：本手术的目的是切除乳房及清除腋血管周围淋巴脂肪组织，保留胸肌。使术后胸壁有较好的外形，以便于以后做乳房再造手术。手术方式有：①保留胸大、小肌的改良根治 I 式 (Auchin closs 手术)；②保留胸大肌切除胸小肌的改良根治 II 式 (Pacey 手术)。手术大都采用横切口，皮瓣分离与根治术相似，在改良根治 I 式手术时可用拉钩将胸大小肌拉开，尽量清除腋血管旁淋巴脂肪组织，但清除范围仅能包括腋中、下群淋巴结。而改良根治 II 式，由于切除胸小肌使腋血管周围的解剖能达到更高的位置，一般可以将腋上群淋巴结同时清除。此手术方式适合于微小癌及临床第一、二期的乳腺癌，然而由于保留了胸肌，使淋巴结的清除不够彻底，因而对临床已有明确淋巴结转移的病例的应用有一定的限制。

3) 扩大根治术：Handley 在乳腺癌根治术的同时作第 2 肋间内乳淋巴结的活检，国内李月云等报道根治术时内乳淋巴结活检的阳性率为 19.3% (23/119)，证实内乳淋巴结与腋下淋巴结同样是乳腺癌的第一站转移淋巴结。肿瘤医院在 1 242 例乳腺癌扩大根治术病例中，腋淋巴结转移率为 51%，内乳淋巴结转移率为 17.7%。肿瘤位于乳房中央及内侧者转移率为 22.5%，位于外侧者为 12.9%。因而根治术时同时作第 1 ~ 4 肋间内乳淋巴结清除，称为扩大根治术。手术方式有：①胸膜内法 (Urban 手术)：手术将胸膜连同内乳血管及淋巴结一并切除。胸膜缺损用阔筋膜修补。该方法术后并发症多，现已较少采用；②胸膜外法 (Margottini 手术)：切除第 2 ~ 4 肋软骨连同第 1 ~ 4 肋间乳内血管旁脂肪淋巴结一并切除，该方法的并发症并不比一般根治术多。虽然该手术方式目前已较少应用，但对临床二、三期尤其病灶位于中央及内侧者其 5 年与 10 年生存率较一般根治术提高 5% ~ 10%，因而在适当的病例还是有一定价值的。

4) 肿瘤局部切除合并放射治疗：是近年来报道较多的与根治术概念相反的一种治疗方法，即保留乳房的治疗方法。手术切除肿瘤连同周围部分正常乳腺组织（方式有肿瘤切除、肿瘤广泛切除、四分之一乳腺切除等。然而各种术式的基本要求是手术切缘无残留癌细胞，腋淋巴结清除，术后用超高压放射线照射整个乳腺、锁骨上、下及内乳区淋巴结。该手术方式主要适用于：①临床 1 期、2 期肿瘤 <4cm；②肿瘤距乳晕外 2～3cm；③肿瘤为单个病灶；④无妊娠或哺乳以及结缔组织病；⑤腋下无明显肿大淋巴结。

5）单纯乳房切除术：切除乳腺组织、乳头及表面皮肤和胸大肌筋膜。此方法适用于非浸润性癌、微小癌、湿疹样癌限于乳头者，亦可用于年老体弱不适合根治手术，或因肿瘤较大或有溃破、出血时配合放射治疗。

根治性手术后，手术侧上肢的功能常受到一定的障碍，上肢常因淋巴回流受障而引起肿胀。术后应用负压吸引，防止腋窝积液。早期开始上肢功能的锻炼，可使功能早日恢复，减少肿胀。术后应避免上肢感染而引起的淋巴管炎。

手术死亡率较低，国内外报道为 0.05%～0.30%，肿瘤医院报道 6 000 余例根治术及扩大根治术无手术死亡率。

治疗失败原因中 2/3 是因血道转移。1/3 为局部复发。复旦大学肿瘤医院各期乳腺癌的局部复发率在根治术为 9%，扩大根治术为 3%。文献报道对一、二期病例应用保留乳房的手术方式，术后放疗病例中局部复发率为 5%～10%，而未作放疗病例为 20%～30%。复发病例可以再次手术，仍能获得较好疗效。

手术治疗后的预后主要与年龄、月经情况、病理类型、分级、激素受体测定等有关，绝经与有无妊娠也有关，但主要影响预后的因素是手术时的病期及淋巴结有无转移。复旦大学肿瘤医院根治性手术的 10 年生存率在一期病例为 85%～88%，二期为 65%～70%，三期为 35%～45%；淋巴结有转移者为 40%～50%，无转移者为 80%～90%。

（2）手术禁忌证：有以情况之一，不适合手术治疗：①乳房及其周围皮肤有广泛水肿，其范围超过乳房面积的一半以上；②肿块与胸壁（指肋间肌、前锯肌及肋骨）固定；③腋下淋巴结显著肿大，且已与深部组织紧密粘连，或患侧上肢水肿或肩部酸痛；④乳房及其周围皮肤有卫星结节；⑤锁骨上淋巴结转移；⑥炎性乳腺癌；⑦已有远处转移。

3. 放射治疗　与手术相似，也是局部治疗的方法。放射治疗以往常作为根治手术前后综合治疗的一部分，近年来已有作为早期病例局部肿瘤切除后主要的治疗方法。

（1）术后照射：根治术或改良根治术后是否需要放疗，曾是乳腺癌治疗中争议最多的问题。目前，根治术后不作常规放疗；但对有复发可能的病例，选择性地应用放射治疗，可以提高疗效，降低复发率。常用于根治术或改良根治术后腋淋巴结有转移的患者，术后照射内乳及锁骨上区，扩大根治术后若内乳淋巴结有转移病例术后照射锁骨上区。亦有用于肿瘤位于乳房中央或内侧的病例，虽然腋淋巴结无转移，术后照射锁骨上及内乳区。而病灶位于乳房外侧者则不需要照射。术后放疗应尽量采用电子束照射，也可用 ^{60} 钴，一般剂量为 50～60Gy/（5～6）周。术后照射的疗效目前尚难定论，大多报道可以减少局部复发，但生存率的提高尚无定论。

（2）术前放疗：主要用于三期病例、局部病灶较大、有皮肤水肿的病例，照射使局部肿瘤缩小，水肿消退，可以提高手术切除率，降低局部复发及血道播散，但术前放疗不能解决治疗前已存在的亚临床型转移灶，因而近年已有被化疗取代的趋势。术前放疗需采用三野照射法，即二切线野及锁腋部照射野。原发灶照射剂量为 40～50Gy/（4～5）周，锁骨区为 50Gy/5 周，放疗结束后 4～6 周施行手术最为理想。

（3）肿瘤局部切除后的放疗：单行肿瘤局部切除而保留乳房的手术方式，术后的局部复发率可达 20%～30%，术后辅助放射治疗使局部复发率降低到 5%～8%。术后可以用双侧切线野照射乳房及另一野照射锁骨上、下区。乳房及区域淋巴结照射剂量为 50～60Gy/（5～6）周。

炎性乳腺癌在经化疗后尚不适合手术的病例也可以用放射治疗，术后再应用化疗。

（4）复发肿瘤的放射治疗：对手术野内复发结节或淋巴结转移，放射治疗常可取得较好的效果。局限性骨转移病灶应用放射治疗的效果较好，可以减轻疼痛，少数病灶也可以重新钙化。

4. 化学药物治疗　在实体瘤的化学治疗中，乳腺癌的疗效较好，化学药物治疗常用于晚期或复发病例，有较好的效果。化学药物治疗配合术前、术中及术后的综合治疗是近年来发展的方向。常用的化疗药物有环磷酰胺、氟尿嘧啶、氨甲蝶呤、阿霉素及丝裂霉素等，近年来发展的一些药物有紫杉醇、异长春花碱（诺维本）等对乳腺癌亦有较好的疗效。单药的有效率在阿霉素、紫杉醇、诺维本等药物中可达40%～50%，如果多药联合应用治疗晚期乳腺癌的有效率达50%～60%。

术前化疗又称新辅助化疗，主要用于临床三期及部分娩二期的病例，其优点有：①能使肿瘤缩小，降低分期，提高手术切除率，也可使更多的病例能采用保留乳房的手术；②有助于在体内了解肿瘤对化疗的敏感程度；③有可能防止耐药细胞株的形成；④能防止新转移灶的形成。术前化疗以往采用动脉插管区域性注射抗癌药，目前以全身用药较多，主要的药物以阿霉素为主的方案较为常见。对局部晚期病灶先应用2～6个疗程以后再做手术治疗，术后根据病情再予以化疗或放射治疗。术前化疗的给药途径有经静脉全身用药或动脉插管分次给药，动脉插管的途径可经尺动脉、腹壁上动脉或胸肩峰动脉，所用的药物有噻替派、丝裂霉素、阿霉素等。

术后的化疗又称为辅助化疗，目的是杀灭术前已存在的亚临床型转移灶及手术操作所致的肿瘤细胞播散。常用的联合化疗方案有CMF方案（环磷酰胺、氨甲蝶呤及氟尿嘧啶三药联合应用）及CAF或CFF方案（环磷酰胺、阿霉素或表柔比星、氟尿嘧啶），近年亦有用紫杉醇、诺维本等药物用于辅助治疗。术后辅助治疗可以提高生存率，减少复发率，以绝经期前或淋巴结转移的病例疗效较显著，对绝经后、淋巴结无转移的病例则不显著。术后化疗一般于术后1个月内开始，用药足量时间为6个月至1年，长期应用并不提高其疗效，而且可能损伤机体的免疫功能。

对淋巴结无转移的患者是否需要辅助化疗仍有争议，近年来根据各临床因素判断复发的危险性，来决定是否应用辅助治疗（表6-1）。

表6-1 复发危险程度的判断

复发危险程度	低	中	高
年龄（岁）	<35	35～45	>45
肿瘤大小（cm）	<1	1～2	>2
核分级	好	中	差
雌激素受体	+	±	-

对危险度中或高的病例。大都主张应用辅助化疗。

5. 内分泌治疗 是治疗乳腺癌的重要方法之一，具体用药机制尚不完全明了。可以根据患者的年龄、月经情况、手术与复发间隔期、转移部位以及雌激素受体和孕激素受体的情况等因素来选择内分泌治疗。内分泌治疗对绝经后、手术到复发间隔时间长的病例，以及软组织、骨、局部、淋巴结转移有较好的疗效。

（1）雌激素受体的作用机制：乳腺细胞内有一种能与雌激素相结合的蛋白质，称为雌激素受体。细胞恶变后，这种雌激素受体蛋白可以继续保留，亦可能丢失。如仍保存时，细胞的生长和分裂仍受体内的内分泌控制，这种细胞称为激素依赖性细胞；如受体丢失，细胞就不再受内分泌控制，称为激素非依赖性细胞或自主细胞。

雌激素对细胞的作用是通过与细胞质内的雌激素受体的结合形成雌激素-受体复合物，转向核内而作用于染色体，导致基因转录并形成新的蛋白质，其中包括黄体酮受体，黄体酮受体是雌激素作用的最终产物，黄体酮受体的存在也说明雌激素及其受体确有其活力。

雌激素受体测定阳性的病例应用内分泌治疗的有效率为50%～60%，如果黄体酮受体亦为阳性者有效率可高达70%～80%。雌激素受体测定阴性病例的内分泌治疗有效率仅为8%～10%。

（2）内分泌治疗的方法：有切除内分泌腺体及内分泌药物治疗两种。切除内分泌腺体中最常用的是卵巢切除术或用放射线照射卵巢去势，其目的是去除体内雌激素的主要来源。卵巢去势主要应用于绝经前，尤其对雌激素受体测定阳性的患者，有较好的疗效，亦是晚期病例的首选治疗方法，对骨、软组织及淋巴结转移的效果较好，而对肝、脑等部位转移则基本无效。卵巢切除亦有用于作为术后辅助治疗，主要对绝经前、淋巴结转移较广泛、雌激素受体测定阳性的病例能提高术后的生存率，推迟复发，但对生存期的延长尚无定论。晚期男性乳腺癌病例行睾丸切除术常有较好的效果，尤其雌激素受体阳性的病例，有效率可达60%～70%，其他切除内分泌腺体的手术有双侧肾上腺切除术、垂体切除术等，目前均已放弃使用。

内分泌药物治疗中，以往应用的雄激素制剂如丙酸睾酮、雌激素制剂如己烯雌酚等，目前已较少应用，然而丙酸睾酮等对绝经前，尤其骨转移的病例还有一定的应用价值。

近年来常用的内分泌治疗药物有抗雌激素药物、抑制雌激素合成药物和黄体酮类药物。抗雌激素药物有三苯氧胺（tamoxifen）及其衍生物：法乐通（toremifene）等，其主要作用机制是与雌激素竞争雌激素受体，从而抑制癌细胞的增生，对雌激素受体阳性患者的有效率约55%，阴性者则为5%，三苯氧胺用量为每日20～40mg口服，剂量的增加并不提高疗效。对绝经后软组织、淋巴结、骨转移的效果较好。其毒性反应较小，常见的有阴道排液、少数患者长期服用可引起肝功能障碍、子宫内膜增生、视力障碍等。三苯氧胺作为手术后的辅助治疗常用于绝经后，雌激素受体测定阳性的患者效果较好，对受体阳性的绝经前患者化疗后亦可作为辅助治疗，可以减少复发率，同时可减少对侧乳腺癌发生的机会，术后用药一般主张3～5年。

抑制雌激素合成的药物主要是芳香酶抑制剂，绝经后妇女体内雌激素大多由肾上腺网状层所分泌的皮质酮及黄体酮或脂肪组织经芳香酶的转化后转换而成，因而应用芳香酶抑制剂可以抑制雌激素的合成。芳香酶抑制剂有两型，一型为甾体类的抑制剂，其直接抑制芳香酶，阻断雄激素转化成雌激素，常用药物为Formestane（兰他隆）、Excmestane、Atamestane等，其中以兰他隆等较为常用，每2周一次，每次250mg，肌内注射。二型为非甾体类的抑制剂，常用药物有氨鲁米特（Aminoglutethimide）、来曲唑（Letrozole）等，其作用于细胞色素P450蛋白，从而抑制芳香酶的作用，氨鲁米特用法为250mg，每日2～4次，为减少由于肾上腺的反馈作用，在应用氨鲁米特时同时给予口服氧化可的松，不良反应常有恶心、嗜睡、共济失调、皮疹等。来曲唑等第三代非甾体类芳香酶抑制剂，其作用较氨鲁米特强100倍，用法为每日1片，每片2.5mg口服，不良反应较少，对软组织、淋巴结及骨转移的效果较好。

抗孕激素类药物常用的有甲羟孕酮（MPA）及甲地孕酮（MA）等，其作用机制可能是抑制垂体分泌催乳素及促性腺激素。甲羟孕酮每日剂量1 000～2 000mg肌内注射，甲地孕酮每日160mg口服，有效率为16%～20%，一般常用于绝经后的晚期乳腺癌作为二、三线治疗药物。

其他的促生殖腺释放激素的抑制剂为goserelin（LH-RH抑制剂）等，可与三苯氧胺合并应用于绝经前的晚期患者，其有效率为25%～30%。

乳腺癌是常见的浅表肿瘤，早期发现、早期诊断并不困难，早期治疗能获得较好的效果。要选择既符合计划生育要求，又能防止乳腺癌发病率增高的合理生育方案，提倡母乳喂养，绝经后减少脂肪摄入量。在妇女中提倡自我检查，对高危险人群进行定期筛查，有助于乳腺癌的早期发现。

七、特殊类型乳腺癌

1. 男性乳腺癌 约占乳腺癌病例中1%，复旦大学肿瘤医院报道占乳腺癌中1.29%。发病年龄为50～59岁，略大于女性乳腺癌。病因尚未完全明了，但与睾丸功能减退或发育不全、长期应用外源性雌激素、肝功能失常以及应用有些药物如异烟肼等有关。

病理类型与女性病例相似，但男性乳腺无小叶腺泡发育，因而病理中无小叶癌。

男性乳腺癌的主要症状是乳房内肿块。可发生在乳晕下或乳晕周围，质硬，由于男性乳房较小，因而肿瘤容易早期侵犯皮肤及胸肌，淋巴结转移的发生亦较早。男性乳房肿块同时伴乳头排液或溢血者常为恶性的征象。

治疗应早期手术，术后生存率与女性乳腺癌相似，但有淋巴结转移者其术后5年生存率为30%～40%。晚期病例采用双侧睾丸切除术及其他内分泌治疗常有一定的姑息作用，其效果较女性卵巢切除为佳。

2. 双侧乳腺癌 指双侧乳腺同时或先后出现的原发性乳腺癌，发病率为乳腺癌中5%～7%。双侧同时发生的乳腺癌的诊断标准为：①双侧肿块大小相似，均无区域淋巴结的转移；②双侧均未经治疗；③双侧均能手术，无皮下淋巴管的浸润。此外，双侧病灶均在外上方，也可作为诊断标准之一。双侧非同时发生的乳腺癌平均间隔为5~7年，但以第一例治疗后的3年内为多。其诊断标准为：①第一侧癌诊断肯定，并已经治疗；②第一侧术后至少2年无复发；③无其他远处部位转移，双侧的病理基本类型不一样，可作为双侧原发癌的诊断标准，但还有些临床特点可以帮助鉴别第二侧是否为原发癌还是转移癌（表6-2）。

表6-2 原发癌与转移癌的区别

	原发性肿瘤	转移性肿瘤
组织起源	乳腺组织中	乳腺周围脂肪组织中
肿瘤位置	外上方较多	内侧或乳腺尾部
生长方式	浸润性，边界不清	膨胀性，边界清楚
肿瘤数目	单个	多个
病理检查	癌周有原发癌或不典型增生	无
肿瘤分化	较第一侧好	较第一侧差

双侧乳腺癌的治疗与单侧乳腺癌相似，明确诊断后及时手术，预后较单侧乳腺癌为差。

3. 妊娠及哺乳期乳腺癌 乳腺癌发生在妊娠或哺乳期的占乳腺癌中1%~3%。妊娠及哺乳期由于体内激素水平的改变、乳腺组织增生、充血、免疫功能降低，使肿瘤发展较快，不易早期发现，因而其预后亦较差。

妊娠及哺乳期乳腺癌的处理关系到病员和胎儿的生命，是否需要中止妊娠应根据妊娠时间及肿瘤的病期而定。早期妊娠宜先中止妊娠，中期妊娠应根据肿瘤情况决定，妊娠后期应及时处理肿瘤，待其自然分娩。许多报道在妊娠后期如先处理妊娠常可因此而延误治疗，使生存率降低，哺乳期乳腺癌应先中止哺乳。

治疗应采用根治性手术，术后根据病理检查决定是否需综合治疗，预防性去势能否提高生存率尚有争论。

无淋巴结转移病例的预后与一般乳腺癌相似，但有转移者则预后较差。

有报道乳腺癌手术后再妊娠时其预后反而较好。实际上能再妊娠者大多是预后较好的患者。乳腺癌无淋巴结转移病例手术后至少间隔3年才可再妊娠，有淋巴结转移者术后应至少间隔5年。

4. 隐性乳腺癌 是指乳房内未扪及肿块而已有腋淋巴结转移或其他部位远处转移的乳腺癌，占乳腺癌中0.3%~0.5%，原发病灶很小，往往位于乳腺外上方或其尾部，临床不易察觉。腋淋巴结的病理检查、激素受体测定及乳腺摄片有助于明确诊断。病理切片检查提示肿瘤来自乳腺的可能时，如无远处转移，即使乳腺内未扪及肿块亦可按乳腺癌治疗。术后标本经X线摄片及病理检查可能发现原发病灶，预后与一般乳腺癌相似。

5. 炎性乳腺癌 炎性乳腺癌伴有皮肤红肿、局部温度增高、水肿、肿块边界不清，腋淋巴结常有肿大，有时与晚期乳腺癌伴皮肤炎症难以鉴别。此类肿瘤生长迅速，发展快，恶性程度高，预后差。治疗主要用化疗及放疗，一般不做手术治疗。

（沈 倩）

第七章

胃、十二指肠外科疾病

第一节 双胃

双胃（double stomach）又称为胃重复畸形，临床上极为少见，约占整个消化道畸形的9%。本病的发病多为个别病例报道，人群发病率不详。根据现有资料统计，本病多见于儿童和青少年，女性略多于男性。

一、病因

病因尚未明了，可能与下列因素有关。

1. 空泡化不全学说　胚胎在第6周时消化道增长的速度快于整个胚胎。消化道长度的迅速增长首先是依靠腔内上皮细胞的增殖，致使某些部位的管腔狭窄或闭塞，成为实性索状体。正常情况下，上皮细胞分泌的液体聚集于细胞间形成空泡。这些空泡沿消化道纵行排列，然后相互融合或与主要管腔相通，当所有的上皮细胞被拉开而被覆于增长的消化道表面时，所有空泡最终完全放入空腔，完成消化道的增长。如果在空泡化期一组细胞相互融合但不与消化道相通时，则形成囊性变畸形。

2. 外胚层与内胚层粘连学说　Mc Letchie 提出，消化道畸形的发生与胚胎第3周时发育障碍，内胚层与外胚层发生异常粘连有关。当时，正是脊索形成阶段，脊索首先分裂成两段，通过两段间的孔道，内、外胚层发生粘连。这样，在外皮与消化管之间穿过脊髓与椎体，形成神经-肠管。在以后的发育过程中，神经-肠管通过分化或完全存留或残留一部分而形成各种不同的重复畸形。

二、病理

在大体形态上，双胃表现为形状和大小各异的囊肿，小者直径仅几厘米，大者可为整个胃重复，甚至延及食管和十二指肠。双胃多发生在胃大弯侧近幽门部。大多数与胃腔不相通呈囊肿型，与胃有共同的壁和通管。其内层黏膜多为胃黏膜，少数为邻近消化道的黏膜。其周围可有异位的胰腺组织，有时有管道与异位的胰腺导管相通，甚至异位的胰腺导管可分别与双胃和正常的胰腺导管相通。囊肿型的双胃由于腔内分泌液不断增加而使囊肿增大，对胃产生压迫，出现不完全性幽门梗阻。双胃的胃黏膜分泌胃酸，可产生消化性溃疡。

三、临床表现

大多数患者在出生后两年内出现间隙性呕吐，呕吐物多为胃内容物及未消化的食物。此外，还有食欲差、上腹不适、钝痛、贫血、体重下降和营养不良等症状。如果有异位胰腺的导管与双胃相通，表现为反复发作的胰腺炎；若双胃发生溃疡，此时血液可经异位胰腺的导管进入肠道，出现黑便或上消化道出血的症状。腹部检查通常可在上腹部扪及囊性肿块，该肿块位置较表浅且或、移动。X线钡餐检查显示胃大弯有压迹或有向胃腔内突出的圆形肿物致使幽门变形狭窄。极少数与胃腔相通的双胃，可见钡餐流入双胃腔内。经腹壁B超检查可发现上腹部囊性肿块，经内窥镜超声检查诊断更加准确。它可清晰地分辨出胃壁的各层结构及附着于胃外层的囊肿,甚至可发现双胃内的新生物。胃镜检查可发现突入胃窦或幽门的囊性肿物。此外,还可进行 CT 和 MRI 检查。对于胰腺炎反复发作的患者,区别有无异位的胰腺以及异位胰腺的导管与双胃是否相通,最可行的检查方法是逆行胰胆管造影。

四、治疗

双胃诊断明确后,应及时手术治疗。通常采用的方法是将双胃连同共用的胃壁切除,再行胃壁吻合,该方法实用可靠,并发症少。另外还可施行胃部分切除术。对于并发异位胰腺、双胃与异位胰腺导管甚至与正常胰腺导管相通的患者,应切除异位胰腺,并在近正常胰腺外切断其通道,防止胰腺炎的复发。

(沈 倩)

第二节 胃隔膜

先天性胃隔膜(stomach diaphragm)是一种罕见的消化道畸形。其发病率约为 1/10 万,约占消化道闭锁的 1%。有关本病的现有资料多为单个病例报道。据统计,男女发病率无明显差异。

一、病因病理

以前认为,胃隔膜的发生与胚胎期原肠的再通有关,即 Tandler 假说。该假学认为,在胚胎第 6 周后消化道上皮发生增殖,使管腔闭塞成实性索状体,尔后,该索状体内出现空泡化,继而空泡融合,管腔再通。如在发育过程中幽门部停止在实性索状体阶段或该部位空泡化不全,则形成胃隔膜。但现在有人认为,在胃的发育过程中不存在 Tandler 增殖阶段,幽门隔膜的形成是由于局部内胚层组织过度增生的结果。

根据部位的不同,胃隔膜分为胃窦型和幽门型。

胃隔膜一般位于幽门以上 1~7cm。隔膜由黏膜和黏膜下层组成,隔膜两面均覆有正常黏膜。隔膜厚度为 2~3cm,柔软但有韧性。无孔的隔膜可造成幽门完全梗阻,见于新生儿。有孔的隔膜,该孔位于隔的中央或偏于一侧,大小为 2~3cm,可耐受人工扩张,见于儿童和成人。

二、临床表现

按临床表现分为如下两型。

1. 无孔隔膜 见于新生儿,表现为完全性幽门梗阻,生后不久即出现频繁的呕吐,呕吐物不含胆汁,往往有呼吸困难、发绀和流涎过多等现象。患儿出生后可排出少量胎便,但以后都无大便排出。体格检查可发现上腹部膨胀,可见胃中、下腹部平坦或凹陷呈舟状。X 线检查可见胃充气、扩张并有液平面。由胃管注入钡剂检查显示胃扩张、幽门完全梗阻。

2. 有孔隔膜 见于儿童和成年人。根据隔膜孔径大小的不同,其梗阻的程度和发病迟早各异。患者多自出生后即有呕吐,呈间歇性发作。呕吐常发生在进食后,呕吐物多为未消化的食物,不含胆汁。患者常在进食后出现上腹部饱胀不适或上腹部疼痛等症状,往往在呕吐后症状缓解。患者常因食欲差而有体重不增或体重下降。如梗阻不严重,体格检查多无特殊发现。X 线检查可见胃轻度扩张或正常,钡餐检查可见幽门端呈圆弧状,有钡剂从流过圆弧的中央孔流向十二指肠。

三、诊断

胃隔膜的诊断很困难。当新生儿有频繁呕吐不含胆汁的胃内容物时,应当考虑此病。无孔的胃隔膜钡剂检查可发现幽门完全梗阻。有孔胃隔膜的临床表现和 X 线发现与先天性肥厚性幽门狭窄不易鉴别,前者除腹部摸不到肿块外,X 线表现有以下特点:①幽门部没有向腔内突出的"肩征",而且呈弧形状。②胃小弯下部没有乳头征象。③幽门部没有不变的"鸟嘴"征象。④因隔膜以上胃腔无狭窄,因而无幽门管拉长征象。⑤因幽门部没有肿块，十二指肠球部没有伞状表现或弧形压迹。镜检有助于诊断，可排除X线假阳性结果。

四、治疗

术前应积极纠正水和电解质失衡、低蛋白血症、贫血和营养不良。胃扩张明显者，应置胃管减压，并用温盐水洗胃以便解除胃扩张，恢复胃壁张力和减轻胃黏膜水肿。

对有孔的胃隔膜可先经胃镜球管扩张，若无效再行手术治疗。术中如确诊为胃隔膜，胃窦型可施行简单的黏膜切除，幽门型需附加幽门成形术（Heineke – Mikulicz）。对并发有溃疡的患者，也可选择胃部分切除或选择性迷走神经切断术。有学者在临床上遇见1例8岁的男性患儿，因常发生上腹部餐后饱胀、呕吐，一直误诊为消化功能紊乱，后经钡餐诊断为有孔胃隔膜症，经手术探查，切除隔膜后痊愈。

（沈 倩）

第三节 先天性肥厚性幽门狭窄

先天性肥厚性幽门狭窄（congenital hypertrophic pyloric stenosis，CHPS），又称先天性肥厚性幽门梗阻、特发性幽门肥大Billroth肥大征，指新生儿幽门肥厚，使幽门腔道狭窄，产生幽门梗阻症状，为新生儿常见的先天畸形。1627年Hildanus首次报告肥厚性幽门狭窄，但缺乏病理学的证据。1888年Hirsdsprung第一次详细叙述该病的病理解剖及临床特征，但未能提出有效的治疗方法。1908年Lobker首次施行了胃肠吻合术并取得成功，相继有Nicoll于1990年经胃切开扩张幽门，1903年Cantely施行幽门成形，1907年Pierre Fredet提出幽门肌切开、黏膜保留完整术。1912年Fredet – Rammstedt采用幽门环肌切开术获得良好效果，迄今此种术式仍为标准的手术方法。由于早期诊断、体液疗法以及麻醉技术的发展，手术前后护理方法的改进，本病的手术死亡率已逐步降低至0.4%以下。

发病率：因地区和人种不同，发病率有所不同。国外统计白种人为黑种人的2.5倍，平均每1 000个活产婴儿中有2.0~8.8例；我国的发病率为1‰，远较欧美低。此病的发病率在消化道畸形中居第3位，仅次于肛门直肠畸形和先天性巨结肠症。男性多于女性，为（4~5）：1。发生于第一胎者最多，占总病例数的40%~50%，少数病例有家族史。

一、病因

对本病病因尚无统一认识，许多学者作了多方面研究，有以下几种学说。

1. 幽门肌肥厚　幽门肌肥厚是由于幽门肌层先天性发育异常所造成。生后早期症状不明显，随奶量增加，胃蠕动增强，奶块刺激幽门部黏膜，因通过受阻，黏膜逐渐水肿，而产生呕吐。一些学者曾对一组新生儿早期进行幽门部位B超研究，未发现幽门肌肥大者，3~4周后出现幽门肌肥厚，故不支持此学说。

2. 幽门肌间神经丛异常　神经节细胞发育不正常，数目减少或发育不成熟，使幽门括约肌神经控制不平衡，发生持续性收缩，使肌肉过量而肥厚，增生而形成幽门部不全梗阻。

3. 遗传因素　幽门狭窄是以多基因的方式随性别变化为根据的遗传，男女之比为（4~5）：1，虽然普遍认为第一胎发病率较高，近年来研究发现幽门梗阻的发病率在少子女的家庭较高，但与社会经济高阶层的关系密切程度高于胎次。并指出受影响的新生儿达13%，且母亲为幽门狭窄者，其子女患幽门狭窄的概率较父亲患幽门狭窄者高4倍。

4. 内分泌紊乱学说

（1）高胃泌素血症伴胃酸过多可能是幽门狭窄的原因，多数学者报道幽门狭窄患儿术前血清胃泌素较正常儿高，但胃泌素增高是病因或是结果尚有争议。

（2）患儿血清和胃液中前列腺素E_2和$F_{2\alpha}$升高，前列腺素可影响肌肉收缩，使肌肉收缩性增强，逐渐造成幽门环肌肥厚。

二、病理

由于幽门环肌肥厚增大，向正常胃壁移行，在十二指肠侧突然中止，使幽门变成纺锤状肿物形如橄榄。其表面光滑、色白，质坚似软骨，肌层肥厚达 0.4~0.6cm，肿物长 2.0~3.5cm，直径 1.5~2.0cm。幽门管狭窄使胃排空缓慢、受阻，胃蠕动增强，胃壁增厚，继发胃扩张。在十二指肠侧，因胃强烈蠕动使幽门管部分被推入十二指肠，使十二指肠黏膜反折呈子宫颈样。幽门梗阻后，奶汁潴留，刺激胃黏膜产生充血、水肿、糜烂。长期呕吐，入量不足，大量胃酸丢失，而引起慢性脱水、低氯性碱中毒和营养不良。

三、临床表现

根据病理表现与发病时间，临床表现有轻重不同。出生时发病极少，偶有在生后第 4、5 天发病，也有晚到 5 个月发病的，一般多于生后 2~4 周发病，平均为 3 周。

1. 症状

（1）呕吐：呕吐为本病的最主要的症状，特点是有规律的进行性呕吐；生后早期一切正常或仅于哺乳后溢奶或偶然吐 1 次，2~3 周后逐渐加重，几乎每次喂奶后均吐，在喂奶 10~30min 后吐出，多呈喷射性，自口鼻涌出。呕吐物为奶块或奶，伴酸味，不含胆汁，严重时呕吐可含咖啡样物。发生呕血的原因有多种，主要原因是并发胃食管反流，反流性食管炎致出血。Tovar 等将 CHPS 分为两型：Ⅰ型无胃食管反流，呕吐常发生在出生后第 3 周，呕血发生率仅 4%；Ⅱ型有胃食管反流，呕吐发生在出生后第 1 周，呕血发生率 6%。另外，CHPS 并发胃窦部溃疡、膈疝或食管裂孔疝也可发生呕血。吐后患儿仍有良好的食欲。

（2）黄疸：8% 的 CHPS 患儿有黄疸，原因复杂，众说不一。可能原因有：幽门部肿块或扩张的胃压迫胆总管；腹腔内压力升高，肝脏血流减少；低血糖引起肝功能下降；肝葡萄糖醛基转移酶缺乏以及并发新生儿肝炎或败血症。50% 黄疸者血清胆红素达 85.5~171.0μmol/L（5.0~10.0mg/dl），主要为未结合胆红素增高。

（3）消瘦：由于长期呕吐、饥饿、营养不良，体重逐渐下降，病儿呈现消瘦与脱水症状，皮下脂肪消失，消瘦程度与病程长短成正比。这种病儿多能得到早期诊断与治疗，因此有严重营养不良的晚期患者极少见到。

（4）便秘、尿少：因呕吐进食少，通常大、小便量减少。有时排出少量绿色饥饿性粪便。

（5）电解质与酸碱平衡紊乱：CHPS 的电解质与酸碱平衡紊乱具有特征性。因胃液丢失，结果大量丢失氯离子和氢离子，少量丢失钠离子和钾离子，表现为低钾低氯性代谢性碱中毒。在梗阻严重和病程长的病婴可发生低钙低镁血症，其原因有：长期进食减少，手术前后多次输入含枸橼酸抗凝血剂的血使血钙下降；静脉输入葡萄糖液或氨基酸液，因细胞摄入葡萄糖，大量镁离子进入细胞内以及补充钙剂后，肾排镁增加，可使血镁降低。当 CHPS，婴儿出现易惊、夜哭、睡眠不安、抽搐时，在除外神经系统疾病、高热惊厥及代谢性疾病的情况下，应及时测定血钙、血镁。血钙低于 2.2mmol/L，血镁低于 0.75mmoL/L 即可诊断为低钙、低镁血症。

2. 体征

（1）全身情况：发病早期，病儿的全身情况尚好。如延误治疗，全身抵抗力低下，易致全身性感染，如肺炎、败血症等，此时病情可能恶化，因呕吐而致脱水，中度脱水时可表现为眼眶及囟门凹陷、皮肤黏膜干燥、皮肤弹性消失。

（2）腹部体征：上腹部膨胀，并可见到膨胀的胃蠕动波。该蠕动波由左肋下向右上腹移动，进食后蠕动更清楚，有时可触摸或拍击胃部以诱发蠕动波的出现。下腹部凹陷和平坦。在右侧肋缘下腹直肌外缘交界处可触及一软骨样、可滑动的小肿物，1.5~2.0cm 大小，在空腹安静时约 70% 的患儿可被触及肿块，呈橄榄状。

3. X 线检查　对根据症状及查体结果诊断仍有困难者应进行 X 线检查，腹部直立位平片见有典型的单气泡征。吞钡检查可见到下列 X 线征象：①胃排空时间延长。②鸟嘴征。③肩样征。④幽门小突征。⑤婴儿针刺状胃窦。⑥线样征：当幽门管充盈时可见变细变长。由于"8"字形的幽门肌在小弯侧特别厚，所以幽门管通常呈轻微向上的弧形弯曲，且凹面向上，线样征是此病的特异征象。⑦幽门龛征亦称钻石征。⑧双轨征。⑨蘑菇征。CHPS 造影征象典型者为幽门狭窄如线样线样征，本病可确诊。但当幽门严重梗阻而导致幽门管持续不显影时，很难确诊本病。当幽门管难以充盈时，在胃窦部出现小弯侧肩样征、鸟嘴征和小突征三种征象可以确诊本病。

4. B 型超声波检查　Teele 等于 1977 年首次应用 B 超诊断 CHPS。其后 Blvmhage 等详述了 B 超诊断 CHPS 的标准，即幽门肌层厚度≥0.4cm；或幽门肌层增厚呈透声环状，环中央卷曲压缩的黏膜呈回声增强；或沿着幽门行长轴斜切时，见增厚的肌层与胃壁相连，其肌层厚度≥0.4cm、直径≥1.2cm、长度≥1.5cm 等。近年用 B 超诊断幽门肥大，肥厚的幽门环肌显示低密度回声，相应的黏膜层和高密度回声，确诊率达 89%，误诊率约 8%。体检摸到肿物者，确诊率达 100%，摸不到肿物者仍有 44% 诊为幽门狭窄。B 超诊断 CHPS 不仅准确性高，且具有很强的诊断非 CHPS 功能。

四、鉴别诊断

1. 幽门痉挛　多于出生后早期发病，呕吐呈间歇性，非喷射状，呕吐程度较肥厚性幽门狭窄轻，无严重脱水，上腹部可见胃蠕动波，但幽门部摸不到肿块，用解痉药物有效。钡餐检查见幽门通过良好，幽门管无明显狭窄。

2. 幽门前瓣膜　发病率较低，在幽门部或胃窦部有由黏膜或黏膜下组织构成的瓣膜，将胃和十二指肠隔开，瓣膜或完全闭锁或中央有小孔。主要症状与幽门狭窄极相似，但右上腹摸不到肥厚的幽门肿块，钡餐透视可确诊。

3. 十二指肠梗阻　十二指肠梗阻的呕吐多在出生后出现，壶腹部以下的梗阻呕吐物含有胆汁。右上腹摸不到橄榄形肿块。腹部透视或直立平片可见到十二指肠第一部有积液平面，构成"双气泡"征。

4. 喂奶不当　多因喂奶时吸入空气过多，或进食后把婴儿放置位置不当而引起呕吐，呕吐非持续性、非喷射性、呕吐量不多。喂奶后，轻拍患儿背部，在胃内空气溢出后症状消失。

5. 贲门失弛缓症和食管裂孔症　由于暂时性神经调节不平衡，贲门缺乏肌张力，经常处于开放状态容易引起呕吐。食管裂孔疝亦有呕吐。此两种呕吐与肥厚性幽门狭窄极相似，而且也伴发幽门狭窄，应予鉴别。有贲门失弛缓症的病儿多在生后几天内出现呕吐，特别是在喂奶后病儿平卧即可发生呕吐。食管裂孔疝患儿生后即开始喷射状呕吐，呕吐物带有棕色或咖啡色血液。此两种疾病除右上腹部摸不到幽门肿块外，主要依靠钡餐检查来鉴别。透视下可见钡剂反流至贲门以上或在食管裂孔部位见胃底疝入胸腔。

6. 胃食管反流　主要症状为顽固性呕吐，多为喷射性，酷似幽门梗阻所致。可通过食管钡剂造影、食管测压、pH 监测、食管镜检查及黏膜活检、同位素扫描等检查判断食管括约肌的功能。

7. 胃扭转　发病较早，多于奶后或移动体位后发生呕吐，呈喷射状，每次呕吐量少。患儿发育正常，腹部无肿块，无蠕动波。X 线钡餐检查可见胃呈纵轴或横轴扭转。注意喂养方法及奶后使婴儿半卧及侧卧位，3 个月后多能自行缓解。

8. 中枢神经系统疾病　各种颅内压增高的原因，如颅内感染、损伤、自然出血、畸形等引起的呕吐亦应考虑。呕吐呈间歇性，与进食无关，呕吐量少，含胆汁，常伴有神经系统其他症状，如囟门突出、骨缝分裂、惊厥、肌张力增加、脑脊液改变等。

9. 内科性疾病　全身或局部感染常伴有呕吐而鉴别诊断应予考虑。

五、治疗

诊断确立后，即应早期行幽门环肌切开术，手术简单，效果满意。患儿无需做急诊手术。为取得更好的疗效，术前应做适当准备。对未完全确诊、重度营养不良、严重脱水、电解质紊乱者，可进行一段时间的保守治疗，一旦确诊待患儿情况好转后即行手术治疗。

1. **手术方法** 目前均行幽门环肌切断术。常规做右肋缘下横或斜切口，交叉分开腹壁各层肌肉，以防术后伤口裂开。开腹后将幽门肿物提出到切口外，在幽门前无血管区纵形切开浆膜层及少许肌层。用幽门分离器钝性分离肌层，直至黏膜完全膨出到幽门切口内、切口应够长。由于幽门管的肌层在十二指肠突然终止，故切开及分离时应谨慎，以免误伤十二指肠黏膜造成穿孔（图7-1、图7-2）。完成手术后自保留的胃管内注入少许气体，术者挤压胃部观察幽门通过是否通畅，同时注意有无气体外溢，如有黏膜损伤需在幽门壁切口一侧做一楔形瓣，遮盖穿孔处，局部再用大网膜覆盖。缝合腹壁切口时严防大网膜嵌入而影响愈合（图7-3）。

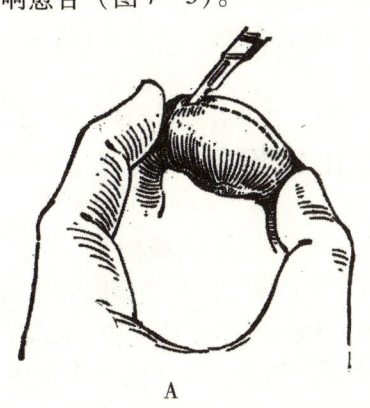

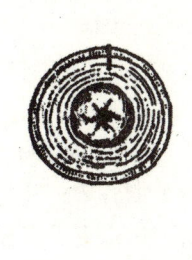

图7-1 幽门环肌切口
A. 切开幽门肿块浆膜及浅层肌纤维；B. 横切面示意图

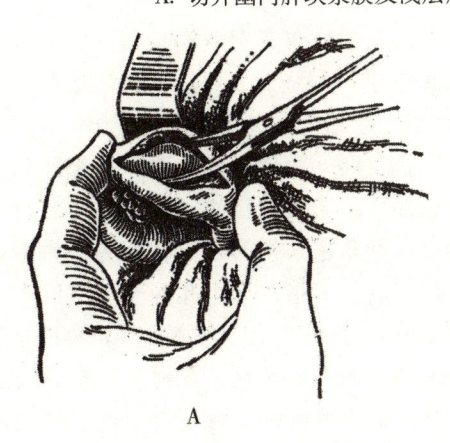

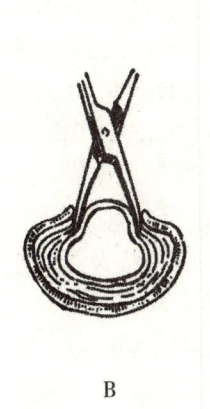

图7-2 幽门环肌分离
A. 幽门肿块浅层切开后，用蚊式血管钳钝性分离深层肌肉；B. 横切面示意图

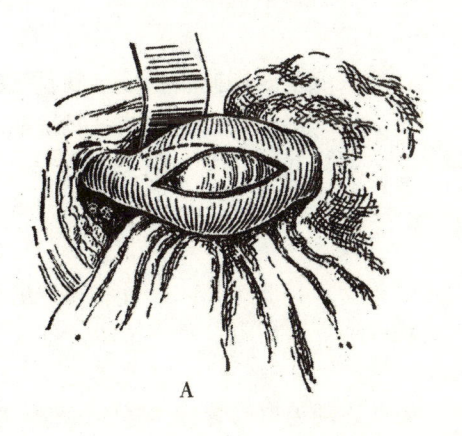

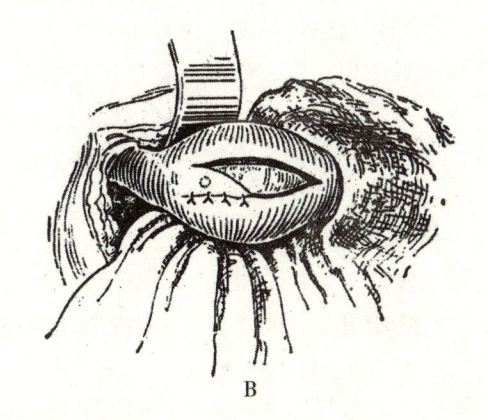

图7-3 十二指肠穿破楔形瓣修补法
A. 十二指肠黏膜破裂，环肌楔形切口；B. 十二指肠黏膜破裂，楔形瓣转动盖覆修补完成

2. **术后处理** 患儿清醒后拔除胃管，12h 后开始喂水及稀的牛奶，逐渐加量，大多数在术后 36～48h 恢复正常。约有 50% 的患儿术后仍有呕吐，多因幽门部持续水肿，胃排空不足引起，数日后可恢复正常。术后 3 周时做 B 超检查，可发现幽门肌肉肥厚大多明显改善，6 周时达正常厚度。如持续呕吐不停者，应除外幽门肌切开不全。

3. **非手术疗法** 适应于症状较轻或并发其他严重疾病时，可试用非手术方法：包括饮食疗法、少量喂养、生理盐水洗胃、喂食前给予解痉药物等。每次在喂奶前半小时给新配制的 1 : 1 000 阿托品溶液口服，从 1 滴开始，逐渐增加至 2～6 滴，直至颜面潮红为止，以后即用此量维持。非手术疗法时间较长，疗效不能肯定，仅适用于无手术条件的患者及术前准备阶段。

（马志杰）

第四节 新生儿胃穿孔

新生儿胃穿孔（neonatal stomach perforation）为小儿外科罕见的急腹症。据文献报道，黑人的发病率高于白人。一般于生后 2～7d 发病，死亡率很高，近年来因新生儿外科及麻醉技术的发展，合理使用抗生素及支持疗法，死亡率已有显著下降，术后存活率与患儿的体重和及时的诊断有直接关系。Romas 报道胃穿孔 12h 内进行手术者存活率 45%，超过 12h 则存活率为 25%，这说明早期诊断及手术治疗的重要性。

一、病因与病理

关于本病病因各家见解不一。一般认为与以下因素有关：①胃壁肌层缺损：胚胎发育期，消化管来自内、中胚层。内胚层构成黏膜下上皮，中胚层构成肌层。当胚胎 3～4 周时，胃为食管扩张的梭形部分，胚胎 5～6 周时，胃左端开始有中胚层环肌的始基，起始于食管下端。胚胎 6～7 周时渐渐向胃大弯及胃底部发展。至胚胎 9 周时，胃的斜肌纤维可由环肌发展，最后形成纵肌。直至胚胎 4 个月时，发育仍不完善，但是胚胎后期纵肌发育较快，特别是胃底部；斜肌发育较慢，故在降生后贲门下胃壁仍很薄弱。如发育期发生障碍，即可形成肌层的缺损。②当胃壁肌层缺损时，胃收缩的拉力不均匀，可造成胃的破裂。③有些学者认为胃发育过程中，贲门大弯部的过分扩张，如小儿吞气后，胃内压增加，当内压改变时，肌层发生断裂而致穿孔。胃壁肌层缺损最常见于胃底部和大弯侧。Kneisil 提出，这是正常肌层发育尚未完全的薄弱间隙，这种小块状肌层薄弱区很可能是正常新生儿胃壁肌层尚未发育完全，在肌束之间有交织间隙，这是正常发育过程，但在生后不久很快地继续发育完善，这些间隙也随之消失。

还有很多学者不同意胃肠道肌层变薄是一种先天性畸形，相反认为可能是胃肠壁局部缺血的结果。他们提出局部缺血是引起穿孔的常见病因。在窒息、低氧血症、难产和出血等情况下，机体血流代偿性重新分布，使胃肠道、肾和周围血管床血液供应减少而保证心脏和脑血液供应。如果这个代偿保护局部反应过强，可产生胃肠道局部缺血导致穿孔。

胃破裂多见于胃大弯，破裂处胃壁坏死缺损，表现为线性破裂或浆肌层撕裂，且有黏膜下撕裂，破裂处边缘整齐，但有不规则的坏死区，周围胃壁渐渐变薄，破裂处肌层断裂，斜肌及纵肌缺如，仅有黏膜、黏膜下层及浆肌层构成胃壁。偶可见到炎性细胞浸润。

二、临床表现

本病无明显前驱症状，少数病儿有反胃、呕吐及拒食，呕吐物为黏液及乳汁，可伴有少量血性液或咖啡样物。一般均可有胎便排出，但随着病情的发展，可出现麻痹性肠梗阻，停止排便、排气，偶可排出血便。

胃破裂后，大量气体进入腹腔，膈肌上升而影响换气。患儿表现为口唇青紫，呼吸困难。因弥漫性腹膜炎，大量毒素被腹膜吸收，可出现中毒性休克而有苍白、发绀、四肢厥冷及皮肤花纹等。腹部高度膨胀，腹壁静脉怒张，腹壁水肿或伴有肌紧张。全腹叩诊鼓音，肝浊音界消失，可有移动性浊音及肠鸣音消失。

X线腹部立位平片检查可见到两侧膈肌上升，肝脏及脾脏影位于中腹部脊椎两侧，膈下大量游离气体，尤以右侧为明显，可占据全腹 2/3，并有大量液体积存在下腹部，因此可见到一个横贯全腹的气液平面。

很多学者认为低出生体重儿自发性胃肠道穿孔早期无明显的临床表现或 X 线征象。Judy 报告 6 例极低体重儿胃穿孔，X 线腹部检查 5 例未发现膈下游离气体，因而诊断具有一定困难。然而定时反复摄片，腹腔穿刺术有助于迅速诊断。据 Kosloske 和 Lilly 的经验，在腹侧用消毒剂行皮肤消毒后用 22 或 25 号针穿刺，后接针筒，如针芯后退，提示有气体。这个过程是比较安全的，但必须注意腹腔游离气体并不一定表明有消化道穿孔，它可能发生于肺泡破裂引起的全腹或腹腔产气菌感染，甚至找不到原因。

三、诊断与鉴别诊断

诊断主要依靠临床表现，生后 2~7d 发病，突发腹痛，出现弥漫性腹膜炎，腹部平片示双膈下大量游离气体。

应与胎便性腹膜炎相区别。胎便性腹膜炎时膈肌与肝脏粘连，右膈下无或只有少量游离气体。小肠位于腹中部，粘连成团，故在腹部平片中只有小的气液平面，并可见到钙化点。

四、治疗

一旦确诊，应行急诊手术治疗，术前必须做好充分准备。

1. 手术方式　在上述处理的基础上行胃破裂修补术。局部麻醉下取正中或旁正中切口，吸净腹腔液。探查病变，切除坏死组织，注意避免造成缝合困难。然后在穿孔边缘健康胃壁处行两层内翻缝合，修补后可用大网膜覆盖局部。修补完毕后，用生理盐水彻底冲洗，同时要仔细检查消化道远端是否存有梗阻，应同时给予处理。最后放置腹腔引流管。

有些学者主张做近侧胃大部切除术、胃楔形切除或袖状切除术，但手术创伤过大，新生儿难以耐受。

2. 术后处理　术后禁食，加强支持疗法，静脉输液及输抗生素，有条件者早期开始静脉高营养，或空肠远端插管喂养。继续胃肠减压至胃肠道功能恢复为止。

五、预后

本病预后受新生儿生理特点和病程中许多因素的影响。新生儿尤其是早产儿的呼吸、循环、免疫功能不完善，对感染耐受性差，且穿孔后感染不易局限，易出现广泛性腹膜炎，病死率高达 62%~78%。Bell 认为败血症导致的休克和多器官功能衰竭是新生儿胃穿孔死亡的主要原因，高死亡率的原因与"内毒素血症"有关。Benson 等认为用其能评价临床过程及预后。

（马志杰）

第五节　急性胃炎

急性胃炎（acute gastritis）是由各种有害因素引起的胃黏膜的急性炎症，病因多种多样，有人将其分为急性外因性与急性内因性两类，凡致病因子经口进入胃内引起的胃炎称外因性胃炎，包括细菌性胃炎、中毒性胃炎、腐蚀性胃炎、药物性胃炎等；凡有害因子通过血循环到达胃黏膜而引起的胃炎，称内因性胃炎，包括急性传染病并发胃炎、全身性疾病（如尿毒症、肝硬化、肺心病、呼吸衰竭等）并发胃炎、化脓性胃炎、过敏性胃炎和应激性病变。近年来由于内镜的广泛应用，发现应激性病变很常见，是急性上消化道出血的常见病因之一。

一、由细菌引起的胃炎

进食污染细菌或细菌毒素的食物常于进食数小时或 24 小时内发病，常伴有发冷发热、腹痛、恶心呕吐、继而腹部绞痛，出现腹泻，一日内可达数次至十数次，严重者出现脱水、电解质紊乱、酸中毒或休克等。

实验室检查周围血白细胞增加，中性粒细胞增多。内镜检查可见黏膜充血水肿糜烂，有出血点及脓性分泌物，病原学检查是诊断本病的依据，同桌共餐者常同时发病是诊断本病的有力证据。

治疗方面，口服电解质溶液，纠正脱水，止吐，解痉止痛，不能口服者给予静脉补液。此外，应给予抗生素如氨基糖苷类药物包括庆大霉素、丁胺卡那霉素等以及喹诺酮类药物如环丙沙星、氧氟沙星等。此外，针刺足三里也可缓解症状。

二、药物性胃炎

用某些药物治疗疾病时可发生胃的刺激症状。能引起胃黏膜损伤的药物常见的有非甾体类消炎药（non-steroid anti-inflammator drug，NSAID）如阿司匹林、保泰松、吲哚美辛（消炎痛）、扑热息痛等及含有这类药物的各类感冒药等，激素类、乙醇、抗生素类、组胺类、咖啡因、奎宁、抗肿瘤化疗药、洋地黄、氯化钾、铁剂等。这些药物不但可以引起急性胃炎，同时也可使慢性胃炎加重。有人指出规律性应用阿司匹林者较之不用阿司匹林者胃溃疡的患病率约高三倍，阿司匹林至少通过两个主要的机制损害胃黏膜：①破坏胃黏膜屏障；②抑制前列腺素的合成，已经证明前列腺素可以保护胃黏膜免遭许多外源性因素的损害。

临床表现为用药后出现上腹痛、上腹不适，有些患者可出现黑便、呕血等上消化道出血的表现。根据不同的损害程度内镜下可表现为黏膜充血、水肿、糜烂甚至多发浅表溃疡。

对于长期服用阿司匹林等药物的患者应加用施维舒、硫糖铝等胃黏膜保护剂预防。对仅有上腹部症状而无上消化道出血的患者可用质子泵制酸剂或胃黏膜保护剂。对于有上消化道出血的患者应停药，应给予质子泵抑制剂（proton pump inhibitor，PPI）抑酸等治疗。

三、急性腐蚀性胃炎

急性腐蚀性胃炎是由于吞服强酸、强碱或其他腐蚀剂引起。盐酸、硫酸、硝酸、氢氧化钠、氢氧化钾、来苏、过氧乙酸、氯化汞、砷、磷及盘状电池等均可引起腐蚀性胃炎。常伴有食管的损伤。1989年，美国中毒救治中心协会报道的25 026例食入强碱患者中，9 603例就诊，7例死亡，1 890例为中重度损伤。损伤的严重程度取决于所吞食的腐蚀性物质的性质和浓度，如盘状电池含有高浓度的氢氧化钠或氢氧化钾；同时，食入的量也很重要，有自杀意图的患者中严重损伤率高于意外食入者。

病理变化的轻重取决于腐蚀剂的性质、浓度、剂量、空腹与否、有无呕吐及是否得到及时抢救等因素。一般来讲，碱对食管的危害性大于胃，而强酸对胃的损伤大于食管，食入碱性物质引起食管损伤者中，20%的患者伴有胃损伤，而且胃穿孔者也并不少见。主要病理变化为黏膜充血水肿和黏液增多，严重者可发生糜烂、溃疡、坏死，甚至穿孔。

临床表现最早出现的症状为口腔、咽喉、胸骨后及中上腹剧烈疼痛，常伴有吞咽疼痛、咽下困难、频繁的恶心呕吐。严重者可发生呕血、休克，甚至发生食管或胃穿孔。黏膜与腐蚀剂接触后，可产生颜色不同的灼痂。如：与硫酸接触后呈黑色痂，盐酸结灰棕色痂，硝酸结深黄色痂，醋酸或草酸结白色痂，强碱使黏膜透明水肿。腐蚀剂吸收后可引起全身中毒症状，如甲酚皂液吸收后可引起肾小管损害，导致肾功能衰竭；酸类吸收后可致酸中毒引起呼吸困难。在急性后期可逐渐形成食管、贲门或幽门瘢痕性狭窄，并形成萎缩性胃炎。

诊断该病需要详细询问病史，观察唇与口腔黏膜痂的色泽，检测呕吐物的色味及酸碱反应，重要的是收集剩下的腐蚀剂作化学分析，对于鉴定其性质最为可靠。在急性期内禁止作X线钡餐检查，以避免食管、胃穿孔。一个月后可进行X线钡餐检查，了解食管和胃损伤的程度。胃镜检查是一个有争议的问题，主要是上消化道管壁的穿孔，国外有学者认为可在吞服腐蚀剂12~24小时进行，5天后不应再行胃镜检查，因为此时食管壁最薄，有增加穿孔的危险。大多数报道指出，穿孔与使用硬式胃镜有关，胃镜检查的禁忌证是休克、严重的咽喉部水肿和坏死、会厌坏死、严重的呼吸困难、腹膜炎、膈下游离气体和纵隔炎。胃镜检查的优点是为临床治疗和预后估计提供重要的依据，内镜下表现为：黏膜水肿、充血、变色、渗出、糜烂和溃疡。

腐蚀性胃炎是一种严重的急性中毒，必须积极抢救。吞服强酸、强碱者可服牛奶、蛋清或植物油，以期保护黏膜，但强碱或强酸对黏膜的破坏作用常常发生在瞬间；对中和剂的作用尚有疑问，如不能用碳酸氢钠中和强酸，以免产生二氧化碳导致腹胀，甚至胃穿孔，同时，中和作用可释放热量，在化学烧伤的基础上增加热烧伤；中和剂还可引起呕吐，进一步损伤食管和气道。洗胃是有争议的方法，如诱发恶心和呕吐，以及导致食管、胃的穿孔。休克时应首先抢救休克，剧痛时可用吗啡、度冷丁镇痛。吞服强酸强碱者严禁洗胃。若有继发感染，应选用抗生素。在病情好转后可施行食管探条或气囊扩张术，以预防食管狭窄。食管严重狭窄而不能进食者，可放置支架或行胃造瘘术。

四、化脓性胃炎

化脓性胃炎是由化脓菌引起的胃壁黏膜下层的蜂窝织炎，故又称急性蜂窝组织胃炎（acute phlegmonous gastritis），其病情危重，属于临床少见病。男性多见，发病年龄多在 30~60 岁。约 70% 的致病菌是溶血性链球菌，其次为金黄色葡萄球菌、肺炎球菌、大肠杆菌及产气荚膜杆菌等。大量饮酒、营养不良、年老体弱、低胃酸或无胃酸，常为此病的诱因。

临床表现通常为急性上腹部疼痛、高热、寒战、恶心，呕吐物常有胆汁，也可吐出脓血样物，虽不多见，但具有诊断价值。患者腹痛较重，多不放射，坐位或前倾体位时疼痛减轻或缓解（Deininger征），为本病的特异症状，与胃穿孔有鉴别意义。查体多有上腹部压痛和肌紧张。可并发胃穿孔、腹膜炎、血栓性门静脉炎及肝脓肿。周围血白细胞增多，以中性粒细胞为主，粪潜血试验可为阳性。典型的腹部 X 线平片检查可见呈斑点状阴影的胃壁内有不规则分布的气泡串。CT 扫描可见有胃壁增厚或胃壁内液体集聚，也可在门静脉内见到气体。内镜检查可见胃黏膜充血或成紫色，由于黏膜下肿块而致胃腔狭窄或呈卵石样。还可见因凝固性坏死而产生的白色渗出液。常规活检组织革兰染色和细菌培养可阳性。

急性化脓性胃炎诊断困难，治疗成功的关键在于早期诊断。应及早给予大剂量抗生素控制感染，纠正休克、水与电解质紊乱等。如病变局限而形成脓肿者，药物治疗无效，当患者全身情况允许时，可行胃部分切除术。

五、中毒性胃炎

能引起胃炎的化学毒物有几十种，常遇到的是 DDV、DDT、砷、汞等，多为误服或自杀。根据毒物的性质与摄入量，可有不同的临床症状，如上腹痛、恶心、呕吐、腹泻、流涎、出汗或头晕，甚至有失水、谵妄、肌肉痉挛及昏迷。根据病史进行诊断，检查患者用过的物品，必要时进行毒物鉴定。

治疗原则：立即清除胃内毒物，充分洗胃；给予解毒剂；辅助治疗为补液、吸氧、给予兴奋剂或镇静剂等。

六、应激性糜烂和溃疡

本病的临床表现为起病较急，多在原发病的病程初期或急性期时，突发上消化道出血，表现为呕血或胃管内引流出鲜血，有黑便。出血常为间歇性，大量出血可引起晕厥或休克，伴贫血。有中上腹隐痛不适或有触痛。发病 24~48 小时检查内镜可发现胃黏膜糜烂、出血或多发的浅表溃疡，尤以胃体上部多见，亦可在食管、十二指肠见到，结肠出血极为罕见。

七、酒精性胃炎

饮酒过量可以引起胃黏膜充血水肿糜烂出血，患者表现为上腹痛、上腹不适、烧心、反酸、恶心、呕吐、黑便，症状轻者多在短期内恢复。可以用 H_2 受体阻制剂或胃黏膜保护剂。伴有酒精中毒者应进行洗胃等治疗。

八、过敏性胃炎

过敏性胃炎是过敏性疾病在胃的一种表现，除胃部症状如恶心、呕吐、上腹痛、食欲不振甚至幽门梗阻及胃出血外，常伴有其他过敏现象，如荨麻疹、神经性水肿、头晕及发热等。Cherallier 曾用胃镜观察过一些过敏患者的胃黏膜表现，血管通透性增强，胃黏膜明显水肿，可有糜烂出血。可给予抗过敏药物及对症治疗。

九、急性幽门螺杆菌胃炎

急性幽门螺杆菌胃炎是幽门螺杆菌原发感染引起的急性胃黏膜炎症，临床症状轻微或无症状。少数患者表现急性的上腹痛、恶心、呕吐及腹胀，胃镜检查胃窦部有显著异常，很像胃癌所见改变，组织学检查见有明显的嗜中性粒细胞的浸润、水肿及充血等。患者的症状于数日或数周内消失，经有效的抗生素治疗后，随着幽门螺杆菌的清除，胃炎也得以恢复。

（马志杰）

第八章

小肠外科疾病

第一节 肠结核

一、概述

肠结核（tuberculosis of intestine）是由结核杆菌侵犯肠道引起的慢性特异性感染，绝大多数继发于肠外结核（主要是肺结核），称为继发性肠结核，仅有肠结核而无肠外结核者称为原发性肠结核。过去本病在我国比较常见。建国后由于人民生活水平的不断提高、卫生保健事业的发展及肺结核患病率的下降，本病已逐步减少。新近几年来由于肺结核病患病率有所上升，肠结核的发病率也有增加的趋势。

肠结核多见于青少年及壮年，发病年龄 2～72 岁，年龄在 30 岁以下者占 71.5，40 岁以下者占 91.7%，21～40 岁占 59.7%；女性多于男性，发病比例为 1.85：1。40 岁以上男女发病率相似。

二、病因和发病机制

结核杆菌侵犯肠道主要是经口感染，90%以上由人型结核杆菌引起，少数饮用未经消毒的带菌牛奶或乳制品，也可发生牛型结核杆菌所致的肠结核。

肠结核病患者多有开放性肺结核，因经常吞下含结核杆菌的痰液，致使引起本病。或经常和开放性肺结核病患者共餐，忽视餐具消毒隔离，也可致病。此外，肠结核也可由血型播散引起粟粒型肺结核；或由腹腔内结核病灶，如女性生殖器官的直接蔓延引起。结核病的发生是人体和结核杆菌相互作用的结果。结核杆菌经各种途径进入人体后，不一定致病。只有当入侵的结核杆菌数量较多，毒力较大，并有机体免疫异常，肠功能紊乱，引起局部抵抗力削弱时，才会发病。

结核杆菌进入肠道后好发于回盲部，其次为升结肠，少见于空肠、横结肠、降结肠、十二指肠和乙状结肠等处。其机制为：①含结核杆菌肠内容物在回盲部停留较久，结核杆菌有机会和肠黏膜密切接触，增加了肠黏膜的感染机会。②回盲部有丰富的淋巴组织，而结核杆菌容易侵犯淋巴组织，在这里生长繁殖。

三、诊断

（一）临床表现

1. 腹痛　是本病常见的症状之一。疼痛多位于右下腹，也可在中上腹或脐周，系回盲部病变引起的牵涉痛，一般为隐痛或钝痛，有时在进餐时诱发，由于回盲部病变使胃-回肠反射或胃-结肠反射亢进，进食促使病变肠区痉挛或蠕动加强，从而出现疼痛与排便，便后可有不同程度的缓解。在增生型肠结核或并发肠梗阻时，有腹绞痛，常位于右下腹，伴有腹胀、肠鸣音亢进、肠型与蠕动波。

2. 大便习惯异常　由于病变肠区的炎症和溃疡使肠蠕动加快，肠排空过快，以及由此造成继发性吸收不良，因此，腹泻是溃疡型肠结核的主要临床表现之一，腹泻常具有小肠性特征，溃疡型肠结核大便每日 2~4 次，外观糊状，无黏液及脓血，不伴里急后重。但病变严重、范围广泛时大便次数可达每日 10 次，粪便中出现黏液、脓液，甚至血便，间有便秘，大便呈羊粪样，隔数日后又有腹泻，呈现腹泻便秘交替。在增生型肠结核多以便秘为主要表现。

3. 腹部包块　主要见于增殖型肠结核，系南极度增殖的结核性肉芽肿使肠壁呈瘤样肿块。在少数溃疡型肠结核并发有局限性结核性腹膜炎者因其病变肠区和周围组织粘连或包括有肠系膜淋巴结结核，也可出现腹部包块。常位于右下腹，一般比较固定，中等质地伴有轻重不等的压痛。

4. 全身症状和肠外结核的表现　常有结核毒血症，以溃疡型肠结核为多见，表现轻重不一，多数人为午后低热或不规则热、弛张热或稽留热，伴有盗汗。患者倦怠、消瘦、苍白，随着病情发展而出现维生素缺乏、脂肪肝、营养不良性水肿等表现。此外，也可同时有肠外结核，特别是肠系膜淋巴结结核、结核性腹膜炎、肺结核的有关表现。少数患者由于慢性穿孔可有瘘形成；偶有急性肠穿孔，严重者可并发腹膜炎、感染性休克而致死。增生型肠结核一般病程较长，但全身情况较好，无发热或有时低热，多不伴有活动性肺结核或其他肠外结核证据。

5. 腹部体征　无肠穿孔、肠梗阻或伴有腹膜结核或增生型肠结核病的病例，除在右下腹部及脐周有压痛外，通常无其他特殊体征。

（二）实验室检查

1. 血常规与血沉　可有外周血红细胞减少，血红蛋白下降，在无并发症的患者白细胞计数一般正常。

2. 结核菌素试验　多采用皮内注射法（Mantoux 法）。记录硬结大小为判定标准。硬结直径≥5mm 为阳性反应，5~9mm（+）；10~19mm（2+）；≥20mm（3+），有水泡坏死或淋巴细胞管炎；<5mm 为阴性反应。

3. 粪便检查　溃疡型患者的大便多为糊状或水样，一般不含黏液或脓血，肉眼血便少见。常规镜检可见少量脓细胞和红细胞。在病变广泛涉及结肠远端者可呈痢疾样大便，但属罕见，极易误诊。粪便浓缩法抗酸杆菌或粪便结核杆菌培养阳性率均很低，对诊断的价值不大。

（三）X 线检查

X 线钡餐造影包括双重对比或钡剂灌肠检查对肠结核病的诊断具有重要意义。对有并发肠梗阻者，因为钡餐可加重肠梗阻，最好进行钡灌肠。对病变累及结肠的患者宜加用钡剂灌肠检查。在溃疡型肠结核，可见病变的肠段有激惹现象，钡剂进入该处排空很快，充盈不佳，而病变上下两端肠区钡剂充盈良好，称为 X 线钡影跳跃征象。在回盲结核，由于盲肠和其邻近回肠有炎症、溃疡，该处往往不显影或显影极差，回肠末端则有钡剂潴留积滞。病变的肠段如能充盈，可因黏膜遭破坏而见皱襞粗乱，肠的边缘轮廓不规则，且由于某种原因溃疡，而显示锯齿状征象。当病变发展过程中纤维板丧失，有时可见肠腔普遍狭窄，肠段收缩变形，回肠盲肠正常角度丧失，回盲瓣感化并且盲肠内侧压迹，伴有肠功能紊乱常使钡餐在胃肠道运动加快，于 12 小时内几乎全部排空，小肠有分节现象，并见钡影呈雪花样分布。病变广泛开展并涉及各段结肠者，其 X 线征象可酷似溃疡性结肠炎的表现，但结肠结核病多同时累及回肠末端，病变则以结肠近端为主，下段即使被累及，病变也较轻。

增殖型肠结核主要表现为盲肠或同时升结肠近段，回肠末端的增生性狭窄、收缩与畸形，可见钡影充盈缺损，黏膜皱襞紊乱，结肠袋形消失，往往因部分梗阻而使近端肠区明显扩张。

（四）PCR 检测

用 PCR 检测肠活检组织中结核杆菌 DNA 可与克罗恩病相鉴别。该方法的敏感性为 64.1%，特异性为 100%，准确性为 79.7%，阳性与阴性预计值分别为 100% 和 68.2%，表明该方法是鉴别肠结核病与克罗恩病极有价值的一种新方法。

综上所述，本病主要的诊断要点包括：①青壮年患者，常有肠道外结核，特别是开放性肺结核患者。②具有发热、盗汗、腹痛、腹泻、便秘等症状。③是右下腹压痛，肿块，原因不明的肠梗阻。④X 线钡剂检查发现回盲部出现激惹现象，钡剂充盈缺损、狭窄征象。本病早期由于症状不明显，或缺乏特异性,因而诊断较为困难。有时甚至经 X 线钡剂检查也难以确定病变性质,需行纤维结肠镜检查才能确诊。增殖型肠结核有时甚至需要剖腹探查才能确诊。

四、鉴别诊断

(一)阿米巴性或血吸虫性肉芽肿

肠道阿米巴病或血吸虫病在其慢性期于回盲部形成肉芽肿病变时,常有腹痛、便秘等与肠结核的表现相似,但此类患者均有相应的感染史,较明显的腹泻、脓血便史,粪便中可查到病原体如阿米巴滋养体、包囊或血吸虫卵,必要时可进行粪便孵化找血吸虫毛蚴,纤维结肠镜可见相应病变。对特异性治疗反应好。

(二)克罗恩病

欧阳钦指出,CD 与肠结核(ITB)在临床表现、内镜及组织学检查等方面存在许多相似之处,因此鉴别诊断不易。一项全国多中心研究工作显示,CD 的误诊率达 56.7%,误诊疾病以 ITB 最多(30.8%)。近年来研究报告,在结核病高发的发展中国家,CD 与 ITB 的误诊率可达 50%~70%。当 ITB 被误诊为 CD 而使用激素或免疫抑制剂时,可导致结核扩散,甚至死亡;反之,患者将承受不必要的抗结核病药物带来的不良反应,并延误 CD 治疗。因此,鉴别 CD 和 ITB 具有重要的临床意义。李玥建议应根据患者的症状、体征、辅助及实验室检查,建立一个标准化、细致、量化的评分标准,以帮助我们大家鉴别 CD 和 ITB,从而有针对性地进行诊断性抗结核病治疗或抗 CD 治疗。下列几点可供鉴别时参考:①克罗恩病无肺结核或肺外结核的证据,病程一般比肠结核更为漫长,常有缓解与复发趋势。肠梗阻、粪瘘等并发症比肠结核更为常见。②大便检查无结核杆菌,X 线发现病变以回肠末端为主,常见肠多段累及。病变之间有正常肠区,呈现所谓脱漏区征象。③抗结核治疗无效。④手术探察无结核证据,切除标本包括肠区与肠系膜淋巴结病理检查无干酪样坏死证据,镜检与动物接种均无结核杆菌发现。⑤肠结核可在肠壁或肠系膜淋巴结干酪坏死或结核病变找到结核杆菌而克罗恩病则无结核杆菌。⑥肠结核手术切除病变后的复发率比克罗恩病低,克罗恩术后 5 年复发率一般为 50%。克服 CD 诊断的瓶颈,除深入研究各项诊断指标外,还应加入现代影像技术(如显微内镜、小肠 CT 成像、小肠磁共振三维成像、超声造影等)、病原学检测(如结核病杆菌培养和优化的 PCR 检测)以及免疫学方法(如 CD 相关抗体检测、结核特异性干扰素 γ 释放试验)。有人提出,盗汗、长期溃疡和肉芽肿是鉴别克罗恩病与肠结核最重要的特征。当不能鉴别 ITB 和 CD 时适当的诊断性抗结核病治疗是必要的。

(三)结肠癌

本病因有腹痛、腹泻、腹部包块及进行性消瘦等症状,因此必须与肠结核加以鉴别。结肠癌有以下特点:①发病年龄大,常在 40 岁以上,无结核史。②病程进行性发展,无盗汗、发热等结核中毒症状,但全身消耗体征较明显。③腹部肿块初期可移动,其粘连固定不如肠结核显著,压痛不明显,但表面呈结节感,质地较坚硬。④X 线检查的主要发现是病变部位有钡剂充盈缺损,但较局限,不累及回肠。⑤肠梗阻发生率高,且出现较早。⑥纤维结肠镜检查可发现肿物,活检及涂片检查可以明确诊断。

(四)溃疡性结肠炎

本病以脓血便为主,这在肠结核极少见。溃疡性结肠炎如累及回肠者,其病变必累及整个结肠,并且以乙状结肠、直肠最为严重,乙状结肠镜或直肠镜检查可以做出鉴别。

(五)术后假膜性小肠结肠炎

术后假膜性小肠结肠炎主要累及小肠与结肠,腹泻发生率略低,预后差,病死率高,粪便培养可发现金黄色葡萄球菌。发生原因与肠道供血不足有关。

(六)肠易激综合征

肠易激综合征是以与排便相关的腹部不适或腹痛为主的功能性肠病,往往伴有排便习惯与粪便形状异常,症状持续存在或反复发作,须排除引起这些症状的器质性疾病。

(七) 肠淋巴瘤

肠淋巴瘤病情发展迅速，恶化比肠结核病快，腹块出现较早。X 线显示扩张肠段黏膜皱襞有破坏，可伴有淋巴结及肝脾大，肺门淋巴结肿大，抗结核病治疗无效。如果说病变在回盲部，结肠镜检查并活检往往会有阳性，倘若临床鉴别有困难应及早手术探查。

(八) 耶尔森菌肠炎

耶尔森菌常侵犯末端回肠，使肠壁增厚，肠黏膜炎症改变，肠系膜淋巴结肿大，其表现与回肠结核相似。但耶尔森菌肠炎病较短暂，能自愈，此与肠结核可区分，如果在急性期取粪便、血液或组织标本培养，该菌可能阳性。血清凝集试验测定抗体滴度升高对诊断该病亦有帮助。

(九) 其他

多数情况下肠道菌群失调为排除性诊断，在作出诊断前应认真寻找和排除其他病因引起的腹泻或结肠炎，如其他感染性肠炎（如肠结核、细菌性痢疾、阿米巴肠炎、血吸虫病等）、IBD、病毒性肠炎、缺血性肠炎、放射性肠炎、胶原性肠炎、白塞病、结肠息肉病、憩室炎和其他药物相关性腹泻等。

五、治疗

本病的治疗主要是消除症状，改善全身情况，防止肠梗阻、肠穿孔等并发症发生。肠结核病早期病变是可逆的，因此应强调早期治疗；如果病情已发展到后期，即使给予合理足量的抗结核病药物治疗，也难免发生并发症。

(一) 休息与营养

结核病患者尤其有毒性症状者，休息与营养为治疗的重要环节。摄入不足者应作补充性胃肠营养，甚至短期胃肠外营养；积极补充维生素，注意水、电解质平衡。对活动性肠结核须卧床休息，积极改善营养，必要时给予静脉内高营养治疗。

腹痛较剧者可给予解痉镇痛药，对不完全肠梗阻患者应进行胃肠减压和静脉补充液体，并注意纠正电解质和酸碱失衡。病因治疗用抗结核药物。抗结核治疗同样遵循五大原则，选药时初治病例仍首选第一线药物（异烟肼、利福平、吡嗪酰胺、链霉素或乙胺丁醇），当对一线药产生耐药性时，应以药敏为依据，选择敏感药物治疗。还要看是否同时有其他部位结核病。

(二) 抗结核治疗

抗结核病治疗的原则是早期、联合、全程、规律及适量用药。化疗方案视病情轻重而定。过去采用长程标准化疗，疗程 1 年。目前为使患者早日康复，防止耐药性产生，多采用短程化疗，6~9 个月为 1 个疗程。一般用异烟肼与利福平两种杀菌药联合。在治疗开始 1~2 周即有症状改善，食欲增加，体温与粪便性状趋于正常。对严重肠结核，或伴有严重肠外结核病者宜加链霉素或吡嗪酰胺或乙胺丁醇联合使用，疗程同前。抗结核治疗方案如下：

1. 2SHRZ/4HR　即前 2 个月用链霉素、异烟肼、利福平和吡嗪酰胺四药联合，继以异烟肼、利福平联合治疗 4 个月。

2. 2EHRZ/4HR　即将上述方案中链霉素改为乙胺丁醇。

3. 2SHR/6HR　即前 2 个月仅用链霉素、异烟肼、利福平三药，继以异烟肼、利福平联合治疗 6 月。

4. 复治病例　认真分析复发原因，更换治疗方案；选用初治时未曾用过的药物，至少三联，每日给药；病情控制后换用二联，完成疗程。

(三) 手术治疗

适应证：①增殖型结核引起完全性肠梗阻、不完全性肠梗阻；②大出血经内科治疗无效者；③急性穿孔或局限性穿孔伴有脓肿形成或瘘管形成；④腹部包块不能排除癌肿者；⑤肠道大量出血经积极抢救不能满意止血者。手术前及手术后均需进行抗结核病药物治疗。

（四）对症治疗

腹痛可用阿托品、山莨菪碱、匹维溴胺。腹泻严重者应注意水电失衡现象，并给合理补充，并发不完全肠梗阻腹胀明显增加者给予胃肠减压。

（马志杰）

第二节 小肠克罗恩病

一、概述

克罗恩病（Crohn's disease，CD）1932 年首先由 Crohn 报告，旧称克隆病、局限性回肠炎、节段性肠炎、肉芽肿性小肠或结肠炎等称谓，1973 年世界卫生组织科学组织委员会正式命名为克罗恩病。是一种原因不明的非特异性肠道炎性疾病。本病与慢性非特异性溃疡性结肠炎统称为炎症性肠病（inflammatory bowel disease，IBD）。

本病分布于世界各地，在欧美国家常见，发病率和患病率分别为 5/10 万和 50/10 万。我国发病率较低，近 10 余年来由于人群饮食结构的改变，尤其是食物中脂肪及蛋白成分比例的提高，克罗恩病有逐年增加的趋势。据报道，日本的 CD 患者以年 15% 的惊人速度增加。CD 可发生于任何年龄，但青壮年占半数以上。男女发病有差异。国外报道男女发病率相近或女多于男。而国内组均男多于女［（1.2～1.6）∶1]。

克罗恩病可发生于消化道任何部位，但以回肠末端与邻近右侧结肠为最多见，约超过半数，主要在回肠，少数见于空肠。局限在结肠者约占 10%，以右半结肠为多见，但可涉及阑尾、直肠、肛门。病变在口腔、食管、胃、十二指肠者少见。

肠道病变呈节段性分布，病变肠段与正常肠区界限分明。为肠壁全层性增殖性炎症，早期黏膜充血水肿，淋巴结肿大。肠黏膜面有多数匍行沟槽样或裂隙状纵形溃疡，可穿孔引起局部脓肿，甚至穿透到其他肠段、器官、腹壁形成内瘘或外瘘。有时见铺路卵石状假息肉形成。受累肠段因浆膜有纤维素性渗出，常和邻近肠段、其他器官或腹壁粘连。结节样非干酪性肉芽肿形成，使肠壁增厚，肠管局部狭窄，导致肠梗阻、继发性小肠吸收不良等并发症。

二、发病机制

有关克罗恩病的发病机制目前普遍认为，克罗恩病的起因是有遗传易感宿主，对肠道微生物产生了不恰当的炎症反应。遗传因素在宿主－微生物相互作用的过程中起到重要作用。

（一）先天性免疫反应性基因与克罗恩病

1. NOD_2 与克罗恩病 NOD_2 是细胞内传感器的编码基因。NOD_2 是一个认知受体类型（pattem recognition receptor，PRR），可认知细菌细胞壁成分胞壁酰基二肽（MDP），MDP 与 NOD_2 结合后，激活炎症前细胞途径，主要调节核因子-κB（NF-κB）。上皮细胞、帕内特（Panth）细胞、巨噬细胞、树突细胞和内皮细胞均表达 NOD_2。NOD_2 蛋白被细菌肽聚糖活化后，可激活核因子 κB 和有丝分裂原激活蛋白（MAP）激酶的信号传导途径，这可导致细胞因子，如 TNF、IL-1 和抗微生物肽的生成。缺乏 NOD_2 的小鼠不发生肠道炎症，在人也是如此。内毒素增加 CD 患者黏膜固有层 NOD_2 变异，引起 NF-κB 激活增加。研究证明，细菌在肠腔易位和（或）细菌产物进入肠黏膜可增加 NOD_2 变异引起炎症前信号级联的高度激活。新近报告，识别 NOD_2 受体调节人 FOXP3[+]T 细胞存活，在 Fas 丰富的环境中可保护对抗死亡受体介导的凋亡。

2. 自噬基因与克罗恩病 近年研究自噬基因（ATG16L1）的等位基因变异可能伴有 CD。自噬作用是清除细胞内成分（包括细胞器、凋亡小体和微生物）的一种机制。Cheng 等报告指出，ATG16L T300A 多态性（rs2241889 的等位基因多态性）可伴有 CD。自噬基因在 CD 发病机制上比 UC 更为重要。

（二）T 细胞耐受性改变与炎症性肠病

天然的免疫细胞（中性粒细胞、巨噬细胞、树突细胞和自然杀伤 T 细胞）能识别普通微生物模式的受体（模式识别受体），这与适应性免疫系统受体的抗原特异性识别不同。肠道上皮表达各种天然免疫受体（Toll 样受体、树突细胞受体、T 细胞受体、巨噬细胞受体等），这些受体介导着对肠腔微生物丛的防御功能，同时也调节上皮细胞和抗原提呈细胞，以诱导出维持肠道免疫内环境稳定的耐受机制。派尔集合淋巴结、肠系膜集合淋巴结和固有层中的抑制性细胞因子 IL-10 和 TCFβ 都涉及肠道的 T 细胞耐受。通过 TGFβ 和视黄醛的作用，调节性 T 细胞可在派尔集合淋巴结、肠系膜集合淋巴结中分化。当调节 T 细胞发生过程和功能的缺陷，或小鼠反应的改变，可以导致肠道炎症发生。在 IL-10 缺乏的小鼠可自行发生结肠炎。另有报道，IL-10 与 UC 之间也存在遗传学相关性。

肠道树突细胞（DCs）在调节耐受和免疫之间的平衡上发挥轴心作用。CDs 启动调节 T 细胞反应，由单核细胞衍生的炎症性 DCs 表达 E-钙黏着蛋白，E-钙黏着蛋白阳性的 DCs 大量在肠系膜淋巴结和结肠蓄积，同时也看到 Toll 样受体也有很高的表达，激活后产生致结肠炎细胞因子，如 11-6、IL-23，重要性在于适应性 E-钙黏着蛋白进入 T 细胞并在免疫缺陷的宿主贮存，增加肠 Th17 免疫反应引起结肠炎加剧。研究肯定了单核细胞衍生的炎症性 DC 是与肠炎的发生密切相关。

（三）T 细胞亚型与炎症性肠病

T 细胞（Th1、Th2、Th17）之间保持体内平衡。效应 T 细胞亚群（Th1、Th2、Th17 细胞）对防御病原体和避免肠道微生物丛过多地进入组织至关重要，这些细胞与调节性 $CD4^+$ 的扩增和过度活化，可导致肠道炎症。小鼠和人类的炎症性肠病研究显示，肠道 $CD4^+$ T 细胞亚群失调与 IBD 的发病机制有关。

FOXP3（人叉头蛋白 P3）是 $CD4^+$ T 细胞的亚群，与炎症的发生有关。IBD 炎症发生是因 $CD4^+$ T 调节细胞（Treg）和炎症前 Th17 细胞之间体内稳定丧失所致。在 IBD 患者的周围血调节 T 细胞减少，Th17 细胞增加，Treg/Th17 比率显著降低，IBD 患者肠黏膜 FOXP3、IL-17α、IL-1β、IL-6 的表达增高。

Ahmed 等首次报告在炎症性肠病时 CD24 上调，且刺激细胞能动性和集落形成。这可能受 Wnt 信号调节，导致集落形成能力和细胞移动增加。活动性 CD 时周围血单核细胞 $CD16^+$ 显著增加，并导致黏膜炎症细胞浸润。

（四）细胞因子与炎症性肠病

有许多细胞因子参与 IBD 的发病机制，其中 IL-23、IL-21、IL-33 相互间关系较多。活动性炎症性肠病时天然免疫细胞和适应性免疫细胞（B 细胞和 T 细胞）在固有层大量浸润。肠道黏膜中这些细胞的数量增加和活化，提高了局部 TNFα、IL-1B、IL-6、IL-12、IL-23、IFNγ、IL-23-Th17 途径细胞因子的水平增高。IL-23 由抗原呈递细胞分泌（由亚单位 P19 和 P40 组成）。IL-23 与 IL-23 受体复合物的结合引起 Janus 相关激酶（JAK2）-信号转导和转录激活（STAT3）的活化，从而调节转录活化。IL-23 导致 Th17 细胞增殖和（或）生存，TNF（配体）超家族成员 15（TNFS15）可增强 IL-23 的作用。IL-23 还通过 Th17 依赖性途径引起肠道炎症。在 UC 时 IL-23 特异性增加。它来自结肠上皮下肌成纤维细胞的衍生。IL-1β、TNFα 可显著增加 IL-33 mRNA 和蛋白表达，后者又受 P42/44 丝裂原激活蛋白激酶介导。IL-23 在 UC 的发病上发挥重要作用。新近报告，CD 时 CTLA4（细胞毒 T 淋巴细胞抗原 4）变异可由于 IL-23R 和 NOD_2 相互作用引起。

IL-21 有调节 T 细胞和 B 细胞功能，调节免疫和非免疫细胞活性，但 IL-21 产生过多可引起免疫炎症发生。新近一个报告提出 IL-21 抵抗炎症性肠病、免疫反应组织损伤。

Toll 样受体（TLR4）特异的调节表皮生长因子相关的生长因子，Epiregulin（EPl，表皮调节素）和 Amphiregulin（AR，双调蛋白，角化细胞内分泌因子）是表皮生长因子的受体配体。AR 是表皮生长因子家族新基因，是一种含 844 个氨基酸多肽的糖蛋白。TLR4 调节 EPl 和 AR 表达，通过 AR 表达激活 EGFR（表皮生长因子受体），引起肠上皮细胞（ICF）增殖。在黏膜损伤反应时 TLR4 也调节 GDFR 配体的表达。最近报告，高加索人 TLR4 D299G 和 T399I 多态性是伴有发生 CD 和 UC 的危险性增加。

新近报告，IFNγ、IL-12水平在IBD时增加。IFNγ在IBD发病机制上的作用是通过NO途径发挥轴心的作用。磷酸肌醇-3激酶亚单位δp110（P13Kδp110）缺乏的小鼠导致巨噬细胞功能改变，在P13Kδp110巨噬细胞，见到Toll样受体信号增大和缺乏细菌活力。P13Kδp110有牢固黏膜稳定性作用。野生型鼠结肠P13Kδp110表达显著上调，与肠细菌的引入，和IL-10一起发生严重的结肠炎。

过氧化物酶体增殖因子活化受体γ2（PPARγ2）突变可引起溃疡性结肠炎。IBD时对固有菌丛获得耐受与保护免疫反应之间体内稳定遭到破坏，PPARγ像是肠炎症反应的调节者，加上Toll样受体（TLR-4）调节PPARγ在结肠上皮细胞的表达，TLRs与PPARγ功能失衡可能引起IBD的开始，且一些基因多态性可导致对IBD的易感性。研究结果UC患者显示PPAR-γPro 12 Ala突变后，在病变黏膜发现PPARγmRNA表达损害，伴有MyD88（髓样分化因子88）、TLR4，5，9、NF-κB P65（核因子κB P65）和TNFαmRNA水平上调。PPARγPro 12 Ala流行率UC比CD和正常对照组高。最后认为，TLRs和PPARγ之间失衡通过肠菌反应引起结肠炎。

近年发现，基质金属蛋白酶（MMPs）水平的改变与UC的发生有相关性。MMP-7和MMP-13主要来自内皮细胞和白细胞，UC患者的炎症细胞和内皮细胞有MMP-7和MMP-13的表达增加，MMP-28减少，提示结肠炎伴有上皮破坏和隐窝结构消失。

在小鼠的试验模型P120连环素（catenin）对维持黏膜屏障功能和肠体内稳定状况具有重要作用。当P120连环素丢失，新生儿的黏膜上皮屏障被破坏，嗜中性粒细胞显著增高导致肠炎发生。

（五）基因组与炎症性肠病

UC是消化道一个慢性、复发性炎症疾病，有复杂的基因和环境病原学。McGoven等收集2 693例UC和6 791对照组，发现基因变异潜在发生溃疡性结肠炎的危险。59个SNPs（单核苷酸多肽）从14个独立的部位获得显著相关性，$P < 10^{-5}$，其中7个部位有过多的基因组（genome - wide）（$P < 5 \times 10^{-8}$）。2 009例UC和1 580对照组检验后，P120连环素13个部位肯定与UC有显著相关性（$P < 5 \times 10^{-8}$），包括免疫球蛋白受体基因（FCGR2A，Fcγ受体Ⅱa基因）、5p15、2p16和ORMDL3（orosomucoidl - like 3，血清类黏蛋白3）。新近证实，染色体7q22（809799）和染色体22q13（IL17REL）与UC有相关性。在新西兰人群发现PTPN2（酪氨酸磷酸化酶非受体2型基因）与CD相关。PTPN2基因变异引起CD的发生。

（六）结语

越来越多的证据表明，炎症性肠病的发病机制与遗传、免疫和感染等因素有关，尽管近几年来做了大量的研究，然而大部分仍是在动物模型中进行，在人体内研究者较少。今后应对IBD的发病机制在广度和深度上作进一步系统深入的研究，从发病机制中探讨IBD的治疗策略，有望能改善IBD的预后。

三、临床表现与诊断标准

（一）临床表现

1. 起病和病程　起病缓慢，病程较长，反复发作，活动期与缓解期交替，后期进行性发展。少数起病急或为潜隐性急性发作，酷似急性阑尾炎、急性病肠梗阻等急腹症。

2. 胃肠道表现

（1）腹痛：常位于右下腹或脐周，可于餐后发生，一般为痉挛性阵痛，伴肠鸣音增多，排便后暂时缓解。当炎症波及腹膜或有腹腔脓肿形成时，可出现持续性疼痛。如发生穿孔、肠梗阻并发症时则可出现持续性剧痛、腹胀、恶心、呕吐，出现腹膜炎的症状和体征，严重者可有水电和酸碱平衡失调，甚至发生休克。少数急性回肠炎伴肠系膜淋巴结炎者，颇似急性阑尾炎，应做好鉴别，以免误诊。

（2）腹泻：先为间歇性，后为持续增长性。粪便糊状，次数不等，如累及结肠可有黏液脓血便。极少患者无腹泻。

（3）瘘管形成：溃疡穿孔至其他肠段、肠系膜、膀胱、阴道等，则形成内瘘；穿至腹壁或肛门可形成外瘘，出现相应表现，易并发感染。

(4) 腹部肿块：CD 时腹部摸及肿块者较少见。多为痛性包块，由肠粘连、肠壁与肠系膜增厚、肠系膜淋巴结肿大、内瘘或局部脓肿形成等引起。以右下腹、脐周多见，边缘不清，质中等，固定，有压痛。

3. 全身及肠外表现　急性期常有低～中等度发热，严重急性发作、穿孔、腹膜炎等时可有弛张高热伴中毒症状。病程长而严重者，出现贫血、消瘦、低蛋白血症、水电解质失衡等表现。少数患者可出现结节性红斑、关节炎、虹膜睫状体炎、慢性活动性肝炎和肝脾大等肠外免疫异常表现，个别患者可有杵状指。

4. 实验室检查

(1) 血液检查：常见贫血，白细胞增多，血沉加快。严重者血清 α_2 球蛋白增高，血清白蛋白、钾、钠、钙等均降低，凝血因子时间延长。病变活动者，血清溶菌酶浓度增高，部分患者血清抗结肠上皮抗体阳性。$CD4^+$ 细胞增多，$CD8^+$ 细胞减少，$CD4^+/CD8^+$ 比值增高。

(2) 粪便检查：隐血常阳性；有吸收不良现象表现者，粪中脂肪含量增加；病变累及左半结肠、直肠者，粪便可有黏液、脓细胞和红细胞。

5. 影像学检查

(1) X 线小肠钡灌：采用经导管直接灌注法。注入甲基纤维素混合悬钡溶液或稀钡混悬液，必要时再注入空气。正常表现为连续柱状，肠壁光滑。充盈良好的肠腔宽度不超过 4cm，肠壁厚度不超过 2mm。空肠黏膜皱襞较回肠密集。

小肠 Crohn 病的早期 X 线表现为小肠黏膜皱襞增粗。病变发展，小肠黏膜皱襞的纵形裂隙状的溃疡形成，肠腔内出现在小息肉样或卵石样充盈缺损。病变后期，肠腔不规则狭窄。并发症包括瘘管、脓肿形成以及肠梗阻等。

(2) 小肠 CT 诊断：小肠 CT 检查的口服对比剂分为阳性、阴性和中性三种。水是一种简便、患者乐于接受的中性对比剂，若配合 CT 增强检查，肠壁和肠系膜血管显示清晰。CT 小肠灌注检查常用的对比剂是 0.5% 甲基纤维素水溶液或 1% 稀钡混悬液。

小肠 CT 检查先作常规平扫，随后进行多期动态增强扫描，并在感兴趣区采用高分辨率薄层扫描（≤5mm 层厚）。若肠壁厚度达到或超过 4mm 则有肠壁增厚。小肠系膜淋巴结直径一般不超过 5mm，空回肠神经束呈圆形、卵圆形或短管状。

Crohn 病的早期小肠黏膜改变在 CT 上难以显示。多病灶严重病例，肠壁增厚呈节段性、跳跃式分布，肠腔狭窄变形甚至消失。CT 增强扫描浆膜内环和浆膜外环明显强化，呈"靶征"或"双晕征"。肠壁或肠周血管聚集扩张，呈"木梳状"。

(3) 小肠 MRI 检查：小肠 Crohn 病的 MRI 表现主要包括肠壁增厚、异常强化和肠周改变。增厚的肠壁表现为"靶征"。增过日子的肠壁内多发等信号小结节为"肉芽肿征"。Crohn 病的特征性透壁异常在小肠灌肠 true-FISP（真实稳态进动快速成像）序列上清晰显示。MRI 对评估 Crohn 病的活动性具有很大价值。

6. 结肠镜检查　病变呈节段性分布，黏膜充血、水肿、口疮样圆形或线样溃疡，或较深的纵形列沟，皱襞增厚，黏膜结节样或卵石样隆起，肠壁僵硬，肠管狭窄等改变。病变肠段之间的肠管黏膜正常，界线分明。黏膜活检有非干酪性结节性肉芽肿改变，据此可得到确诊。

(二) 诊断与诊断标准

克罗恩病时腹痛是一个重要的症状表现。其特点为：①腹痛特征：多数病例有腹痛呈慢性反复发作性疼痛，出现持续性腹痛和明显压痛，提示炎症波及腹膜或腹腔内脓肿形成。②腹痛部位：与病变部位相对应，克罗恩病超过半数发生在回肠末端与邻近右结肠，因此多数患者疼痛部位多在右下腹部；若病变发生在食管或胃则可为胸骨后痛或上腹部痛，若病变发生在空肠或结肠则可有上腹部、中腹部或下腹部疼痛不等。③疼痛的性质：腹痛的发生可能与肠内容物通过炎症、狭窄肠段，引起局部痉挛有关。腹痛亦可由不完全性或完全性肠梗阻引起。痉挛性疼痛可于餐后发生，一般为痉挛性阵痛，伴肠鸣音增多，排便后暂时缓解。如发生穿孔、肠梗阻并发者，则可出现持续性剧痛。一般克罗恩病肠腔狭窄引起单纯性机械性肠梗阻，常为阵发性剧烈绞痛，系由肠梗阻以上部位的肠管剧烈蠕动所致。

临床上引起腹痛疾病很多，因此单靠腹痛不能对克罗恩病做出诊断，必须结合其他临床表现，如腹泻、腹部肿块、瘘管形成、肛门直肠脓肿形成及肛裂，此外可有发热、营养障碍、体重下降等全身症状及肠外表现，如关节炎、结节性红斑、坏疽性脓皮病、口腔黏膜溃疡、虹膜睫状体炎、硬化性胆管炎、慢性肝炎等，根据以上表现为诊断提供依据。X 线检查和结肠镜检查具有辅助诊断价值。

1. 诊断标准　中华医学会消化病学分会炎症性肠病协作组于 2007 年提出克罗恩病诊断标准，今介绍如下。

（1）临床表现：慢性起病、反复发作的右下腹或脐周腹痛、腹泻，可伴腹部肿块、肠梗阻、肠瘘、肛门病变反复口腔溃疡，以及发热、贫血、体重下降、发育迟缓等全身症状。阳性 CD 家族史有助于诊断。

（2）影像学检查：胃肠钡剂造影，必要时结合钡剂灌肠。可见多发性、跳跃性病变，呈节段性炎症伴僵硬、狭窄、裂隙状溃疡、瘘管、假息肉及鹅卵石样改变等。腹部 B 超、CT、MRI 可显示肠壁增厚、腹腔或盆腔脓肿、包块等。

（3）结肠镜检查：结肠镜末端回肠。可见节段性、非对称性黏膜炎症、纵行或阿弗他溃疡、鹅卵石样改变，可有肠腔狭窄和肠壁僵硬等。胶囊内镜发现小肠病变，特别是早期损害意义重大。双气囊小肠镜可取活检。如有上消化道症状应做胃镜检查。超声内镜有助于确定范围和深度，发现腹腔内肿块或脓肿。

（4）活组织检查：内镜活检最好包括炎症与非炎症区域，以确定炎症是否节段性分布，每个人有病变的部位至少取 2 块组织。病变部位较典型的改变有非干酪性肉芽肿、阿弗他溃疡或裂隙状溃疡、固有膜慢性炎性细胞浸润、固有膜底部和黏膜下层淋巴细胞聚集，黏膜下层增宽、淋巴细胞管扩张及神经节炎，而隐窝结构大多正常，杯状细胞不减少。

（5）切除标本：可见肠管局限性病变、节段性损害、鹅卵石样外观、肠腔狭窄、肠壁僵硬等特征，镜下除以上病变外，病变肠段可见透壁性炎症、肠壁水肿、纤维化以及系膜脂肪包绕等改变，局部淋巴结可有肉芽肿形成。

在排除肠结核、阿米巴痢疾、耶尔森菌感染等慢性肠道感染、肠道淋巴细胞瘤、憩室炎、缺血性肠炎、白塞病以及 UC 等基础上，可按下列标准诊断。

1）具备上述临床表现者可临床疑诊，安排进一步检查。

2）同时具备 1 和 2 或 3 特征者，临床可疑诊为本病。

3）如再加上 4 或 5 项病理检查，发现非干酪性肉芽肿与其他 1 项典型表现或无肉芽肿而具备上述 3 项典型组织学改变患者，可以确诊，即临床拟诊，病理确认。

4）在排除上述疾病之后，亦可按 WHO 标准结合临床、X 线、内镜和病理检查结果推荐的 6 个诊断要点进行诊断。

5）初发病例、临床与影像或内镜及活检改变难以确诊时，随访观察 3~6 个月。如与肠结核混淆不清者按肠结核做诊断性治疗 4~8 周，以观后效。

近年提出一些新的诊断试验，包括：①neoptein 检测：为一种分泌型蛋白，可反映 CD 的活动度，neoptein 由巨噬细胞分泌。巨噬细胞必须在特异性的、与 CD 免疫相关的 T 淋巴细胞作用下被激活，方能分泌 neoptein，因此认为是与 CD 活动相关的标志物。②英夫利昔单抗（in-fliximab）：是抗肿瘤坏死因子（TNFα）抗体，因此可用于判断 IBD 的活动度。③抗酿酒酵母抗体（ANCA）：为一种抗多聚糖抗体，对 CD 特异性高，达 90%，敏感性 56%。④抗中性粒细胞浆抗体（ASCA）：也是常用的鉴别诊断指标，但在我国检测 IBD 敏感性等方面均逊于国外。⑤其他抗多聚糖抗原决定簇抗体：ALCA、ACCA、AMAC，对 CD 特异性均在 82% 以上，采用 ELISA 方法进行检测。⑥ASLA 和 ANCA 抗体组合：可提高诊断价值。

2. 诊断内容　诊断成立后，诊断内容应包括临床类型、严重程度、病变范围、肠外表现和并发症，以利全面估计病情和预后，制订治疗方案。

(1) 临床类型：可参考疾病的主要临床表现做出。按 2005 年蒙特利尔世界胃肠病大会 CD 分类分为狭窄型、穿通型和非狭窄非穿通型（炎症型）。

(2) 严重程度：CD 的严重度可参考消息临床表现做出。无全身症状、腹部压痛、包块与梗阻者定为轻度；明显腹痛、腹泻及全身症状与并发症定为重度；介于其间者定为中度。CD 活动指数（CDAI）可正确估计病情及评价疗效。临床上采用较为简便实用的 Harvey 和 Bradshow 标准（简化 CDAI）。

(3) 病变范围：参考影像及内镜结果确定，如肠道病变者可分为小肠型、结肠型、回结肠型。

(4) 肠外表现及并发症：肠外可有口、眼、关节、皮肤、泌尿及肝胆等系统受累，并发症可有肠梗阻、瘘管、炎性包块或脓肿、出血、肠穿孔等。

3. 诊断举例　克罗恩病小肠型、中度、活动期、肛周脓肿。

4. 疗效标准

(1) 临床缓解：治疗后临床症状消失，X 线或结肠镜检查炎症趋于稳定。

(2) 有效：治疗后临床症状减轻，X 线或结肠镜炎症减轻。

(3) 无效：治疗后临床症状、X 线、内镜及病理检查无改善。

四、鉴别诊断

克罗恩病诊断时应与引起腹痛、腹泻、发热、体重下降和瘘管形成的疾病进行鉴别。

（一）肠结核

肠结核与克罗恩病好发部位一致，临床表现相似，并发症相仿，且 X 线表现、肠镜检查也很相似，故需很好鉴别。肠结核患者常有结核病史，尤其是肺结核，有结核中毒症状，如乏力、下午发热、食欲减退，且抗结核治疗有效。如有肠瘘、肠壁或器官脓肿、肛门直肠周围病变、活动性便血、肠穿孔等并发症或病变切除后复发等，应多考虑克罗恩病。

（二）急性阑尾炎或慢性阑尾炎急性发作

需与 CD 起病或慢性活动期患者相鉴别。阑尾炎一般腹泻少见，主要为麦氏点压痛，腰大肌征、闭孔内肌征（+），压痛及反跳痛明显，发病急、病程短、发热、白细胞总数及中性白细胞均增加。鉴别有困难时应剖腹探查。

（三）小肠恶性淋巴瘤

原发性小肠淋巴瘤指发生于淋巴结外的肠道原发性恶性淋巴瘤，来源于肠壁黏膜下淋巴组织。原发性小肠淋巴瘤占原发性胃肠道淋巴瘤的 20%～30%，可发生于任何年龄，以成年人多见，男性多于女性，好发于回肠（60%～65%），其次是空肠（20%～25%），十二指肠（6%～8%），其他（8%～9%）。其临床表现缺乏特异性，常以腹痛为主要表现，可伴有腹部不适、腹胀、腹部包块、出血、肠穿孔、恶心、呕吐、腹泻、黑便等其他表现，也可伴有发热、消瘦、食欲下降等全身症状。胃肠道黏膜相关淋巴组织（mucosa - associated lymphoid tissue, MALT）淋巴瘤现已证实其发生与幽门螺杆菌（Helicobacter pylori）感染密切相关。90% 以上的胃 MALT 淋巴瘤的胃黏膜中找到幽门螺杆菌，此类患者根除 Hp 后肿瘤可治愈。

（四）溃疡性结肠炎（UC）

CD 和 UC 统称为炎症性肠病，病理与发病机制相似，有人认为是一种疾病的不同表现。结肠镜和 X 线检查具有重要鉴别诊断价值（表 8 - 1）。

表 8 - 1　克罗恩病与溃疡性结肠炎的鉴别

鉴别点	克罗恩病	溃疡性结肠炎
发热	常见	不常见
便血	少见	极常见
腹泻	较少	常见

续 表

鉴别点	克罗恩病	溃疡性结肠炎
腹痛	痉挛性、肠梗阻时为持续性剧痛	有疼痛便意便后缓解规律
		中毒性巨结肠或累及腹膜时剧痛
肿块	常见	无
瘘管形成	常见	极少见
肠穿孔	常见,为局限性穿孔	少见,多与中毒性巨结肠扩张有关
中毒性巨结肠	罕见	可有,发生率2.5%~15%
肠梗阻	常见	罕见
黏液脓血便	少见	有,常见
癌变	一般无	可有
病理	肠壁全层炎,呈节段性跳跃式分布,病变肠段之间黏膜正常,常见非干酪性肉芽肿,隐窝脓肿少见。病变之间黏膜增生呈卵石样,一般不癌变	弥漫性炎症,病变为连续性,溃疡浅,多累及黏膜及黏膜下层,无干酪性肉芽肿,隐窝脓肿常见。炎症性假性息肉可癌变,杯状细胞减少
结肠镜		
直肠受累	少见	绝大多数受累
肠腔狭窄	多见,偏心性	少见,中心性
病变特征	纵形或匐形溃疡或卵石样改变	浅溃疡,黏膜充血水肿

(五) 盲肠或右半结肠癌

均有腹痛、腹泻或黏液便,但盲肠或右半结肠癌患者年龄多较大,多在40岁以上;腹泻多不明显;进展较快;腹块硬,有结节感;X线钡灌肠见钡剂充盈缺损,病变肠壁僵硬,结肠袋不规则或消失,肠壁狭窄或扩张,结肠镜见息肉样病变呈卵圆形,表面有浅表溃疡,浸润型肿瘤侵及肠管全圈,使局部肠壁增厚,形成环状狭窄。根据以上特征与CD鉴别并不困难,如为结肠、盲肠癌肿块活检可确诊。

(六) 急性出血性坏死性肠炎

急性出血坏死性肠炎是小肠的节段性出血坏死性炎症,起病急骤、病情重,与CD的鉴别要点见表8-2。

表8-2 急性克罗恩病与急性出血性坏死性肠炎的鉴别

鉴别点	急性克罗恩病	急性出血性坏死性肠炎
病因	可能与感染、免疫、遗传因素有关	C型产气荚膜杆菌感染、胰蛋白酶减少或活性降低、饮食不当、变态反应
发病季节	无季节性	夏秋季多见
发病	较急	骤急
腹痛	多为痉挛性、多在右下腹	常为并发症状、疼痛位于脐部、左腹、右腹或全腹,为阵发性绞痛
腹泻、便血	少见	腹痛发生后发生腹泻,3~7次/d,20余次,血水样便、高粱米泔水样便、果酱样便,可有严重出血
休克、高热、昏迷、抽搐	一般无	常见
腹部体征	右下腹压痛一般无反跳痛	腹部胀满、脐周、上腹或全腹压痛,麻痹性肠梗阻时肠鸣音减弱
病理	肠壁全层炎,呈节段性跳跃式分布,常见非干酪性肉芽肿	主要为肠壁小动脉内类纤维蛋白沉着,血栓形成造成小肠坏死出血。黏膜水肿、片状出血、溃疡形成

(七) 缺血性肠炎

主要与急性 CD 或 CD 急性发作鉴别，缺血性肠炎以缺血性结肠炎为最多见，多因肠系膜动脉狭窄或闭塞、非闭塞性肠动脉缺血等原因引起。多发生在 60 岁以上的患者，以往无结肠疾病史，而突然出现急腹症表现、发病骤急，来势凶猛，表现腹痛、腹泻及便血、出血量少，疼痛常发作急骤，为痉挛性，多局限于左下腹，迅速发生脓毒症，休克的临床表现。X 线钡灌肠指压征或假瘤征，是本病的典型表现。发病 72 小时以内结肠镜见黏膜充血水肿，多见散在出血点、浅溃疡，这些改变与 CD 迥然不同。非闭塞性肠系膜动脉缺血（低流量综合征）多因冠心病、心肌病、心律失常或低血溶性休克所致，因此既往史了解，对缺血性肠炎诊断有帮助。

五、治疗

(一) 营养治疗

CD 患者摄入不足，肠道吸收障碍、丢失增加等均造成营养不良，进而影响药物治疗效果。因此加强营养、纠正代谢紊乱、改善贫血和低蛋白血症具有积极治疗价值。宜进食高营养、多维生素易消化食物。完全胃肠外营养（TPN）仅用于严重营养不良、肠瘘及短肠综合征患者。既能纠正 CD 患者的各种营养不良，又可使肠道完全休息，有助于病灶修复。在有并发症的重症 CD 患者，TPN 的效果更加明显，但应用时间不宜太长。长期 TPN，可引起胃肠绒毛萎缩，胃肠道功能衰退。从 TPN 过渡到肠内营养必须逐步进行，大致可分为四个阶段：①肠外营养与管饲结合；②单纯管饲；③管饲与经口摄食结合；④正常膳。TPN 不能骤然停止，宜逐渐经过肠内营养以使残余肠道细胞得到再生及适应。当患者开始耐受肠内喂养，先采用低浓度、缓速输注要素膳或非要素膳，监测水、电解质平衡及营养素摄入量（包括肠外与肠内的），以后逐渐增加肠内量而降低肠外量，直至完全撤销 TPN，进而将管饲与经口摄食结合，最后至正常膳。此外，还可常有铁、叶酸、维生素 B_{12} 和其他维生素和微量元素缺乏，也应适当给予补充。

(二) 药物治疗

1. 氨基水杨酸制剂

(1) 水杨酸偶氮磺胺吡啶（SASP）：本品系因不良反应大，已较少使用。

(2) 5-ASA 缓释剂：5-ASA 是 SASP 在结肠分解后产生的发挥治疗作用的成分，故目前正研究多种 5-ASA 新制剂，即 5-ASA 的各种控释、缓释制剂、pH 依赖制剂以各种载体取代磺胺的制剂，都是为了加强局部抗炎效果、减少不良反应。常用的口服制剂有：①美沙拉嗪（asacol）：又称艾迪沙（etiasa），为丙烯酸树酯膜包裹的 5-ASA 微粒压片，在 pH>6 时溶解，使 5-ASA 在末端回肠及结肠中缓慢释放，800mg 相当于 ASAP 1.5~2.0g。不良反应少，可有头痛、恶心、呕吐。②颇得斯安（pentasa）：系 5-ASA 微颗粒，包以半渗透性的乙基纤维素，对结肠病变疗效尤佳，3 次/d，每次 0.5g，是另一种缓慢释放形式的 5-ASA，1.5g 相当于 SASP 3g。③奥柳氮（olsalazine）：其结构中由重氮键取代磺胺吡啶，并结合两分子 5-ASA，药物到达结肠后在肠菌的重氮还原酶作用下，破坏重氮键分解出 5-ASA，因此，该药在结肠中产生很高浓度的 5-ASA，疗效确切。④肠炎复（salofalk）：750mg 相当于 SASP 1.5~2.0g，也是 5-ASA 缓释剂。⑤Claveral（Salofalk）：5-ASA 和碳酸钠、甘油混合成片，外包树脂（eudragit-L），作用介于颇得斯安和第二代新型 ASA 制剂 Acacol 之间。⑥Acacol：5-ASA 包以树脂（eudragit-S）。⑦巴柳氮（bal-salazide）：balsalazide 则是一种将 5-ASA 以重氮基连接在不起作用的携带物上的化合物，这种新的 5-ASA 化合物同样需要经细菌的偶氮基还原酶降解，方可释放出 5-ASA。口服 5-ASA 的不良反应主要为水样腹泻，罕见的不良反应有胰腺炎、心包炎、脱发、肾毒性。

另外，采用 5-ASA 肛栓剂或灌肠用药，也可提高直肠和远端结肠内药物浓度，并维持较长时间，明显提高了疗效，而全身不良反应轻微，且发生率明显降低。其不良反应主要为肛门刺激症状。肛栓剂用法为 0.2~1.0g 塞入肛门，2~3 次/d，对阿司匹林过敏者避免使用。

SASP 和新型 5-ASA 制剂除口服外，可作灌肠或滴注（如 SASP 2g 或 Pentasa 1g）。

水杨酸也可和其他药物（肾上腺皮质激素等）联合或前后使用。

2. 肾上腺皮质激素的应用　对中~重度 CD 有效，活动性 CD 治疗反应率>75%，因其能降低毛细血管通透性，稳定细胞及溶酶体膜，调节免疫功能，减少白三烯、前列腺素和血栓素等炎性介质生成，具抗炎、抗毒等作用，目前仍是控制克罗恩病最有效的药物。用于急性发作或症重的患者，大多可使症状明显减轻，病情好转。常予以口服或静脉注射，也可用于保留灌肠。重症病例静脉用药过渡到口服，口服过渡到氨基水杨酸类药物时宜有一段重叠时间，以防疾病复发。常用药物：

（1）泼尼松：30~60mg，10~14 天，有 75%~90%病例症状缓解，以后减量以 5~15mg/d 维持，维持剂量因人而异。

（2）6-甲基泼尼松龙：开始给 48mg/d，逐渐减至 12mg/d，先后 2 年。

（3）氢化可的松：200~400mg/d 或 ACTH 40~60μg/d，静脉滴注，14 天后口服泼尼松维持，也有每日分次静脉滴注 64mg 泼尼松龙-21-磷酸盐。重症时 1g/d，冲击，用于不能耐受口服的患者。

皮质类同醇药物对急性活动期克罗恩病有效，但对静止期无效，亦不能预防复发。有些外科切除病灶的病例，不论有无残留病变，每日给以 7.5mg 泼尼松，前后 3 年。

直肠病变则宜直肠保留灌肠或滴注，如倍他米松（5mg）或氢化可的松琥珀酸盐（20~100mg），灌肠时此类激素尚可与 SASP，锡类散等药物合并使用。此外，尚有用泼尼松龙和氢化可的松半琥珀酸盐作肛栓者。克罗恩病使用肾上腺皮质激素时应警惕紧急外科并发症，防止肠穿孔，大出血和继发感染发生。

布地奈德（budesonide）是一种糖皮质激素，因其针对 CD 的好发部位，在回肠和右半结肠缓慢释放，且因其能迅速在肝脏内失活，故虽有很强的肠道内抗炎作用，全身激素样不良反应却很少。

3. 免疫调节剂　对肾上腺皮质激素与水杨酸类药物无效者，可使用硫唑嘌呤、6-巯基嘌呤（6-MP）、甲氨蝶呤和环孢素 A 等。

（1）硫唑嘌呤（azathioprine）和 6-巯基嘌呤（6-mercaptopurlne，6-MP）：主要用于对类固醇有依赖性和静止的 CD 患者，新近报告对活动性 CD 也有疗效。硫唑嘌呤迅速吸收且置换为 6-MP，然后代谢为作用终末产物，硫代次类核苷抑制核苷酸（ribonucleotide）合成和细胞增殖，这些药物也改变免疫反应途径，抑制自然杀伤细胞活性和抑制细胞毒细胞功能。硫唑嘌呤剂量为 2.0~2.5mg/（kg·d），6-MP 1.0~1.5mg/（kg·d），分 2 次口服。4 个月后 56%患者有治疗反应，应用 1~3 年缓解率为 56%~84%。虽 CD 患者对硫唑嘌呤和 6-MP 常能耐受，但确实不良反应大，有报告 92%患者有白细胞减少。3%~5%患者于治疗的几周内发生胰腺炎，药物撤除后迅速消失。其他毒副反应尚有恶心、发热、皮疹、肝炎和骨髓抑制。过去认为长期用药可致癌，新近研究认为硫唑嘌呤、6-MP 长期治疗并无致癌的危险性增加。

（2）甲氨蝶呤（methotrexate，MTX）：MTX 抑制二氢叶酸还原酶引起 DNA 合成受损，IL-1 产生减少，T 细胞吞噬作用降低。可用于短期及长期治疗对肾上腺皮质激素产生抵抗和依赖的克罗恩病患者，每周 25mg 肌内注射或皮下注射可使肾上腺皮质激素完全停药，治疗至 16 周时 39%患者病情缓解维持。治疗的毒副反应有粒细胞缺乏，肝纤维化、恶心、呕吐、腹泻，过敏性肺炎发生率低，联合应用叶酸可使反应减少。MTX 可致畸胎和流产，因此妊娠妇女禁用。

（3）环孢素 A（ciclosporine，CSA）：CSA 可改变免疫炎症级联放大，有力的抑制 T 细胞介导反应，抑制 Th 细胞产生 IL-2，降低细胞毒细胞的募集反应，阻止其他细胞因子，包括 IL-3、IL-4、IFN-γ 和 TNFα 的释放，与硫唑嘌呤、6-MP、MTX 相比较，CSA 开始作用比较迅速，适用于病情较重或对类固醇有抵抗的 CD 患者。常用量 CSA 4mg/（kg·d），口服 5.0~7.5mg/（kg·d）。CSA 对瘘管形成患者静脉内注射 4mg/（kg·d）平均 7.9 天可获疗效，慢性活动性 CD 口服 CSA 7.5mg/（kg·d）治疗有效。口服 5mg/（kg·d）可预防 CD 复发。治疗的毒副反应有高血压、齿龈增生、多毛症、感觉异常、震颤、头痛和电解质异常，肾毒性是 CSA 的重要首发症，一旦发生应减量或停药。偶有并发癫痫。机会感染如卡氏肺孢子虫肺炎也偶见。

类似CAS新制剂他克莫司（tarcrolimus，FK506）对儿童难治性IBD及成人广泛小肠病变患者治疗有效，且不良反应很小。另一新制剂吗替麦考酚酸酯（骁悉）可抑制淋巴细胞中肌苷单磷酸，从而抑制具有细胞毒性的T细胞增殖及B细胞抗体产生。1g，2次/d，可改善CD症状，耐受性较好，还可减少肾上腺皮质激素的用量。

4. 细胞因子和细胞因子拮抗剂　目前抗TNFα抗体、IL-2抗体、抗CS4抗体、IL-10及白细胞去除疗法等已在国内开始试用于临床，并取得了一些令人振奋的结果。重组抗TNF单克隆抗体（商品名为inflixmab，或称remicade）一般剂量为5mg/kg，单次注射，可使难治性克罗恩病缓解4个月。inflixmab起效快，通常2周内就发挥作用，单次治疗后可持续30周。但是大多数患者在抗体从血清中消失即8~12周后复发。每隔8周输注inflixmab可以维持疗效并达到1年缓解。idlixmab是唯一能迅速控制克罗恩病瘘管的药物，但是连续3次输注（0周、2周、6周）的效果不理想。复发的中数时间为12周。临床试验inflixmab治疗克罗恩病相当安全，最常见的副反应包括轻微的头痛、呕吐、上呼吸道感染和急性的输液反应。用inflixmab治疗过的患者中大约13%会发生inflixmab抗体，即HACA（人类抗嵌合性抗体）。目前认为这些抗体的产生可能与输液反应有关。

人体化的抗TNFα单克隆抗体CDP571已开始在克罗恩病患者中研究试用，其他TNF抑制性治疗，包括核因子κB（NF-κB）反义寡核苷酸P65，亦已开始在克罗恩病患者中研究试用。

5. 抗生素类药物　虽然感染病因学说至今未被证实，但近年来甲硝唑治疗克罗恩病肛周和结肠病变取得很大成功。其作用机制可能与甲硝唑能对抗厌氧菌，且具有人体免疫调节作用有关。甲硝唑已是治疗克罗恩病性结肠炎、小肠炎、肛周疾病的一线用药，并能预防术后复发。常用剂量为10~20mg/(kg·d)，疗程一般在2个月以上。国内多家报道，用甲硝唑口服或灌肠均收到较好效果。不良反应有胃肠功能紊乱和周围神经病变等。广谱抗生素氨苄西林4~8g/d，适用于出现并发症或病情严重时，近年提倡应用。喹诺酮类抗生素如环丙沙星、氧氟沙星等，可单用或与甲硝唑联用。抗菌药物可与皮质类固醇或硫唑嘌呤合用。

6. 肠道菌群调整　已表明调整肠道菌群，可有益于IBD的治疗。促生疗法（probiotic therapy）现已认为是21世纪的一种治疗IBD的概念，即通过口服Nissle株大肠杆菌来预防克罗恩病和溃疡性结肠炎的复发。最近，有研究进一步表明，某些乳酸杆菌（Lactobacillus）株可通过上调肠道IgA及抗炎细胞因子（IL-6，IL-10）的分泌而发挥保护性免疫调节作用，已用于慢性IBD患者的治疗。亦有使用多种促生态制剂（乳酸杆菌、双歧杆菌）缓解疾病发作的报道。

7. 奥曲肽及其类似物　vapreotide、P物质拮抗剂及利多卡因胶灌肠剂通过影响肠血管通透性、肠道分泌，直接作用于免疫活性细胞，改变细胞因子释放或激活和促使肥大细胞脱颗粒反应，对IBD发挥治疗作用。

8. 中医中药　在CD的治疗中显示其独有的魅力中医已形成初步的独特理论体系，报道的有效治疗方法逾百种，亟待进一步筛选、总结和推广。

CD患者药物治疗的选择见表8-3。

表8-3　CD患者药物治疗的选择

疾病程度及情况	选择药物
轻度	SASP或5-ASA、口服氨基水杨酸、甲硝唑或环丙沙星、布地奈德
中度	SASP或5-ASA、口服皮质类固醇（布地奈德）、硫唑嘌呤或多或少-MP
重度	infliximab、全身使用皮质类固醇、静脉或皮下应用甲氨蝶呤
难治性	静脉内使用infliximab
肛周疾病	口服抗生素（甲硝唑或环丙沙星）静脉内使用infliximab、口服硫唑嘌呤或6-MP
缓解	口服皮质类固醇、SASP或5-ASA或甲硝唑、口服硫唑嘌呤或6-MP

（三）活动性克罗恩病的内科治疗

1. 根据疾病部位和活动度来考虑用药

（1）如为轻度活动性局灶性回盲部CD：首选布地奈德9mg/d（2a，B），5-ASA益处有限（1a，B），不推荐使用抗生素（1b，A）。一些轻症患者无需治疗（5，D）。

（2）中度活动性局灶性回盲部CD：首选布地奈德9mg/d（1a，A）。或全身肾上腺皮质激素治疗（1a，A），如果怀疑出现脓毒血症，可加用抗生素（5，D）。

（3）重度活动性局灶性回盲部CD：首选全身皮质激素（1a，A），对于复发病例，应加用硫唑嘌呤或6-MP（1a，B），如果患者不能耐受，可考虑甲氨蝶呤（1a，B），对皮质激素或免疫调节剂难治性或不能耐受的患者，可加用infliximab（1b，A），也可考虑外科手术治疗。

（4）广泛性小肠CD：中、重度小肠CD采用全身皮质激素（1a，B），推荐使用硫唑嘌呤或6-MP，若患者不能耐受，可考虑用甲氨蝶呤（1b，B），同时给予营养支持（4，C）。如果治疗失败，加用infliximab（1b，B），也可考虑外科手术治疗。

2. 对皮质激素依赖性、难治性治疗 ①皮质激素依赖性CD：可采用硫唑嘌呤或6-MP（1a，A），如果患者不能耐受或无效，可用甲氨蝶呤，如果上述治疗失败，加用infliximab（1a，A），也可考虑外科手术治疗；②皮质激素难治性CD：采用硫唑嘌呤或6-MP（1a，B）如果患者不能耐受或无效，考虑用甲氨蝶呤（1b，B）。如果免疫调节剂治疗失败，或需要快速获得缓解，可加用infliximab（1b，B），也可采用手术治疗。

3. 药物诱导缓解后的治疗 infliximab治疗获得缓解后，硫唑嘌呤，6-硫基嘌呤或甲氨蝶呤均可用于维持治疗（2a，B）如果上述治疗失败，可考虑采用infliximab定期输注维持治疗（1b，B），对局限性病变应考虑外科手术治疗（4，D）。应用5-ASA获得缓解的患者应完全缓解后持续用药2年停药（5，D），对广泛性结肠炎患者，应考虑长期治疗以降低结肠癌发生的危险性（4，D），应用硫唑嘌呤维持治疗的患者，应于完全缓解后4年停药（2b，C）。

4. 治疗复发患者的治疗 ①局灶性回盲部CD复发：如果患者复发，应加强维持治疗，可考虑手术治疗，皮质激素不应用于维持缓解；②广泛性CD复发：推荐用硫唑嘌呤维持缓解；③复发前用硫唑嘌呤或6-MP治疗患者的处理：复发时应加大硫唑嘌呤或6-MP的剂量，前者为>2.5mg/（kg·d），后者>1.5mg/（kg·d），对局灶性病变应考虑外科手术治疗。

证据级别分：1，2，3，4，5级，每1级又分a，b二级，如1a，2b。

推荐级别分：A，B，C，D 4级。

（四）手术治疗

1. 适应证 目前内外科医生已达到共识：外科治疗不能改变CD的基本病程，仅适用于其他疗法无效的并发症和多次复发者。适应证主要包括：①肠狭窄、肠梗阻；②腹腔脓肿及炎性包块；③下消化道大出血；④疑有癌变；⑤腹壁肠瘘或肠内瘘；⑥急性腹痛诊断不明时应行探查手术；⑦并发肠穿孔；⑧积极内科治疗效果差者有相对适应证；⑨肛门部有病变。

2. 手术方式选择

（1）肠梗阻：主要手术方式有3种：①病变肠段切除术：切除范围应包括近侧正常肠管5~15cm，因术后吻合口瘘和复发多在近端肠管。对于小肠多发病灶，既可分段切除又可整段切除，但应注意保留正常小肠不少于1.5m，以免发生术后短肠综合征。②病变肠段旷置转流术：如因粘连或炎症（除有困难时）可将病变肠段旷置、行捷径转流术。为防止盲襻综合征，切断梗阻近端正常肠管后，断端与结肠端侧吻合，再将远侧断端缝闭。以根据患者情况，再决定是否做Ⅱ期手术。③病变肠段狭窄成形术：十二指肠的CD采用狭窄成形术的疗效不如转流术。Raebler应用布地缩松和硫唑嘌呤联合内镜下球状扩张可提高缓解狭窄的长期疗效。

（2）腹腔脓肿及炎性肿块：对于腹部包块首先要通过X线钡剂造影或B型超声、CT检查，以判断是否有肿块。继发于CD的脓肿多可经皮穿刺置管引流治疗。行手术治疗时，为避免切口直接与脓腔相通而引起切口裂开和外瘘,一般主张作肿块对侧腹部切口,进入腹腔后找出脓腔的两端肠管再作短路手术,注意封闭输入肠襻远侧断端,术后脓肿有可能缩小或愈合。对脓肿较大、中毒症状明显者,可在短路手术的同时行脓肿引流,引流应避开切口,在脓腔表面腹壁另作小切口。

(3) 出血:需要反复输血的肠道出血占2%~3%。可在出血时行选择性肠系膜血管插管造影,以明确出血部位,用药物灌注或栓塞治疗多能止血。无效时应急诊手术切除出血病变肠段,行肠吻合术。

高新技术的发展使CD的手术治疗步入微创近10多年来,腹腔镜和吻合器的广泛应用,CD外科治疗有很大发展,在治疗观念上有较多的更新。腹腔镜或在腹腔镜协助下已可完成CD的:①暂时性或永久性回肠造口转流;②狭窄肠段成形;③回盲部切除;④肠段切除吻合等,同时并不增加术后并发症和复发率。随着研究的进展和临床实践的不断发展,腹腔镜在CD中具有良好的应用前景。

(马志杰)

第三节 急性出血性坏死性肠炎

一、病因与发病机制

急性出血性坏死性肠炎(acute hemorrhagic necrotic enteritis)是一种急性、暴发性疾病。临床上以腹痛、腹泻、便血、呕吐、腹胀、发热及中毒表现为主,成人和儿童均可发病。15岁以下占60%以上。男女发病为(2~3):1发病前可有饮食不当等诱因,以农村中发病较多。

急性出血性坏死性肠炎的病因和发病机制尚不十分明了。一般认为,本病的发生是由于多种因素共同作用的结果。内部因素为肠道局部缺血,胃肠分泌功能低下,导致肠道屏障功能缺损,外部原因是主要是肠道病原体感染。现认为与C型产气荚膜芽孢杆菌感染有关,可能与C型产气荚膜芽孢杆菌产生的B毒素所致,B毒素可影响人体肠道微循环而致斑片状、坏疽性肠炎。由于某种原因进食污染有致病菌的肉类食物(未煮熟或变质),或肠内生态学发生改变(如从多吃蔬菜转变为多吃肉类)而利于该病菌繁殖;和(或)肠内蛋白酶不足(个体性或地区性),或以具有胰蛋白酶抑制因子的甘薯为主食发,使B毒素的分解破坏减少,从而导致了发病。病变主要为肠壁小动脉内类纤维板蛋白沉着、栓塞而致小肠出血、坏死。疾病好发于空肠和回肠,也可累及十二指肠、结肠及胃,偶可累及全消化道。病变可局限于肠的一段,也可呈多发性。受累肠段肠壁水肿、增厚、质地变硬。病变常起始于黏膜,表现出为肿胀、广泛性出血,可延伸至黏膜肌层,甚至于累及浆膜,可伴不同程度的腹腔渗液,严重时可引起溃疡及穿孔。

二、临床表现

多急性起病,也有缓慢发病者。病情轻重不一,轻者仅表现腹痛、腹泻,病程通常1~3周,很少复发或留后遗症;重者可在1~2天后出现大量便血,并出现休克、高热等中毒症状和严重并发症。

(一) 胃肠症状

1. 腹痛 可见于95%以上病例,腹痛常为首发症状。疼痛位于脐周、左腹、右腹或全腹。多为阵发性绞痛,疼痛亦可为持续增长性阵发性加剧。

2. 腹泻、便血 腹痛发生后出现腹泻,一日3~7次不等,亦有达20多次者。粪便初为糊状带粪质,后渐为黄水样,继之呈血水样、高粱米泔水样或果酱样,甚至为鲜血或暗红色血块,此时粪质少而有恶臭。出血量多少不定,轻者可仅有腹泻,或为粪便潜血阳性。严重者一日血量可达数百毫升。腹泻和便血时间短者仅1~2天,长者可达月余。可呈间歇发作,或反复多次发作。

3. 呕吐 常与腹痛、腹泻同时发生,呕吐物可为胃内容,或呈咖啡样、血水样,亦可呕吐胆汁。

(二) 腹部体征

腹部胀满,有时可见肠型。脐周、上腹或全腹有明显压痛,部分患者肌紧张或反跳痛。早期肠鸣音亢进，中毒症状明显，或伴有麻痹性肠梗阻者，肠鸣音减弱或消失。

（三）全身表现

病情严重者，可出现水电解质紊乱、休克、高热、抽搐、神志模糊或昏迷等严重中毒症状。此种病例预后差。

（四）并发症表现及其他表现

严重病例可出现麻痹性肠梗阻、肠穿孔、急性腹膜炎等并发症及相应表现。其他少见表现有肠系膜淋巴结肿大、黄疸、肝脏脂肪酸变性、间质性肺炎、肺水肿、弥散性血管内凝血（DIC）、肺水肿、急性肾功能衰竭、肾上腺灶性坏死等。

（五）临床类型

临床类型可根据其临床突出表现分为腹泻型、便血型、肠梗阻型、腹膜炎型和毒血症型5型。

（六）实验室检查和特殊检查

1. 血常规　白细胞增多，多在 $12.0 \times 10^9/L$ 以上，以中性粒细胞增多为主，并有核左移现象。
2. 粪检　粪便呈血性，或潜血试验强阳性，可有少量或中等量脓细胞。
3. X线检查　腹部X线平片可见受累肠段（多为空肠）充气和液平面。肠穿孔者膈下可见游离气体。在急性期不宜做钡餐或钡灌检查，以免发生穿孔。急性期过后可作钡餐检查，如怀疑病变累及结肠者，应考虑做结肠镜检查。钡剂检查员显示肠黏膜粗糙，肠壁增厚，肠间隙增宽，肠壁张力和蠕动减弱，肠管扩张和僵直，部分病例可出现在肠痉挛、狭窄和肠壁囊样气肿。

上述这些症状的出现在与梗阻发生的急缓、部位的高低、所有腔阻塞的程度有密切关系。肠梗阻的特点：①波浪式的由轻而重，然后又减轻，经过一平静期而再次发作。②腹痛发作时有气体下降感，到某一部位时突然停止，此时腹痛最为剧烈，然后有暂时缓解。③腹痛发作时可出现肠型或肠蠕动，患者自觉似有包块移动。④腹痛时可听到肠鸣音亢进。绞窄性肠梗阻由于某种原因有肠管缺血和肠系膜的嵌顿，则常常为持续性，伴有阵发性加重，疼痛也较剧烈。有时肠系膜发生严重绞窄，可无缘无故性剧烈腹痛。麻痹性肠梗阻的腹痛往往不明显，阵发性绞痛尤为少见，一般多为胀痛。肠梗阻时呕吐、腹胀明显，而便血不多。急性出血性坏死性肠炎时便血症状较重，X线腹部平片小肠有比较弥漫的充气或液平面。

三、诊断与鉴别诊断

（一）诊断

急性出血坏死性肠炎的诊断主要根据临床表现和相关的辅助检查。剧烈腹痛、便血、腹部压痛点不固定伴有严重毒血症时应怀疑本病可能。如同时能排除中毒性痢疾、绞窄性肠梗阻、肠套叠等诊断即可成立。辅助检查对诊断有很大帮助。血常规显示周围血白细胞质增多，以中性粒细胞增多为主，常有核左移。红细胞质和血红蛋白常降低。粪便检查外观呈或鲜红色，或潜血试验强阳性，镜下见大量红细胞，偶见脱落的肠系膜，可有少量或中等量脓细胞。急性期不宜做钡餐或钡灌检查，以免发生穿孔。急性期过后可钡餐检查，以协助诊断。因此无早期诊断价值。

急性出血坏死性肠炎腹痛前有程度不同的前驱症状，如头痛、乏力、全身痛及食欲不振等。腹痛常常是突然发生，以左上腹或右下腹为主，有时却是脐周围或全腹部的持续性腹痛。临床上酷似肠梗阻或腹膜炎。除腹痛外常有腹泻或血便。患者发热，甚至于发生中毒性休克。服务部泛压痛，肠鸣音减弱或消失，偶尔在腹部触及包块。穿孔和腹膜炎时全腹压痛，有肌卫、反跳痛。腹腔试探穿刺发现红细胞和脓细胞提示有肠穿孔、肠坏死可能性。

（二）鉴别诊断

由于本病的临床表现与其他胃肠病有相似之处，因此易于混淆，应及时给予鉴别。

1. 克罗恩病急性期　急性出血性坏死性肠炎与克罗恩病的急性期在病变与临床表现上却有许多

相似之处。克罗恩病是一种非特异性遗传免疫力性疾病，常无明显发病季节性和发病诱因。青壮年多见，腹泻以单纯性水样便为主，很少便血或有中毒症状，甚至发生中毒性休克。易转为慢性。病变以增生为主，很少发生出血、坏死。根据以上可资鉴别。

2. 中毒性痢疾　随着生活环境和自然环境的改善，对中毒性痢疾防治效果水平面的提高，本病的发病率有明显下降。中毒性菌痢发病骤急，开始即有高热、惊厥、神志模糊、面色灰暗、血压下降，可于数小时内出现脓血便，粪便中队脓血便外，找到吞噬细胞或大便培养出痢疾杆菌可作鉴别。

3. 急性化脓性腹膜炎　主要是急性出血性坏死性肠炎早期与腹膜炎鉴别。尽管两种疾病有腹痛、恶心呕吐、感染中毒症状，但化脓性腹膜炎如为继发性，可继发于腹腔内器官操作穿孔、破裂或原发性腹膜炎常有肺炎、脓毒血症、泌尿生殖系统感染等引起。开始即有腹膜刺激征。急性出血坏死性肠炎早期一般无腹膜刺激征。腹痛、便血为主要症状。

4. 急性阑尾炎　腹痛是急性阑尾炎的主要症状，多数人以突发性和持续性腹痛开始，少数人以阵发性腹痛开始，而后逐渐加重。腹痛开始多在上腹、剑突下或脐周围，经4~8小时或者10多个小时后，腹痛部位逐渐下移，最后固定于右下腹部，这种转移性右下腹痛约80%的患者具有这一特征，所谓转移性右下腹痛，根据这一特征可与其他急腹症鉴别。

5. 急性胃黏膜病变　本病有用药、酒精中毒或应激如严重感染、休克、大手术、烧伤、创伤及精神高度紧张等应激，引起血管痉挛收缩，致使黏膜缺血缺氧，导致黏膜损害，发生糜烂和出血。因此，了解有无用药、酗酒或应激状态对诊断很有帮助。由于溃疡不侵及肌层，在临床上很少有腹痛，上消化道出血是其最突出的症状，表现呕血或黑便。出血严重者可发生出血性休克。

6. 十二指肠溃疡　疼痛部位在中上腹脐上方偏右，呈钝痛、烧灼痛或饥饿痛，有周期性、节律性发作，发生在饭后1~2小时，进食可缓解，常有嗳气、反酸、烧心、呕吐等症状。内镜检查可确诊。

7. 肠梗阻　腹痛、呕吐、腹胀、无大便、无肛门排气是肠梗阻的主要功能，临床症状不同。

8. 肠型过敏性紫癜　儿童多见。腹痛剧烈伴呕吐、便血、易发生休克。常有腹膜刺激征与伴有肠麻痹和腹膜炎者不难鉴别。但肠型过敏性紫癜呕吐、腹胀更重，而便血不多。X线腹部平片典型者常显示假肿瘤（充满液体的团襻肠段）、咖啡豆（充气的团襻肠段）影像。急性出血性坏死性肠炎时出血症状较重，X线腹部平片小肠有比较弥漫的充或液平面。

四、治疗

急性出血性坏死性肠炎的治疗一般以内科治疗为主，治疗的要点是减轻消化道负担、纠正水和电解质紊乱、改善中毒症状、抢救休克、控制感染和对症治疗。

（一）一般治疗

腹痛、便血和发热期应完全卧床休息和禁食。这样有利于胃肠休息。直到呕吐停止、便血减少，腹痛减轻时方可进少量流质，以后逐渐加量，待无便血和明显腹痛时再改软食。禁食期间应静脉补充高渗葡萄糖、复方氨基酸、白蛋白、脂肪乳等。恢复饮食宜谨慎，过早摄食可能会导致营养不良，影响疾病的康复。腹胀和呕吐严重者应作胃肠减压。

（二）纠正水、电解质失衡

急性出血性坏死性肠炎时由于出血、呕吐、腹泻、发热，加上禁食，易于发生水、电解质及酸碱平衡失调，应及时给予纠正。

（三）抗休克

急性出血性坏死性肠炎时由于某种原因发热、呕吐腹泻、失血、禁食等因素容易引起休克，是引起患者死亡的主要原因，早期发现休克并及时处理是治疗本病的主要环节，应迅速补充血容量，改善微循环，除补充晶体溶液外，应适当输血浆、新鲜全血或人体血清白蛋白等胶体液。血压不升者，可酌情选用山莨菪碱为主的血管活性药物。为减轻中毒症状、过敏反应、协助纠正休克，可慎用肾上腺皮质激素治疗。可静脉滴注3~5天氢化可的松，成人200~300mg/d，或地塞米松5~10mg/d；儿童用氢化可的松 4~8mg/d，或地塞米松 1~2.5mg/d，病情好转应及时停药，因肾上腺皮质激素有加重肠出血和肠穿孔之危险，应用时必须谨慎。一般用 3~5 天。

（四）应用抗生素

控制肠道感染，宜尽早应用有效抗生素治疗。常用头孢类罗氏芬、先锋必、舒普深，喹诺酮类、大环内酯类等，酌情选择。

（五）对症治疗

腹痛严重者可给予度冷丁，高热、烦躁可给吸氧、解热剂、镇静剂或物理降温，便血量大时给予输血。

（六）中药

可用清热解毒、行气化滞、止血为主持中药治疗。常用方剂有黄连丸加减。常用的有黄连素、白头翁、马齿苋、银花、黄芩、赤白芍、广木香、秦皮、丹皮等。

（七）抗毒血清

采用 Welchii 杆菌抗毒血清 42 000~85 000U 静脉滴注，有较好疗效。

（八）手术治疗

多数学者主张有以下情况时应考虑手术台治疗：①明显增加肠坏死倾向或肠坏死者；②多次大量便血内科学治疗仍不能控制休克者；③腹胀、肠鸣音消失、有麻痹性肠梗阻、穿孔可疑者；④腹腔内有化脓性病灶需引流者；⑤不能排除其他应行手术的急腹症者。

腹膜刺激征是手术治疗的主要指征。手术切除受累肠段可以减少肠毒素的来源，防止中毒性休克的发展，因此有手术台指征的患者应争取早期手术治疗，对一般情况差，不耐受手术台者宜积极抢救，待休克纠正后随即进行手术。关于术式，对已有肠坏死或穿孔的患者，宜行肠切除术一期吻合，切除时要认清病变大小、范围，一定要注意保留健康肠管断端进行吻合，以免发生肠瘘。如果肠管病变广泛，不能切除全部病变时，此时只能切除病变严重部分或肠造口。对病变范围不清或术中休克危重患者，不宜期切除肠吻合，肠管切除后行肠外置造口，日后再二次吻合闭合瘘管。

（马志杰）

第四节　机械性肠梗阻

一、病因与发病机制

机械性肠梗阻多系肠壁本身、肠腔或肠管外的各种器质性病变使肠腔变小，肠腔内容物通过受阻所致。

1. 肠壁病变　如小儿先天性的肠狭窄、闭锁；后天性的肠道炎症如 Crohn's 病、肠结核等；损伤性疤痕狭窄，肠壁肿瘤侵及肠管周径大部或突入肠腔内；还有手术的肠管吻合口处水肿或病理以及肠管套叠等。

2. 肠腔内因素　肠管堵塞见于粪石、蛔虫团及巨大的胆结石。

3. 肠壁外病变　各种因素造成的肠管的病理性压迫。如腹腔炎症、损伤或手术引起的腹膜广泛粘连或形成的粘连带，还有腹内疝、腹外疝嵌顿、腹腔内巨大肿瘤和肠扭转等。

二、病理生理

肠梗阻后，机体为了克服梗阻障碍，肠管局部和机体全身将出现一系列复杂的病理生理变化（图 8-1）。

（一）肠管局部

肠梗阻初期，梗阻的近段肠管为使肠内容物通过梗阻处，蠕动增加，便产生阵发性腹痛和肠鸣音亢进。以后肠管逐渐扩张，如梗阻部位长时间不能解除，肠壁收缩力逐渐减弱，最后肠壁平滑肌完全麻痹，肠动力完全紊乱，其蠕动减弱，以至肠鸣音消失。梗阻以上肠黏膜出现吸收障碍，分泌的消化液不能吸收，黏膜渗出增多，大量肠液积聚于肠腔。肠梗阻的腹痛可使食管上段括约肌反射性的松弛，吞咽时可吞下大量的空气约占肠腔内气体的70%。肠腔内由于大部分气体为氮气，很少向血液内弥散，故肠腔迅速膨胀，内压增高可达7.5mmHg（18cmH$_2$O）以上，在强烈蠕动时，肠内压则可达30mmHg（40cmH$_2$O）。结肠闭襻性肠梗阻时闭襻肠管内压力高达37.3mmHg（50cmH$_2$O）以上。远高于静脉压，这导致肠壁血循环障碍，引起肠壁充血、水肿和液体外渗增加。同时由于缺氧、细胞能量代谢障碍，肠壁通透性增加，液体可自肠腔渗出到腹腔。肠壁压力增高，静脉淤血明显，可引起小血管破裂出血，黏膜下常见点状到片状出血灶，甚至肠壁坏死、穿孔，发生腹膜炎。

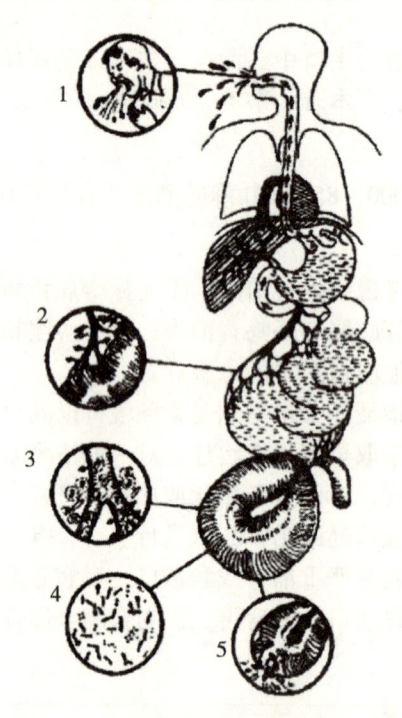

图 8-1 肠梗阻局部和全身变化示意图

1. 大量呕吐丢失消化液；混合型缺水，代谢性酸中毒；2. 梗阻以上肠管膨胀、肠壁血运受阻血浆渗出，血液浓缩；3. 绞窄性肠梗阻所致血浆和全血丢失，血容量进一步减少；4. 肠壁通透性增加，肠内容及细菌外渗，毒素吸收所致毒血症；5. 肠坏死、穿孔、腹膜炎、全身中毒、休克

（二）全身变化

1. **水、电解质紊乱** 正常时胃肠道每天分泌7 000~8 000ml消化液，绝大部分通过小肠再吸收回到全身循环系统。仅约500ml到达结肠，仅约150ml经大便排出。肠梗阻时消化液的回吸收发生障碍，而且液体自血管内向肠腔继续渗出，大量积存于肠腔。实际上这些积存于肠腔内的液体等于丧失到体外。加上呕吐，不能进食，可迅速导致患者的血容量减少，血液浓缩。高位小肠梗阻时更易出现脱水。由于体液的丧失也导致大量的电解质（Na$^+$、K$^+$、Cl$^-$等）丢失，致使发生电解质紊乱。低血容量和缺氧情况下的组织细胞代谢所产生的酸性代谢产物剧增。此外，因缺水、少尿所造成的肾脏排酸障碍，因而可引起严重的代谢性酸中毒发生。

2. **感染和中毒** 肠梗阻尤其是低位肠梗阻，肠内容物郁积和肠内环境的改变，细菌大量繁殖，空肠内细菌数可达5×10^9/ml，回肠内可达6×10^9/ml。细菌多为革兰阴性菌，但也有大量厌氧菌繁殖。由于梗阻肠壁黏膜屏障机制受损，肠壁通透性增加，细菌产生的毒素大量被腹膜吸收，导致全身中毒血症。若肠梗阻持续存在，发展为绞窄时，则大量细菌可进入腹腔。不仅如此，这些细菌还可以直接进入血中，造成门静脉及全身性的菌血症及毒血症。最后引起中毒性休克。尤其是在患者已有水、电解质失衡和酸中毒的情况下，更会加重休克的严重性与顽固性。

3. 休克　休克发生的原因：一方面因大量的急性失水导致血容量骤减，另一方面感染、中毒很容易造成休克。特别是绞窄性肠梗阻时，静脉受压，回流障碍，而动脉则仍在向绞窄的肠襻继续供血，实际上相当于动脉血不停地将血流到体外。故绞窄性肠梗阻早期则很易发生休克。

4. 呼吸和循环功能障碍　肠管膨胀时腹压增高，横膈上升，腹式呼吸减弱，可影响肺内气体交换。同时还可使下腔静脉回流受阻，加上全身血容量骤减，致使心输出量明显减少。

三、临床表现

（一）症状

肠梗阻的共同症状是腹痛、呕吐、腹胀及停止排便排气。

1. 腹痛　不同类型的肠梗阻有不同性质的腹痛。单纯性机械性肠梗阻一般为阵发性剧烈绞痛，系梗阻以上部位的肠管强烈蠕动所致。此类疼痛常可有下列特征：①阵发性疼痛：轻而重，然后又减轻，经过一平静期而再次发作。②腹痛发作时可感到有气体下降，到某一部位突然停止，此时腹痛最为强烈，然后有暂时缓解。③腹痛发作时可出现肠型或肠蠕动波，患者自觉似有包块移动。④腹痛时可听到肠鸣音亢进，有时患者自己可以听到。持续性腹痛伴有阵发性加重多见于绞窄性肠梗阻。持续性腹痛伴有腹胀常为麻痹性肠梗阻。持续钝痛伴有阵发性加剧而无缓解者，多提示肠系膜牵拉或肠管高度痉挛，常见于肠套叠、肠粘连、肠扭转造成的闭襻性肠梗阻，是绞窄性肠梗阻的早期表现。如腹部出现明显压痛，则表明肠梗阻后肠液渗漏腹腔，已形成腹膜炎。

2. 呕吐　呕吐也是肠梗阻常见的症状，可反映出梗阻的部位和病变发展的程度。梗阻早期，呕吐为反射性，吐出物为胃液、食物，然后进入静止期。若梗阻未解除，梗阻部位为高位小肠，再发呕吐出现较频繁，且静止期短，呕吐的胃内容物中含有胆汁。如低位肠梗阻，静止期较长，1～2天后再发呕吐，呕吐内容物带有粪臭。呕吐物如呈棕色或血性，则肠梗阻可能已成为绞窄性。

3. 腹胀　腹胀出现较迟。腹胀程度与梗阻部位有关。高位小肠梗阻腹胀不明显，而低位肠梗阻可表现为全腹膨胀，叩诊呈鼓音，并常伴有肠型。麻痹性肠梗阻，腹胀明显，但无肠型。闭襻性肠梗阻，则出现局部膨胀，叩诊有鼓音。结肠梗阻如回盲部关闭，可以显示腹部不对称的高度腹胀。

4. 停止排便排气　完全性肠梗阻可出现停止排便排气。梗阻早期，肠蠕动增加，梗阻以下部位残留的气体和粪便仍可排出。此种现象应引起注意，以避免延误早期肠梗阻的诊断和治疗。绞窄性肠梗阻如肠套叠、肠系膜血管栓塞或血栓形成，肛门可排出血性液体或果酱便。

（二）体征

1. 全身表现　单纯肠梗阻早期可无明显表现。晚期则会出现脱水、全身虚弱无力、眼窝凹陷、口干舌燥、皮肤弹性减弱，心率加快，严重缺水。绞窄性肠梗阻，可有休克表现。

2. 腹部表现　常有不同程度的膨胀，有时可见肠型、肠蠕动。听诊肠鸣音亢进，呈高调金属音或气过水声。如为绞窄性肠梗阻晚期并发感染性腹膜炎，则出现麻痹性肠梗阻，肠鸣音则减弱或消失。单纯性肠梗阻腹壁软，按压膨胀的肠管有轻压痛。肠管内含有气体和液体，可闻震水音。绞窄性肠梗阻可出现局限性压痛及腹膜刺激征，有时可扪及绞窄的肠襻。叩诊时除有鼓音外，有时因腹腔有渗液，可出现移动性浊音。值得注意的是检查腹部时必须同时检查腹股沟部、脐部，以了解有无腹外疝嵌顿。

（三）化验检查

肠梗阻晚期，由于失水、血液浓缩，白细胞计数、血红蛋白、红细胞压积都有所增高，尿比重亦增高，血清K^+、Na^+、Cl^-浓度均有不同程度的降低。血清pH值及二氧化碳结合力以及尿素氮、肌酐、血气分析等检查可了解电解质和酸碱紊乱状况以及肾功能。绞窄性肠梗阻时白细胞一般可达（1.5～2.0）×10^9/L以上，中性粒细胞也增高，且多伴有核左移现象。当肠坏死并发细菌感染时，白细胞增多，大便潜血阳性，肌酸磷酸激酶明显增高，甚至出现电解质紊乱和代谢性酸中毒。

(四)影像学检查

1. X 线检查　肠梗阻 X 片检查一般取直立位,或左侧卧位(体弱者) X 线平片检查。在梗阻发生 4~6 小时后,即可出现充气的小肠襻,而结肠内气体减少或消失。空肠黏膜的环形皱襞在充气明显时呈"鱼骨刺"状。肠梗阻较晚期时小肠襻内可见有多个液平面,呈典型的阶梯状并有倒 V 形扩张肠曲影。必要时重复 X 线平片检查对比观察平片上肠襻影像变化,有助于了解肠梗阻是否缓解或为进一步加重。

2. CT 检查　肠梗阻判断标准:①小肠肠管扩张,内径大于 2.5cm,或结肠内径大于 6cm;②见近侧扩张肠管与远侧塌陷肠管或正常管径的远侧肠管间的"移行带"即梗阻部位。腹部 CT 可以鉴别麻痹性肠梗阻与机械性肠梗阻。麻痹性肠梗阻的 CT 表现为成比例的小肠和结肠扩张,而没有扩张肠襻与塌陷肠襻之间的"移形带"。腹部 CT 还可以了解肠管梗阻部位,通过寻找扩张和非扩张段交界处,观察肠管腔内、肠管壁情况,有经验的临床医生可以判断出肿瘤、粪石、异物等梗阻原因,可以快速诊断肠扭转、肠套叠、血运性疾病等,从而给临床医生进行术前评估提供较为真实可靠的依据。

3. B 超检查　可以了解肠腔扩张情况,更为重要的是,B 超可以定位可能存在的腹腔积液,可以指导临床医生进行诊断性腹腔穿刺,通过腹腔积液的性质,可以进一步指导下一步治疗。

4. 消化道碘水造影　不全性肠梗阻患者,可行消化道碘水造影,该检查能动态、多时间地观察小肠蠕动功能、梗阻部位、梗阻处形态,从而为临床医生提供治疗依据。需注意的是,碘水能导致肠蠕动增加,故对于完全梗阻、怀疑有肠坏死或坏死趋势者禁用。

四、诊断与鉴别诊断

肠梗阻的诊断不仅是要确定肠梗阻的存在,而且还包括肠梗阻的部位、程度、有无肠襻绞窄以及引起梗阻的病因。典型的机械性肠梗阻具有阵发性腹部疼痛、呕吐、腹胀、腹部有肠型、肠鸣音亢进以及停止排便排气等表现。但在肠梗阻早期症状体征不明显时,诊断往往有些困难。因此根据上述肠梗阻的诊断要求,在诊断过程中需要解决如下几个问题。

(一)确定肠梗阻的存在

某些绞窄性肠梗阻的早期不具有腹痛、呕吐、腹胀、停止排气排便典型的四大症状和腹部压痛、肠蠕动波和肠型、高调肠鸣者等明显体征,往往与一些其他的急腹症如急性胰腺炎、输尿管结石、卵巢囊肿蒂扭转等相混淆,应做好与这些疾病的鉴别诊断。详细的病史和各项有关检查是必要的。X 线平片对肠梗阻的诊断十分重要,可见肠管扩张、肠腔积气积液。站立位 X 线平片如见到小肠阶梯形液面和(或)"鱼刺征"为机械性肠梗阻的典型特征。因此对疑有肠梗阻的病例,要动态观察其症状、体征和其 X 线腹部平片。B 型超声检查用于肠梗阻诊断简便迅速,也便于对肠梗阻进行动态观察,其图像显示扩张积液的肠襻伴肠壁水肿是诊断肠梗阻的标准。B 超诊断肠梗阻的敏感性达 94%,但对梗阻病因的诊断率为:32%~46%,如 B 超对少数积气型肠梗阻的诊断比较困难,对某些肠梗阻的确切梗阻部位或病因难以确诊。目前对绞窄性肠梗阻尚无可靠的特征图像。

(二)机械性梗阻与动力性梗阻的鉴别

机械性肠梗阻具有较典型的肠梗阻临床表现,如阵发性腹痛、肠鸣音亢进伴腹胀,常有肠型蠕动波。动力性肠梗阻往往继发于腹腔感染、腹外伤、腹膜后血肿、脊髓损伤、肠道炎性疾病等,多为持续性腹胀,无绞痛发作,肠鸣音减弱或消失、全腹膨胀、肠型不明显。痉挛性肠梗阻腹痛虽然较剧,突然发作和突然消失,但肠鸣音不亢进,腹胀也不明显,有时可扪及痉挛的肠管。机械性肠梗阻胀气只限于梗阻以上部位,充气肠襻大小不一。麻痹性肠梗阻则可见胃肠道普遍胀气,小肠充气肠襻大小较为一致。X 线平片动态观察对鉴别更有帮助。若为腹膜炎引起的麻痹性肠梗阻,腹腔内有渗出性积液,肠管漂浮其中,肠管间距增宽。痉挛性肠梗阻胀气多不明显,但有时可见肠管痉挛性狭窄。

(三)绞窄性肠梗阻的鉴别

绞窄性肠梗阻肠管存在着血运障碍,随时有发生坏死和腹膜炎的可能,在治疗上具有紧迫性。临床上绞窄性肠梗阻具有以下特征：①腹痛发作急骤、剧烈，疼痛持续，阵发性加重。并不因呕吐而减轻，有时可感到腰背疼痛。②呕吐出现早而且频繁，呕吐物有时为血性或粪臭味，或肛门排出血性液体。③腹胀不明显，有时局部膨隆，不对称，或可触及孤立肿大的肠襻。④有腹膜刺激征，或固定的局部压痛和反跳痛。⑤腹腔有积液，穿刺为血性液体。⑥早期出现休克征象，如病因未解除，则抗休克治疗其效果多不显著。⑦X 线平片的特征是显示孤立胀大的肠襻，位置固定不随时间而改变，肠腔内积液多，而积气少，肠间隙宽显示有腹腔积液。⑧血清无机磷显著增高：腹腔液中肌酸磷酸激酶的两种同工酶 C：PK－MB 及 CK－BB 显著增高，对判断绞窄性肠梗阻、肠坏死有重要意义。⑨经积极的非手术治疗而临床症状无明显改善。

（四）明确肠梗阻的部位

根据呕吐出现的早晚、吐出物的性质和腹胀的程度，可以判断高位或低位的小肠梗阻。但据此鉴别低位小肠和结肠的梗阻有时比较困难。结肠梗阻时腹痛较轻，呕吐较少，腹部膨胀多不对称。而且因结肠回盲瓣的作用，结肠梗阻时常可导致结肠高度膨胀的闭襻性肠梗阻。此外，结肠梗阻时胃肠减压效果常不满意。因其壁薄很易发生穿孔。X 线腹部平片检查，对判断肠梗阻部位有重要价值。典型的小肠梗阻造成的气胀阴影为阶梯状，常位于腹中央，其长轴是横贯的。完全性小肠梗阻，结肠内没有气体或仅有少量的积气。结肠梗阻多在腹周呈扩张结肠和袋形，而小肠胀气不明显。有时空肠的环状皱襞（Kerckring folds）的阴影与结肠袋的阴影相似，诊断上可能发生错误，故必须结合临床表现，用有机碘溶液进行消化道造影方可有助确诊。

（五）病因诊断

考虑病因时应详询病史并结合检查结果进行仔细分析。如有腹部手术史或腹部手术瘢痕者应可考虑为粘连性肠梗阻；有腹外伤史，可因既往考虑腹腔内出血引起的粘连；如为现病史应考虑有无腹膜后血肿所致麻痹性肠梗阻可能。伴有周身结核病灶者，可能为腹腔结核性粘连。如有心血管疾病，如心房纤颤、动脉粥样硬化或闭塞性动脉内膜炎的患者，须考虑肠系膜动脉栓塞。近期有腹泻者应考虑痉挛性肠梗阻的可能。便秘或饱餐后劳动或剧烈活动，则应考虑为肠扭转。腹部检查应包括腹股沟部以排除腹外疝嵌顿，直肠指诊应注意有无粪块填充、直肠内肿瘤。指套染有新鲜血迹应考虑有肠套叠可能。以年龄考虑，儿童多考虑蛔虫性肠套叠；老年人多考虑为肿瘤、肠扭转、粪块堵塞等。结肠梗阻病例 90% 为癌性梗阻。而腹部外科大手术、腹腔感染或严重腹部复合损伤是麻痹性肠梗阻、炎性肠梗阻的常见原因。

五、治疗

急性肠梗阻的治疗包括非手术治疗和手术治疗。治疗方法的选择应根据梗阻的原因、性质、部位以及全身情况和病情严重程度而定。首先应积极给予非手术治疗以纠正梗阻带来的全身性生理紊乱，改善患者一般状况，同时也为手术治疗创造条件。

（一）非手术治疗

1. 胃肠减压　胃肠减压是治疗肠梗阻的一项重要措施。胃肠减压可以减轻或解除肠腔膨胀，有利于肠壁血液循环的恢复，减少肠麻痹的发生。腹胀减轻还有助于改善呼吸和循环功能。胃肠减压可防止呕吐，还可避免吸入性肺炎的发生，有利于手术探查。通常用较短的单腔管（Evin 管）或双腔管，放置在胃十二指肠内。保持通畅，可获得满意的减压效果。而对于低位小肠梗阻和麻痹性肠梗阻的减压，可采用双腔的较长的减压管（Miller－Abbol 管）。管的远端有胶囊，通过幽门后，囊内注入空气，刺激肠管蠕动，可将此管带到梗阻部位，或在 X 线透视下放置。对低位肠梗阻可以达到有效的减压，缺点是操作费时费事。有学者采用胃肠减压管接袋方法进行胃肠减压，而为避免尖端侧孔及开口吸附黏膜未使用接负压盒的方法，效果满意。

2. 纠正水、电解质紊乱和酸碱失衡　水、电解质的丢失是肠梗阻的主要病理生理改变之一。因此应首先补充液体和电解质。纠正酸碱平衡失调，使机体恢复和维持内环境的稳定，保持抗病能力，以争取时机在最有利的情况下接受手术治疗。肠梗阻造成的失水多为混合性，以细胞外液为主，基本上属于等渗性缺水。治疗上应迅速纠正细胞外液的不足，输入胶体液以扩容可获得较稳定的血容量，维持血压，但在治疗细胞组织代谢紊乱方面仍属不够。而输入电解质液后约 1/4 保留在血管内，其余 3/4 的液体通过微循环渗透到组织液中，使组织间液迅速得到补充。由此，细胞代谢才可得以正常进行，组织中的酸性代谢产物才能顺利运送，体内的酸碱失衡方可得以纠正。充盈的组织液可调节血容量的不足，维持循环动力学的稳定。输液原则应"先盐后糖""先晶体后胶体"。首先用等渗盐水纠正细胞外液的丢失，补充血容量，必要时给予适量的碱剂纠正酸中毒。当尿量 >40ml/h，应适量补钾。少数患者出现抽搐，可补充适量的钙和镁盐。补钙每次 1.0g，可重复使用；25% 硫酸镁 5~10ml，1 次即够。若血容量明显不足，血压下降者，为了迅速补充血容量，可先输入部分胶体液。最常用的是低分子右旋糖酐 500~1 000ml，可达到迅速扩容，疏通微循环，恢复血流动力学的平衡，然后再补充电解质溶液。

绞窄性肠梗阻或单纯性肠梗阻晚期的患者常有大量血浆和血液的丢失，故治疗过程中还需补充一定的血浆和全血。

3. 抗生素　肠梗阻后肠内容物淤积，细菌大量繁殖，可产生大量毒素，引起全身性中毒。严重的腹膜炎和毒血症是肠梗阻最常见的死亡原因。因此抗生素的应用十分重要。一般选用针对革兰阴性杆菌的广谱抗生素以及针对厌氧菌的甲硝唑。

4. 抑制胃肠胰腺分泌　质子泵抑制剂，可抑制胃酸分泌，减少下游事件分泌及激活。醋酸奥曲肽是一种人工合成的天然生长抑素的八肽衍生物，它保留了与生长抑素类似的药理作用。能抑制胃肠胰内分泌系统的肽以及生长激素的分泌。生长激素释放抑制激素的药物作用有：抑制生长激素、甲状腺刺激激素、胰岛素、胰高血糖素的分泌；可以抑制胃酸分泌，可抑制胃蛋白酶、胃泌素的释放；减少胰腺的内外分泌以及胃小肠和胆囊的分泌，降低酶活性，对胰腺细胞有保护作用。通过以上抑制分泌药物减少肠道内负荷，增加了肠梗阻非手术治疗的成功率。

5. 其他对症治疗　①镇痛解痉：解痉能解除肠管痉挛性疼痛，避免肠管痉挛的收缩造成进一步的损害，如肠内压增高，蠕动亢进而加重肠扭转或肠套叠等。常用乙酰胆碱阻滞剂如阿托品或 654-2，如不准备急诊手术，切勿使用强效镇痛剂，如吗啡、度冷丁、冬眠灵等。②中药通理攻下、理气开郁、活血化瘀在治疗肠梗阻中有较好的疗效，尤其是对单纯性肠梗阻早期、蛔虫性肠梗阻的治疗较为适宜。此外，还有氧气驱蛔虫，生豆油灌注、中药灌注、针刺疗法治疗。③西甲硅油等物理性用药可以减少肠道内气液含量，降低肠腔内压力，改善肠壁血供。另外，单纯性肠梗阻，肠套叠、肠扭转的各种复位法包括钡灌肠、经乙状结肠镜插管，腹部按摩及颠簸疗法等。

在非手术治疗过程中应严格地观察患者的病情变化，如绞窄性肠梗阻经非手术治疗未能缓解应早期进行手术治疗，一般观察不宜超过 4~6 小时。对于单纯性肠梗阻可观察 24~48 小时。

（二）手术治疗

手术治疗是肠梗阻的一个重要治疗手段，其关键在于确定手术的时机及手术方法的选择。手术指征是：①确诊或疑诊为绞窄性肠梗阻者。②单纯性完全性肠梗阻采用积极非手术治疗 24~48 小时后仍不能缓解者，复发性粘连性肠梗阻（即原先因粘连手术治疗后再发生肠梗阻）非手术治疗无效或半年内多次急性肠梗阻发作者。

肠梗阻手术治疗的方法主要有 4 种：①解除引起梗阻的原因。②肠切除肠吻合术。③短路手术。④肠造瘘术或肠外置术。手术方式的选择取决于梗阻的程度、部位、病因以及患者的全身情况。

（1）单纯性肠梗阻：可采取解除梗阻原因的手术。如粘连松解术，肠切开取出蛔虫、粪石、胆石或异物等。狭窄的肠管可切除后重新吻合（炎症性肠管狭窄、肿瘤）；如病灶不能切除时（肿瘤晚期）、广泛粘连成团，可行梗阻的近侧与远侧做短路吻合术；少数病情严重的患者，特别老年患者或并发多种严重基础疾病的患者，胃肠减压效果不满意，可先行简单的肠造瘘术，即通过一小的腹壁切口，切开腹膜找出扩张肠襻，做荷包缝合后插入粗蕈状管即可完成，待以后患者情况改善，再次手术。有时粘连扭结的肠襻经减压后即可自行复位，肠腔恢复通畅。肛门排气排便后就拔出造瘘管，伤口可自行愈合。术中探查发现肠管高度膨胀，首先应在妥善保护周围组织下对梗阻近端肠管行减压术，以减少毒素的吸收并有利于手术的进行。

(2) 绞窄性肠梗阻手术的目的是解除绞窄原因，切除坏死肠管，重建肠道连续性。少数患者因全身情况很差，不能耐受较大手术，可在解除绞窄病因后行简单的肠减压造瘘术。术中对绞窄性肠梗阻在解除绞窄的因素后，应判断肠襻是否有存活能力。若有下列表现，则认为肠管已丧失生机：①肠壁已呈暗黑色或紫黑色；②肠壁已失去蠕动能力，对刺激无收缩反应；③肠壁浆膜面已失去光泽，肠管已呈麻痹、扩张现象；④相应的肠系膜终末小动脉无搏动；⑤热盐水纱垫湿敷，肠系膜根部用0.5%普鲁卡因封闭观察10~30分钟，肠壁颜色及蠕动状态无改变。如判断某段肠管失去活力，则应切除。在解除绞窄性肠梗阻时，应迅速控制绞窄肠管相应动静脉，避免大量细菌、毒素通过血液系统回流造成进一步全身反应，此时可用2把肠钳夹闭相应血管根部，迅速离断血管、肠管，保护断端后，进修腹腔冲洗，再考虑下一步手术重建问题。

(3) 结肠梗阻时由于回盲瓣关闭的作用，肠内容物只能进入而不易复出，易形成闭襻性肠梗阻。又因结肠血液供应不如小肠丰富，故即使是单纯性梗阻也容易发生局部坏死和穿孔。胃肠减压对缓解腹胀效果也常不满意。梗阻早期由于小肠吸收了部分肠液，患者失水并不严重，术前较易纠正。鉴于上述情况，一旦确诊为结肠完全性梗阻，经非手术治疗无效时，应早期行手术治疗。如梗阻病变在左侧结肠，患者全身情况差，腹胀严重，胃肠减压得不到缓解时，应先行横结肠或近端结肠造瘘，待情况好转后再行肠切除、肠吻合。等吻合口愈合并肠内容物运行通畅后再将造瘘口关闭。若为绞窄性肠梗阻，肠管已坏死，则须切除坏死的肠襻，并行两断端外置造瘘，待全身情况好转后再行二期手术造瘘还纳术。如患者情况较好，梗阻的病变肠襻可以切除，尤其是恶性肿瘤，可以行一期切除吻合术，腹腔内放置引流物。若怀疑局部血循环不够满意，或手术时污染严重，则应在吻合后加做一近端造瘘，腹腔内放置引流物。待恢复良好后再将造瘘口关闭。

有15%~20%的结直肠癌以急性肠梗阻为首发症状，传统的治疗观念是急诊手术，剖腹探查解除梗阻和结肠造口，手术创伤大，并发症发生率高。内镜下金属支架引流术使急诊手术转为择期手术，避免了造口，结合腹腔镜根治手术，真正实现了微创治疗目的。采用X线透视和肠镜相结合内镜下金属支架引流术操作方法：先借助纤维结肠镜在直视下将导丝送过肿瘤狭窄段，再置入导管，注入造影剂了解支架是否进入梗阻近端，确认后，在X线透视下植入支架，若梗阻部位较长，可置入2根以上的支架以保证扩张梗阻部位达到加压的效果。但对于低位直肠癌，支架的下缘应尽量紧贴肿瘤的下缘1cm以内，为以后做超低位保肛手术做准备。支架植入结束后，须严密观察患者的排气排便、腹痛腹胀缓解情况以及腹部体征，并在24小时内复查腹部立卧位平片，如发生穿孔、出血，视情况决定是否手术治疗。24小时内肠梗阻缓解为支架植入治疗成功的标准。Watt等的研究认为：与急诊手术相比，金属支架引流后可显著降低造口率，Ⅰ期吻合率是急诊手术的2倍。同时，金属支架引流还缩短住院天数，降低术后30天的病死率。

六、预后

目前肠梗阻仍有较高的死亡率，其预后与梗阻的病因、程度、性质、患者的年龄、全身状况以及是否及时的恰当的治疗都有密切的关系。单纯性肠梗阻死亡率在3%左右。绞窄性肠梗阻如就诊早、处理及时，死亡率在8%以下。文献报道，从病变性质和病因分析，肠系膜血管栓塞性梗阻死亡率最高，为66.7%；绞窄性肠梗阻死亡率达27.9%；肠扭转为25%左右。从病程长短分析，发病少于12小时，手术死亡率为1.8%；少于24小时为5.8%；超过36小时者可达25%。所以早期诊断、及时手术可谓是降低死亡率的关键。此外婴幼儿及老年患者的死亡率远较高。肠梗阻死亡的主要原因为中毒性休克，占60%。其他还有腹膜炎、肺炎、肠瘘及全身脏器衰竭等。如诊断及时、恰当地处理，大部分死亡原因是可以避免的。

(王雪平)

第五节 粘连性肠梗阻

腹腔内腹膜粘连或粘连带而导致肠内容物运行障碍，称为粘连性肠梗阻。在机械性肠梗阻患者中，粘连性肠梗阻患者所占比例最高。虽各文献报导差异较大，但其总比例在50%以上，特别在既往有腹腔手术及腹腔感染病史的患者群体中所占比例更高。

一、病因与发病机制

腹腔内腹膜粘连或索带来源有二：其一为先天性，源自胎粪性腹膜炎及先天性粘连索带，如卵黄管退化不完全在脐与回肠之间形成粘连带；肠先天旋转不良患者亦可出现先天索带或肠襻表面膜状物引起梗阻。其二为后天性粘连，多继发于腹腔手术后、腹膜炎、损伤、出血、异物以及肿瘤等。粘连可表现为广泛的片状粘连，或为索带黏附。腹腔内发生粘连的确切机制还不完全清楚。可能与个人体质反应有关，也可能与局部状态有关系。当腹腔内脏器受损或发生炎症后，很快就有大量纤维素渗出，3小时后即可形成粘连。但大部分纤维素性粘连多在数日内被吸收不存留痕迹，只有少部分有纤维细胞和血管向其内生长形成纤维性粘连。为什么有的被吸收，而有的却形成粘连。一般认为促使粘连发生的因素有：①浆膜损伤；②异物存留；③组织缺氧；④炎症渗出；⑤血块或血肿机化。有人认为浆膜完整光滑，则纤维素渗出可被全部吸收。而浆膜损伤粗糙本身易发生纤维渗出，致使粘连。局部组织缺血而致新生的毛细血管向缺血部生长形成粘连。且损伤的浆膜影响其对渗出纤维素的吸收。如肠道吻合口周围的粘连即由吻合口的缝线造成局部缺血所致。但临床上实际情况也不完全尽然。有时在完全清洁而细致的手术后和轻度的腹膜炎却发生了广泛的腹内粘连。相反，有严重的化脓性腹膜炎后却可以完全吸收而无粘连。也有的病例先为广泛的膜状粘连，后逐渐机化增生形成纤维性索带，而导致越来越严重的肠梗阻。因此有人认为，肠粘连的发生与发展，可能还有取决于患者本身的体质因素。现已证明，肠管浆膜层和腹腔单层间皮细胞损伤的严重程度与造成粘连的程度是成正比的。浆膜与腹腔完整时，其浆液渗出往往可以被吸收而不形成纤维素粘连。当浆膜和腹膜损伤严重时，浆液性渗出液的吸收受到障碍，最后发生纤维素的形成而产生粘连。这是因为人体正常腹腔中存在一种纤维酶原及其激活物（plasminogen activator，PAA）。它可使纤维素溶解并被吸收。当腹膜和浆膜损伤严重时，PAA产生减少60%，这就可能有纤维素性粘连形成。故手术操作中尽可能减少对组织的损伤，尤其是保护肠管浆膜、腹膜，减少腹腔内异物的存留（如滑石粉）等，均有助于减少或防止粘连的形成。关腹前腹腔内使用减少粘连药物亦可有效降低术后粘连性肠梗阻的发生比例（图8-2）。

腹腔内粘连的存在虽是引起粘连性肠梗的根本原因，但不一定有肠粘连就必然发生肠梗阻，粘连的程度与肠梗的发生及其严重程度也不成比例。一般广泛的粘连多为单纯性、不完全性肠梗阻，而索带性粘连常可引起绞窄性肠梗阻。粘连引起肠梗阻的发病机制主要有如下两个因素。

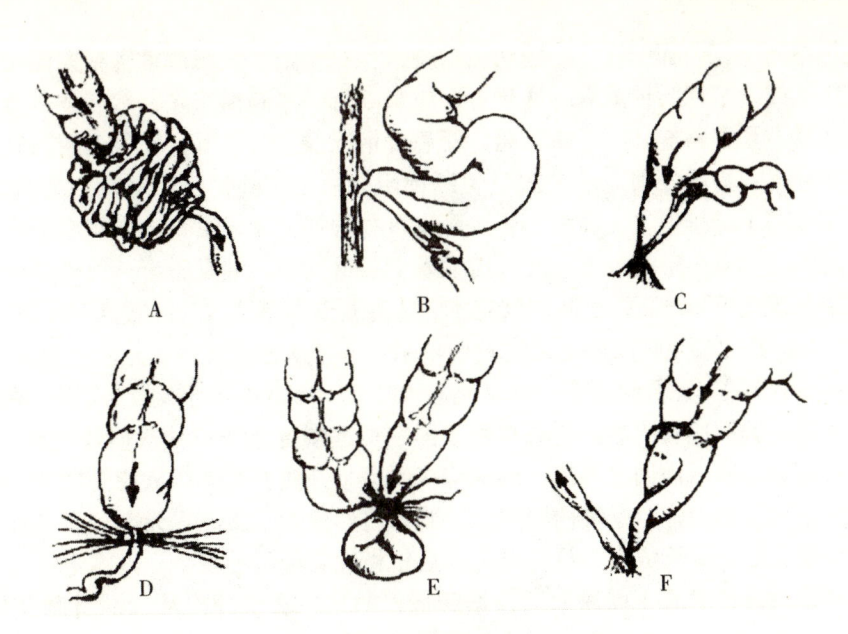

图 8-2 粘连性肠梗阻发生机制
A. 粘连成团；B. 局限性粘连肠管折叠；C. 肠管牵拉成角；D. 粘连带压迫；E. 粘连带闭襻肠梗阻；F. 粘连部肠管扭转

（一）粘连本身

粘连只有在下列情况下才有可能发生肠梗阻：①部分或大部分的肠管相互粘连成团，这种情况既影响肠管的正常蠕动，另一方面也因肠管被折叠、扭曲而使肠腔变窄小，肠内容物就会不易顺利通过。②腹部手术后往往在切口下有部分肠管与腹壁粘连，并自身折叠成角。③部分空肠坠入盆腔与盆壁粘连，可因距离较远致使肠襻牵拉形成锐角。④粘连带在肠管或肠系膜与腹壁之间，压迫其间隙内肠管致其梗阻。⑤腹腔粘连的两点之间间隙可使肠襻在此通过而形成内疝。⑥肠管一处与腹壁粘连固定，肠襻以此为支点可以发生肠扭转。

（二）其他因素

上述腹内粘连的存在，仅仅是引起肠梗阻的解剖因素，而肠梗阻的发生往往还需在其他的一些因素作用下诱发。①如粘连近端的肠襻内突然进入大量的肠内容物导致肠腔膨胀、重量增加，此肠襻受重力作用下垂，因此原狭窄部的肠腔进一步受压发生梗阻。②粘连部肠管狭窄，其近端肠管强烈蠕动，加之近侧端肠腔内容物淤积，易造成局部肠襻发生扭转。③有时粘连部肠襻发生炎症水肿或食物残渣过多，均可导致原已狭窄的肠腔变成完全性肠梗阻。

二、诊断

粘连性肠梗阻是机械性梗阻的一种。但若要确定肠梗阻系腹内粘连所致应考虑是否有下列情况：①以往有慢性肠梗阻症状和多次反复急性发作的病史。②有腹内炎症的病史，如阑尾炎、盆腔炎等。③有结核性腹膜炎征象或结核性腹膜炎史。④有腹部外伤或手术史。

粘连性肠梗阻亦有单纯性梗阻和绞窄性梗阻两类。及时早期明确肠梗阻有无绞窄发生是极其重要的，它将明显地影响着肠梗治疗的效果和预后。

三、治疗

单纯性肠梗阻应先行非手术治疗观察，无效时再行手术治疗。绞窄性肠梗阻或疑有绞窄可能时均应积极准备，尽早行手术探查。

手术方法依据病情而定。①粘连松解术：适用于粘连带或小范围的粘连。切除粘连带或将小片粘连予以分离，浆膜粗糙面予以内翻缝合。②肠切除吻合术：对于团块状肠襻紧密粘连而无法分离，或分离后肠管有多处损伤，或绞窄性肠梗阻有肠坏死者，应果断行病变肠襻切除，然后重新行吻合术。③肠短路术：如一团块状肠襻紧密粘连且又不易分离，而患者情况很差时，可行梗阻近端肠管与远端肠管吻合术。④小肠折叠排列术：为肠外固定的方法避免肠梗阻。用于粘连广泛，分离后有较多的粗糙面的手术。可行一部分或全部小肠排列术。即将小肠按顺序折叠排列，靠近系膜边缘将小肠连续缝合固定。对防止粘连性梗阻的再发生有一定的效果。此方法易发生肠壁损伤，继发肠瘘，现已很少采用。⑤小肠内固定术：有学者采取改良 White 法行小肠内固定术，于距屈氏韧带约 15cm 置入与小肠长度相等之规格为 5cm×3cm 乳胶管，其远端至切除阑尾后之盲肠壁引出；于肠腔内之内固定管近侧段（入口部）及远侧段（出口部）40cm 范围内，每间隔 5~10cm 剪一 0.5cm×0.2cm 大小侧孔；其近端肠管外行 5cm 长隧道式包埋，经相应位置腹壁引出后，空肠与腹壁固定；远端盲肠开口处双荷包包埋，经侧腹壁引出，荷包与对应侧腹膜固定。术后内固定管近、远端均接引流袋开放引流减压。待肠蠕动功能稍恢复后，则内固定管可行肠内营养支持治疗。这种内固定术的肠襻自然放置于腹腔，无需刻意排列，由于肠腔内置管内衬的作用，可有效防止肠管成角，从而避免术后机械性肠梗阻的发生。内固定管在术后可同时具备减压及肠内营养的作用。待术后 3 周以后，根据病情，酌情一次或分次从远端盲肠开口处拔除内固定管；部分复杂的手术患者，可较长期利用该排列管行肠内营养输入，患者反映良好。有学者使用内固定术治疗 50 多例患者，预防可能发生的肠梗阻，疗效肯定。

随着腹腔镜技术的普及及发展，腹腔镜技术也开始运用于部分粘连性肠梗阻的患者。病例的选择首先应是粘连性肠梗阻，在手术后一段时间（6 个月以上），病情处于较早阶段：腹部胀气较轻，非完全梗阻。估计粘连较局限，患者可耐受气腹和全身麻醉的打击。但对于腹胀严重、反复多次腹部手术后，估计腹内广泛粘连或有绞窄性肠梗阻可能的患者，应视为腹腔镜肠粘连松解术的禁忌证。一些患者腔镜下处理十分简便；另一些则较难分离，甚至可能需开腹手术。Slim 对文献进行回顾性研究显示，腹腔镜对粘连性肠梗阻的有效治疗率为 60%，失败原因主要为多发性粘连，医源性小肠穿孔及结肠癌术前误诊为肠梗阻。

（王雪平）

第六节　肠扭转

肠管沿其系膜纵轴发生扭转，使肠管发生扭曲，血运障碍而出现肠梗阻征象者称为肠扭转。多发生于小肠、乙状结肠与盲肠。发病率约占肠梗阻的 15%，其中小肠扭转为肠扭转总数的 80%。

一、病因与发病机制

（一）解剖因素

当一段游离肠襻的两端固定，其间的距离较短，肠系膜较长，使这一段肠轴相对不稳定，则易于发生肠扭转。如先天性中肠旋转不全，肠系膜未与后腹膜固定，小肠悬挂于系膜上均可能发生小肠扭转。盲肠、升结肠系膜未与后腹膜融合固定，形成可移动性盲肠，乙状结肠过长而其系膜根部较窄也很易发生扭转。

（二）物理因素

如饱餐后大量的食物突然涌入肠襻内或肠腔内积存有大量的粪便、蛔虫团，或肠管上有大的肿瘤、憩室、先天性巨结肠等都可使肠襻的重量大大增加，从而可诱发肠扭转的发生。

（三）机械因素

强烈的肠蠕动或体位的突然改变可引起或加重肠扭转的作用。尤其是剧烈的反常蠕动也是导致肠扭转的因素之一。

肠襻发生扭转后，一般说肠襻短小的扭转较易出现肠梗阻。肠襻较长的则在扭转 180° 以上才会造成肠梗阻。肠管扭转，肠系膜也随之扭转，系膜血管发生扭转受压，影响血运，形成绞窄性肠梗阻。因扭转后的肠襻两端受压，形成闭襻性肠梗阻，肠腔内积气积液，高度膨胀，很易致肠坏死、穿孔以及腹膜炎。

二、临床表现

肠扭转既是闭襻性梗阻又是绞窄性梗阻，发病往往急骤，腹痛剧烈，腹胀明显。病程发展快，早期即可出现休克。临床上常见到小肠、乙状结肠和盲肠为肠扭转的3个好发部位，其中小肠扭转最为常见。

小肠扭转可发生在任何年龄，以青壮年多见。儿童多为肠道及系膜发育畸形所致，成年人则多继发于肠道某些病理改变的基础上。如手术后的局限性粘连、系膜肿瘤、系膜过长等。扭转多为顺时针方向，并多超过270°。早期腹部轻压痛，可无肌紧张及反跳痛。腹部存有不对称膨胀或局限性肠襻扩张。随着病情的进展，腹胀加剧、压痛及肌紧张出现，腹腔渗液增加，进而出现休克。X线检查，小肠全扭转时仅见十二指肠膨胀，小肠少量积气，偶有小液平。部分扭转者，早期X线检查可无任何异常发现，必要时应反复检查或口服碘水造影以确诊梗阻的存在。有时可见不随体位移动的长液平、假瘤征和"咖啡豆"征等。腹部CT小肠双期三维成像对小肠扭转的诊断效果甚佳。

乙状结肠扭转临床上可见到两种类型。一种发作急骤，腹部剧烈绞痛、呕吐，腹部有压痛、肌紧张等，可早期出现休克。另一种较多见，发病比较缓慢，多见于老年男性，经常有便秘，往往过去有类似发作史，主要症状是腹部持续胀痛，呕吐不多，患者有下坠感，但无排便排气。腹部高度膨隆，且不对称，腹膜刺激征不明显。X线检查可见巨大的双腔充气肠襻自盆腔达膈下。立位时可见到两个大液平面。晚期近端结肠也逐渐充气扩张。小剂量钡剂灌肠可发现钡剂受阻，其尖端呈锥形或"鸟嘴形"。

三、诊断与鉴别诊断

肠扭转的诊断要点为：①有不恰当的剧烈活动或体位改变，尤其是餐后很快参加的剧烈运动或劳动。腹部突然发生剧烈的绞痛，且多位于小腹部。腹痛可放射至腰背，伴有频繁的呕吐。②全小肠扭转，气胀限于胃、十二指肠，扭转的小肠则无胀气。部分肠扭转，则被扭转的小肠高度膨胀，腹部可见局限性膨隆。③X线平片：可见小肠普遍充气伴有多个液平。仅有胃十二指肠充气扩张者，提示全小肠扭转。有巨大扩张的充气肠襻固定在腹部某一部位，并且有很长的液平面者，则提示部分小肠扭转，并且有闭襻形成。④CT：CT检查可发现肠管围着某一处呈螺旋状排列，从而形成漩涡状表现，肠系膜血管随着旋转的肠管也呈漩涡状改变、移位。同时可见肠管同心圆征、肠管强化减弱、腹腔积液的出现则高度提示绞窄性肠梗阻可能。因此，CT检查对肠扭转的诊断极具价值。

小肠扭转发病急，病程进展快，休克的发生率高。临床上常与下列疾病相混淆，应注意鉴别。

（一）肠系膜血管栓塞或血栓形成

患者往往有冠心病或心房纤颤史，多数有动脉硬化表现。选择性肠系膜上动脉造影不仅可以确诊，而且还可帮助早期鉴别肠系膜栓塞、血栓形成或血管痉挛。

（二）腹内疝

其发病急骤，迅速出现绞窄性肠梗阻症状，与部分肠扭转的临床表现极其相似。X线检查对诊断有重要价值。平片表现为充气的肠襻聚集一团，钡餐检查可发现一团小肠襻聚集在腹腔某一部位，不易分离，周边呈圆形。选择性动脉造影可以看到小肠动脉弓行走移位。如右侧十二指肠旁疝时可看到空肠动脉弓走向肠系膜上动脉右侧。有时很难作出诊断，而往往须在剖腹探查中才得以明确诊断。

（三）急性坏死性胰腺炎

血清淀粉酶增高在胰腺炎诊断中准确率很高。临床表现不典型者，行腹腔穿刺如抽吸混浊的有血性的含有高淀粉酶腹液，则诊断明确。X线检查显示胰腺阴影增大，密度增高，边缘不清。胰旁有钙化斑阴影或不透光的结石阴影。由于局限性肠麻痹，右上腹或中腹可出现扩张的近段空肠襻，腔内有液平，即所谓"哨兵襻"征。早期仰卧时见结肠肝曲、脾曲充气，而横结肠中段无充气，即所谓"横结肠截断征"，这是因为炎症刺激而引起横结肠痉挛所致。此外，B 型超声、CT 检查对胰腺炎的诊断均有很大帮助。

乙状结肠扭转因起病大多隐袭，且常发生在老年患者，故应与结肠癌、粪块阻塞或假性肠梗阻（Ogilvie 综合征）等相鉴别。

四、治疗

（一）非手术治疗

小肠扭转早期，病情较轻的患者可先行手法复位。患者取胸膝位。因扭转多为顺时针方向，所以术者用手按逆时钟方向，在腹部轻轻地按摩，同时用手向上抬起腹部，然后又突然松手，谓之"颠簸疗法"。自上腹顺序至下腹；反复颠簸可连续 3～5 分钟，休息片刻，可再进行 3～5 次，扭转的小肠多能复位。国内文献报道，有一定数量的病例获得成功。

乙状结肠扭转，可先做乙状结肠镜，待看到扭转处试行插入肛管，一旦排气后扭转便可自行复位。但复位后复发率高达 40%，故多数主张复位后仍应行择期手术治疗。

（二）手术治疗

小肠扭转一旦被确诊或疑为绞窄性肠梗阻时，均应在积极的术前准备后进行手术治疗。手术时应将扭转肠襻尽快进行反旋转复位。肠襻血循环恢复良好者，可不做处理。肠襻如绞窄坏死，则应果断地行病变肠段切除和肠吻合术。应当注意的是，虽然随着要素膳饮食方法（EEN）及胃肠外营养治疗（TPIN）的完善与普及，很多过去难以存活的短小肠患者而能得以存活，并有一定的生活能力，但保留的小肠越短，则术后病理生理紊乱越严重，并发症也越多，长期存活率就越低。因此，对需要做小肠广泛切除而保留的小肠不足 1m 者，应持慎重的态度，力争保留 1m 的小肠。作为外科医生，应极度重视保护患者的每一公分长度的小肠，做到"寸肠必争"，无法判断是否存活的小肠，可以热盐水纱布热敷肠管及系膜根部，或行 1% 普鲁卡因或苄胺唑啉系膜根部注射，观察 30 分钟，如肠管血运恢复，则务必保留该段肠管。判断肠管活力的方法：肠管颜色由深转浅，由暗红转为红色或淡红色，系膜边缘可见动脉搏动，肠管有弹性，可见肠蠕动，肠管切缘可见活跃的动脉出血等。另 Buckley 等采用经外周静脉注入荧光素后，以紫外线照射检查肠管荧光情况以检测肠管活性的方法，其报道的准确率达到 100%，目前尚未见国内相关报道。应注意的是，对于全小肠扭转患者，术中尽管经过多种努力，最后保留有活力肠管仍不足 100cm 者，我们亦应积极努力做好抢救工作，使患者能平稳度过围手术期，待以后依靠肠外营养继续维持生命，还可等待机会行小肠移植术，或又可给患者带来长期生存机会。

盲肠复位后则应固定于侧腹壁。乙状结肠复位后可与降结肠平行缝合固定或如情况好者，可行乙状结肠切除及吻合术。肠管坏死、患者情况尚好也可做一期肠切除及肠吻合术；乙状结肠还可先切除后行断端造瘘，待情况好转后再行二期手术造瘘还纳。

五、预后

肠扭转在各种类型肠梗阻中是比较严重的，死亡率较高，可达 15% 以上。早期诊断和及时恰当治疗是改善其预后的关键。避免饱餐后立即进行重体力劳动；对经常便秘的老年人，应设法通便并养成规律的排便习惯；而对蛔虫症、巨结肠症等都应予以及时早期的治疗，均有助于预防小肠或乙状结肠扭转的发生。

短肠综合征（short bowel syndrome，SBS）患者因肠道吸收面积显著减少而出现腹泻、脱水、电解质代谢紊乱以及营养不良等症状。长期肠内营养可以维持 SBS 患者的生命及大部分正常功能，但费用昂贵，适用范围因此受到极大的限制。随着肠内营养技术的发展，谷氨酰胺、生长激素等药物的使用，部分 SBS 患者依靠代偿功能及肠内营养，亦达到正常生存的目的。对于短肠综合征，小肠移植手术正在全世界范围内被众多临床、病理生理医生所关注，据 ITR（International Intestinal Transplanl Register）

2009年统计，截止2009年5月30日，全球共有73个移植中心对2 061例患者完成了2 291次小肠移植，1 184例患者仍存活，其中726例患者拥有良好的移植肠功能并成功摆脱了肠外营养的支持。临床和基础研究的不断进步，将会给一部分患者带来了生存的曙光。

(王雪平)

第七节 肠套叠

肠管的一部分及其系膜套入其邻近的肠腔内谓之肠套叠。有原发性和继发性两类。前者远较后者多见，且多发生于小儿，后者多见于成人。临床上小肠套入结肠最常见，称为回-结肠型肠套叠，其他还有小肠套入小肠（小肠型）、结肠套入结肠（结肠型）等，均较少见。

一、病因

(一) 原发性肠套叠

原发性肠套叠的肠段及其附近找不出明显的器质性病因，占小儿肠套叠的75%～90%，而成人仅有10%～15%系原发性。婴幼儿肠套叠发病年龄多在1岁以下。5～9个月乳儿发病率最高。多发于气候变化较大的季节，如春季多见，可能与此季节上呼吸道和淋巴结的病毒感染较多有关，此可致肠蠕动失去其正常的节律性，发生肠痉挛而促进肠套叠的形成。新生儿回盲部系膜常不固定，一般要在出生后数年内才逐渐固定附着于腹后壁。因系膜过长、松弛，致使回盲部游离度过大，而此可能是该部位肠套叠发病的重要解剖因素。

(二) 肠道新生物

肠道新生物是成人肠套叠最常见的继发原因。如肠息肉、平滑肌瘤、脂肪瘤、纤维瘤以及癌肿、Meckel憩室内翻于肠腔形成肿物等，均可引起继发性肠套叠。这是因为肿瘤所在部位的肠管常被导致蠕动节律失常，成为引起肠套叠的诱导点。

(三) 手术、外伤

手术、外伤可诱发肠套叠。如胃大部切除术Billroth Ⅱ胃空肠吻合及胃肠Roux-en-Y吻合术后，可发生空肠胃套叠、输入襻套叠、输出襻套叠。这可能与肠管粘连，或肠黏膜下血肿引起肠道功能紊乱，或术后电解质失衡有关。

(四) 肠道炎症

肠道炎症可引起肠蠕动功能紊乱，如局限性肠炎、非特异性回盲部溃疡、急慢性阑尾炎、肠结核、肠伤寒等都可导致肠套叠的发生。

二、临床表现

小儿肠套叠的临床典型的表现为阵发性腹痛、呕吐、血便和腹内肿块四联征及全身情况改变。

1. 腹痛　为肠套叠的主要症状。以典型的痉挛性腹痛就诊者为90%以上。腹痛突然发生，阵发性疼痛。患儿表现为突然性剧烈哭闹、尖叫，面色苍白，出冷汗，下肢屈曲或腹部翻挺。多于数分钟内平静，短时间隔后再次发作。间歇期内，神志自如。多次发作后间隔缩短，间歇期嗜睡，24小时以后则发作频繁度可能下降，腹痛剧烈程度也可因嗜睡而掩盖。发生肠坏死、肠麻痹后，腹痛可失去阵发性发作特征。对晚期就诊患儿要仔细询问阵发性哭闹病史。此外，约有不足10%的婴儿可表现为无痛型肠套叠，就诊时即已精神萎靡、嗜睡，多因疼痛刺激剧烈或大出血引起休克所致。

2. 呕吐　为肠套叠的早期症状。多因肠系膜被牵拉而产生的反射性呕吐。吐出物为胃内容物或肠内容物。患儿常常拒绝哺乳或饮食。较晚期发生呕吐物为粪臭性液体，此说明肠套叠引起梗阻已十分严重。

3. 便血　是婴儿肠套叠的一个特征。起病24小时内可有便血出现，多为暗红色果酱样便。有时为深红色血水，也有时仅为少许血丝。回结肠型肠套叠早期就有血便。小肠型肠套叠血便出现较晚，无自行排便者，肛管直肠指诊指套可见染血。

4. 腹部包块　约80%的病例腹部可触及肠套叠所形成的肿块，肿块多沿结肠区分布。表面光滑、可活动，形状为腊肠或香蕉状，中等硬无压痛，略带弹性。此为确立肠套叠诊断最有意义的体征。

5. 全身情况　随着肠套叠病情的进展，患儿逐渐出现精神萎靡，表情淡漠，呈重病容。48小时后可出现肠坏死，产生明显的腹膜炎体征。3全身情况恶化，表现出发高热，严重脱水以及电解质失衡的明显中毒症状与休克征象。

成人肠套叠多表现为慢性反复发作。83%~90%的病例具有导致肠套叠发生的器质性病变。由于成人肠腔较大，很少引起完全性的肠梗阻。而且往往可以自行复位。故慢性、间歇性、不完全性肠梗阻为其临床表现的主要特征。痉挛性腹痛、腹部肿块、恶心呕吐、腹胀、便血为其临床的主要表现。文献报道，伴有腹痛者占75%，半数以上的病例有恶心呕吐、腹部肿块以及血便。

三、诊断与鉴别诊断

本病诊断主要依靠病史、体检和X线检查。典型的痉挛性腹痛、腹部肿块、黏液血便"三联征"在成人不如小儿常见。X线腹部平片可发现有肠梗阻的征象。对可疑的病例行气钡灌肠常可发现环形或杯状充盈缺损，此是确诊肠套叠的主要依据。小肠套叠钡餐可显示肠腔呈线状狭窄，而至远端肠腔又扩张，并围绕线状阴影呈弹簧状影像。应用空气灌肠器作结肠注气，不仅能早期确诊，而且还有整复的作用。

近年来B型超声和CT检查用于肠套叠的诊断检查亦可有助于提高诊断率。肠套叠发生时肠壁明显增厚，B超检查可见局部肿块的异常回声及套叠肠管形成的靶形征象。但由于肠套叠伴发肠梗阻时肠腔内积气积液的影响，因而使B超对肠套叠诊断的特异性受到了限制。腹部CT检查则不受气体影响，且在肠套叠时可见典型的"汽轮胎"或"靶形"征，或可见旷置套叠的小肠襻显著增厚成为肾形肿块。故CT诊断肠套叠目前实用价值颇高。

此外，结肠套叠根据情况可选用直肠镜或纤维结肠镜检查，也可有助于明确诊断，并可同时取活检确定病变性质。

肠套叠临床表现为多样化，病因复杂。尤其是成年人发病率相对少见，医生对此病认识不足，缺乏警惕性等因素，故临床上误诊率高达51%~72%。对婴幼儿的鉴别诊断应以发病年龄为主要思考线索。患儿腹痛、血便特别是在痢疾流行季节，应提高对肠套叠的警惕。腹部有无肿块为肠套叠鉴别诊断不可忽视的依据。肠痉挛是肠套叠发生的主要因素。婴幼儿因肠痉挛引起剧烈腹痛、哭闹，应严密观察。稍大的婴幼儿有腹痛、便血需要与Meckel憩室、急性出血性坏死性肠炎、过敏性紫癜等鉴别。有肿块者需应与蛔虫性肠梗阻、胆总管囊肿、囊肿型肠重复畸形以及急性肾积水等相鉴别。此外，与婴幼儿急性阑尾炎、肠梗阻及嵌顿疝也应加以鉴别。有时上述疾病还可同时与肠套叠并存。钡剂灌肠常为有效的鉴别措施。

成人肠套叠的临床"三联征"表现不典型。有时可误诊为肠痉挛、痢疾、胃肠炎、出血性坏死性肠炎、腹膜炎、肠道功能紊乱、直肠脱垂等，均应注意仔细鉴别。

四、治疗

小儿肠套叠的治疗以非手术疗法为主。发病后24小时以内及时诊断和治疗，效果颇佳，常不再复发或很少复发。

（一）非手术治疗

常用方法有钡灌肠和气灌肠两种。在X线监视下向直肠内加压灌气或灌钡浆，或在B型超声监视下灌盐水，将套入部压回使其复位。早期病例90%可以复位。晚期肠坏死有穿孔危险者应开腹手术复位和肠切除吻合。

复位成功的标准：①患儿安静入睡；②腹部肿块消失；③大便由血性转为黄色；④X线检查证明肠

梗阻消失，套叠肠襻已复位。

（二）手术治疗

1. 手术指征 ①回结肠型肠套叠非手术治疗无效者。②非手术治疗过程中出现了严重的并发症者，如肠穿孔、腹膜炎或疑有绞窄性肠坏死。③小肠型肠套叠以手术治疗为宜。

2. 手术疗法 ①需要手术的患儿，术前应做好充分准备，如补充血容量、配血、纠正水电解质紊乱等。②开腹复位注意保暖，避免肠管痉挛加重。复位时轻柔捏挤套叠鞘部近端，使套入的头部后退，切忌牵拉颈部，以防拉断肠管或系膜血管。③切除吻合：凡不能复位后，肠管坏死，甚至肠管颜色转红，而浆膜损伤严重或肠蠕动不恢复者，均应行肠切除术，并且应切除到肠管完全正常的部位，再行端端吻合。患儿一般情况不良或肠壁活动能力不肯定者宜暂行造瘘术，以后二期吻合。

成人肠套叠多属继发，一般主张行手术治疗。即使非手术治疗复位成功，也应对进一步手术持积极态度，以免遗漏恶性肿瘤而延误了早期根治的机会。应当警惕非手术治疗的复位有促恶性肿瘤扩散之虞。手术中根据不同的病因采取相应的手术方法。如恶性肿瘤为诱因时应行根治性切除术，同时应行扩清引流区的淋巴系统。病变肠襻应原位切除，无须手术复位，如此不会因挤压而导致肿瘤的扩散。良性肿瘤以局部肠段切除为主。若肠襻有明显的广泛坏死，也不必复位，应迅速行原位切除，防止加重及诱发中毒性休克的危险。对于回结肠型肠套叠，如手术复位后未发现其他病变，以切除阑尾为宜。盲肠过长者则应行盲肠固定术。手术后近期发生的肠套叠多为肠道动力功能紊乱所致，如肠无坏死，宜行手法复位，并应常规对原肠吻合进行检查。

（王雪平）

第八节 小肠良性肿瘤

一、小肠腺瘤

小肠腺瘤（adenoma of the small intestine）有管状腺瘤、绒毛状腺瘤（tubular adenoma）等类型，管状腺瘤常称为息肉状腺瘤或腺瘤性息肉，单发或多发，多发者可集中在一段肠管，或全部小肠，有蒂或广基无蒂，大小不等。绒毛状腺瘤（villous adenoma）又称乳头状腺瘤，肿块体积往往较大，基底部亦宽，呈乳头状或绒毛状，约1/3以上可恶变，尤其是直径>5cm者。常伴有出血和不完全性肠梗阻表现。全消化道钡餐检查可见充盈缺损，有蒂者此缺损可移动。

二、小肠平滑肌瘤

小肠平滑肌瘤（leiomyoma of the small intestine）比胃平滑肌瘤少见，但多于大肠，常为单发，可<1cm，也可>10cm。腔外型多见，一般可长得较大，肿瘤中央可有坏死出血，腔内型呈半球形或球形向肠腔内突起，表面黏膜常有溃疡，腔内腔外型者呈哑铃状。常有腹痛、便血、恶心、呕吐、腹部肿块、肠梗阻和肠套叠等。浆膜下肌瘤不引起肠套叠，但可引起肠扭转，腔内型易发生肠套叠。

三、小肠脂肪瘤

小肠脂肪瘤（lipoma of the small intestine）常见于老年男性患者，多为单发，2～3cm大小。腔内型（黏膜下层）多见，圆形或卵圆形结节，常突向肠腔呈息肉状，表面黏膜可有溃疡；腔外型（浆膜下）可形成巨大肿瘤。一般无症状，常于腹部手术中偶然发现，部分可出现肠套叠与肠梗阻，少数有间歇性便血。

四、小肠血管瘤

小肠血管瘤（haemangioma of the small intestine）通常有毛细血管瘤、海绵状血管瘤及混合性血管瘤3种类型。毛细血管瘤由密集的毛细血管组成，多为孤立性斑块状或球形隆起于肠黏膜的小结节，直径约 1cm，或呈息肉状或悬垂状，易致便血和（或）肠穿孔。海绵状血管瘤由许多扩大的血管组成，可分为局限息肉状和弥漫扩张型，局限息肉状者为突起于肠黏膜的暗紫色息肉状物，表面肠黏膜可有溃疡，易引起肠套叠或肠梗阻；弥漫扩张型者常累及肠壁全层，大小形状不一，可累及肠段达 20cm 以上，易致便血或肠穿孔。混合型血管瘤多为局限性息肉状，肿瘤向肠腔内突起呈息肉状或悬垂状物，表面肠黏膜常有溃疡，以肠出血为主要症状。

（王雪平）

第九节　小肠恶性肿瘤

一、原发性小肠恶性淋巴瘤

原发性小肠恶性淋巴瘤（primary malignant lymphoma of the small intestine）指其原发灶局限于小肠，不包括全身性恶性淋巴瘤累及小肠者。

1. 病理　本病起源于小肠黏膜下的淋巴滤泡，发病部位多见于回盲部，十二指肠最少。绝大多数属非霍奇金型。据 4 640 例恶性小肠肿瘤的统计资料，淋巴瘤有 1 774 例，占 38.2%，位居第一。而据另一大宗（6 049 例）原发性小肠恶性肿瘤的统计资料，淋巴瘤为 1 548 例，占 25.5%，仅次于腺癌，居第二位。肿瘤为多发性或单发，多发性者又分为散在性及弥漫性，弥漫性者可累及一大段肠管，黏膜出现无数息肉状物；单发者倾向于呈环形，可引起肠腔缩窄。通常可分为息肉状型、溃疡型、浸润型及缩窄型，其中以息肉状型和溃疡型较为多见。组织学上分为低度恶性黏膜相关性淋巴组织型淋巴瘤以及高度恶性黏膜相关性淋巴组织型淋巴瘤两种，二者的 5 年生存率分别为 75% 和 50%。

α 重链病（alpha heavy-chain disease）是小肠淋巴瘤的一种亚型，因其瘤细胞能合成异常的 α 重链而得名，又称免疫增生性小肠病。此型淋巴瘤与小肠 B 淋巴细胞增生有关，主要病变为小肠黏膜有弥漫性大量淋巴细胞和浆细胞浸润。组织学上具有低度恶性黏膜相关性淋巴组织型 B 细胞淋巴瘤的特征，晚期可转化为具有免疫母细胞特征的高度恶性淋巴瘤。

2. 临床表现　临床主要表现为腹痛、腹泻、食欲减退、体重下降和腹部肿块，腹痛多在中、下腹部。弥漫性肠壁浸润及进行性肠梗阻，可导致慢性痉挛性疼痛。部分病例可能因肿瘤广泛浸润，阻塞肠系膜淋巴管以及肠腔内细菌过度繁殖而出现脂肪泻或吸收不良。腹部肿块多因肿瘤本身或肠系膜区域淋巴结肿大所致，质地一般较软。息肉状型者易引起肠套叠或肠梗阻；溃疡型者可并发出血、穿孔或肠瘘形成；缩窄型者多有明显小肠梗阻症状。溃疡出血可致黑便，晚期多有贫血、消瘦、下肢水肿等营养不良表现，部分病例有发热及血白细胞增多。α 重链病以严重的肠吸收不良、腹泻、消瘦、腹痛和杵状指为其特征。

3. 诊断　本病临床表现复杂多样，诊断比较困难，往往需剖腹探查方可确诊。Contreary（1980）提出其诊断标准为：①入院时无浅表淋巴结肿大；②胸片无纵隔淋巴结肿大；③外周血无幼稚细胞或异常细胞；④肿瘤主要位于小肠或以淋巴管播散方式侵犯附近肠系膜淋巴结；⑤肝脾无侵犯（邻近肠管病变直接蔓延扩散者除外）。

（1）实验室检查：半数左右患者可有贫血或大便潜血试验阳性。α 重链病可在血清及尿中检出 α 重链片段。

（2）胃肠 X 线钡餐检查：可见弥漫性小息肉样充盈缺损或多发性结节样充盈缺损，病变边缘清楚，病变处肠黏膜纹理紊乱、破坏或消失，或可见肠腔狭窄或肠腔动脉瘤样扩张或肠套叠改变，狭窄段肠黏膜纹理破坏。

（3）内镜检查：因其多见于回盲部，故纤维结肠镜检对诊断帮助较大，且可取材活检确诊。

（4）B 超或 CT：对腹部可触及肿块者，B 超或 CT 有助于判断其大概位置、大小以及与周围脏器的关系。

4. 治疗与预后　以根治性切除为主，术后佐以化疗和放疗，不能根治切除者争取做姑息性切除加术后化疗。根治性切除者术后 5 年生存率可达 50% 以上，姑息性切除者，5 年生存率为 10%～30%。

二、小肠腺癌

小肠腺癌（adenocarcinoma of the small intestine）系小肠恶性上皮性肿瘤。据 6 049 例小肠原发性恶性肿瘤的综合统计资料，腺癌有 2 384 例，占 39.4%，居首位，其中十二指肠癌 1 187 例，占 49.8%。另据 4 640 例恶性小肠肿瘤的综合统计资料，腺癌有 1 644 例，占 35.4%，略少于恶性淋巴瘤而位居第二。

1. 病理　空、回肠癌又称系膜小肠癌。空肠癌好发于空肠近端，回肠癌常见于回肠末端。系膜小肠癌的大体形态和组织学所见与十二指肠癌基本相同，以缩窄型最为多见。十二指肠癌转移常见于局部淋巴结、肝、胰、腹膜、卵巢和肺；系膜小肠癌转移多见于肠系膜淋巴结和肝脏。

2. 临床表现　小肠癌的主要症状为腹痛、呕血或便血、肠梗阻。小肠癌体积一般较小，故很少以腹部肿块就诊。十二指肠癌尚可出现黄疸。晚期可有恶病质表现。

3. 诊断　确诊小肠癌的检查主要为全消化道钡餐，特别是小肠气钡双重对比造影。内镜检查可取得确诊性病检结果。有大量便血或呕血又难以确定部位或肿瘤部病变性质时，可酌情选用选择性腹腔动脉造影或腹部核素扫描检查。

4. 治疗与预后　治疗上以根治性切除为主要手段。十二指肠癌需做胰十二指肠根治性切除术。小肠癌侵袭性强，常累及肠系膜上动脉或静脉的主干本身或与腹主动脉或下腔静脉固定而无法分离，故常仅能做姑息性旁路手术。

小肠癌对化疗、放疗均不敏感，术后复发能进行再切除的机会极小，故预后较差。

三、小肠平滑肌肉瘤

小肠肉瘤中以平滑肌肉瘤（leiomyosarcoma of the small intestine）较多见。据 4 640 例恶性小肠肿瘤的综合统计，小肠平滑肌肉瘤有 1 033 例，占 22.3%，位居第三。多数报道以空肠最多，十二指肠最少。多数患者年龄大于 40 岁。本是发生于 Meckel 憩室的最常见恶性肿瘤。

1. 病理　平滑肌肉瘤多呈圆形或分叶状，硬度中等，边界清楚，肉眼很难区分肌瘤或肉瘤，但平滑肌肉瘤一般较大，76% 的肿瘤直径 >5cm，肿块中央往往因供血不足而发生变性、坏死、出血及囊腔形成。一般认为胃肠道平滑肌肉瘤的组织学诊断标准是：①核分裂数≥1 个/HPF；②细胞高度异型性；③有幼稚瘤细胞；④边缘呈浸润生长。见其中任一项即为恶性。辅助诊断指标是：肿瘤≥5cm，有明显出血坏死。肿瘤的组织学表现与生物学行为并不完全一致。常转移至肝、腹膜和大网膜，尚可出现肺、淋巴结、腹壁和脑等处转移。

2. 临床表现　早期无特异性临床表现。最常见的症状是腹痛、血便和贫血，其次是肿瘤破裂、肠穿孔，也可发生肠套叠及肠梗阻。半数患者有血便，多为间歇性黑便，半数患者以腹部肿块为首发症状。

3. 辅助诊断　X 线钡餐或气钡双重造影对十二指肠部平滑肌瘤或肉瘤较易发现。选择性肠系膜动脉造影可显示血供丰富的肿瘤块影、肿瘤大小，当动脉出血≥0.5ml/min 时，可发现出血部位。B 超或 CT、纤维内镜有助于诊断。

4. 治疗与预后　应以手术治疗为主。手术切除有困难者，可在术前先行放疗 2 000～3 000cGy，使肿瘤体积缩小后再试行手术。手术方式为肿瘤所有肠段及其肠系膜根治性切除术。单个肝脏转移灶可行肝楔形切除，多个转移灶亦应争取切除，不能切除时行肝动脉插管化疗或栓塞治疗。对平滑肌肉瘤破裂有腹内种植者，也可行腹腔温热盐水疗法或腹腔置管行腹腔内化疗。低度恶性者 5 年生存率约 50%，高度恶性者 5 年生存率 <20%。

（王雪平）

第九章

结肠、直肠、肛肠外科疾病

第一节 结肠扭转

一、概述

结肠扭转是结肠襻以其系膜的长轴为中枢发生扭转，导致肠腔部分或完全闭塞，系膜血管也可因扭转而拧闭，致使肠管血运受阻而坏死。结肠扭转90%发生在乙状结肠，少数发生在盲肠，横结肠扭转极为罕见、升降结肠固定于侧腹壁，不发生扭转。

二、诊断

（一）病史要点

患者过去有多次左下腹部疼痛，排气排便后好转或有多年习惯性便秘的病史。往往有进食过量或饱食后有身体的强烈前屈、后倾突然直立或服用大量泻剂等诱因，都可导致乙状结肠扭转。表现为突发性全腹或脐周的剧烈疼痛伴腹胀、呕吐、便秘及排气停止，有压痛及反跳痛，全身情况迅速恶化甚至出现休克现象。

（二）查体要点

发病不久即有明显腹胀，叩诊为鼓音，下腹压痛和高调肠鸣音，可有腹膜刺激征。

（三）辅助检查

(1) X线检查：腹部平片，盲肠扭转时腹部平片可见右下腹部有充气或含液气平面的巨大肠襻，钡灌肠显示横结肠梗阻；乙状结肠扭转X线片上可见单个胀大的双襻肠曲，自盆腔延至左膈下，占绝大部分或"鸟嘴"形。低压盐水灌肠也有助于诊断，若灌入液体尚不足500ml不能再灌入（正常可灌入3 000~4 000ml），即可证明梗阻在乙状结肠。

X线表现非闭襻性乙状结肠扭转。由于只有一个梗阻点，所以往往与单纯性结肠梗阻表现一样，亦表现为梗阻以上结肠肠管的扩大，所以在透视或平片中一般难以鉴别，只有是为了明确结肠梗阻的性质而行钡灌肠检查时，才能明确诊断。此时扭转梗阻处可显示螺旋状变细肠管或在变细肠管中见到扭曲交叉的黏膜（沿肠管纵轴），甚至见到钡剂通过梗阻处进入近侧肠管。

闭襻性乙状结肠扭转典型的X线表现即扭转段肠曲显著扩大（其横径达10cm以上甚或更大），扩大的肠曲就像充了气的椭圆形气球直立于腹部区，其中央往往会见到宽为0.3~0.5cm致密垂直线状影将膨胀的气球一分为二，亦即所谓扩大的乙状结肠弯曲呈马蹄形，圆顶可高达上腹部，马蹄的两肢并拢向下直达盆腔，由于肠壁的变薄其两侧缘表现为圆结状致密增白影，扩大的腔内皱襞消失。钡灌肠检查会见到结肠扭转处显示削尖状似鸟嘴状狭窄，加压多次灌钡此征象均存在且钡剂不能通过此狭窄处。

(2) 纤维结肠镜检查：在扭转的相关梗阻部位可见有狭窄，如扭转无绞窄可借结肠镜将扭转复位（注意不能注气过多，以防增加闭襻肠管内的压力），但如有腹膜刺激征，疑肠绞窄时，切不可行内镜

— 138 —

检查。

（四）诊断标准

根据典型病史、体征及 X 线检查，基本可以确诊，但应根据症状判断有否肠绞窄，为治疗方案提供依据。

诊断流程见图 9-1。

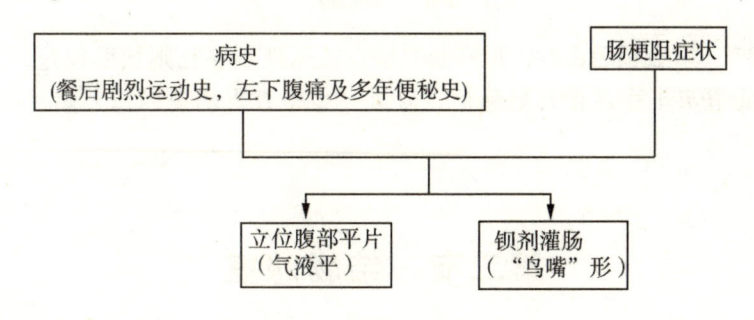

图 9-1 结肠扭转诊断流程

（五）鉴别诊断

1. **结肠癌** 盲肠、横结肠及乙状结肠或直肠癌都有可能表现低位肠梗阻，但病史都较长，往往无突然腹痛史。结肠癌的肿块坚硬，边界清楚。而结肠扭转则是膨胀的肠管，触诊时质地较软，边界不清，较易区别。当然钡剂灌肠可以确诊。

2. **结肠套叠** 回肠套入盲肠多见，且可延至乙状结肠，发病急，呈低位肠梗阻的表现，多发生在 5~6 个月的幼儿。症状为阵发性哭闹、恶心、呕吐，有果酱样大便，触诊右下腹部空虚，右上腹部腊肠样肿块。钡剂灌肠可见钡剂呈杯口状阴影即可诊断。成人慢性肠套叠，多为肿瘤引起，较少见，显然都易与结肠扭转相鉴别。

三、治疗

（一）一般治疗

（1）禁食水，并行胃肠减压。
（2）输液纠正水、电解质平衡紊乱。
（3）给抗生素预防感染。

（二）非手术治疗

（1）对结肠扭转早期，可试行纤维结肠镜复位，尤其乙状结肠扭转成功率较高。
（2）乙状结肠扭转早期，可在明视下把结肠镜插入到梗阻处，一般距肛门 15~25cm，该处的黏膜如无坏死和溃疡，可通过乙状结肠镜，插入约 60cm 的肛管，注意插入时不应用暴力，以免穿破肠壁。肛管穿过梗阻部位后，常有稀便和气体猛力冲出，患者立即感到异常轻松，为复位的标志。为防止复发可保留肛管 2~3d。

（三）手术治疗

盲肠扭转如非手术治疗无效，或有可疑绞窄，应尽早剖腹探查。探查扭转的盲肠（连同升结肠及末端回肠），如无坏死，按扭转的相反方向复位。然后切开盲肠外侧后腹膜，将其前缘与盲肠外侧结肠带间断缝合 3~5 针。如盲肠扩张明显，先从两条结肠带起始端，间断浆肌层缝合 3~4 针，使盲肠腔缩窄，再与外侧后腹膜缝合固定盲肠。如盲肠有绞窄坏死，应行右半结肠切除，回横结肠吻合术。若腹腔渗液较多，必须行腹腔冲洗并行橡皮管引流，以减轻全身中毒症状。手术后还需大量抗生素治疗。

横结肠扭转的处理原则是若单纯机械扭转，可分离粘连后复位。如有坏死，则行坏死肠管切除，横结肠对端吻合术及必要的腹腔引流术。

乙状结肠扭转，若可疑肠绞窄或乙状结肠镜发现扭转梗阻的肠黏膜坏死和溃疡，则应及时手术治疗。剖腹探查时，如肠管无坏死则行扭转复位，肛门排气。肠管扭转坏死，则视病情及腹膜炎的程度，切除坏死肠段行近端结肠造瘘，远端封闭或近远端肠吻合。如多次复发的乙状结肠扭转，应择期手术切除过长的肠管一期吻合。

四、预后

结肠扭转及时治疗，多数预后良好，如有肠绞窄，甚至破裂穿孔则预后较差。处理不及时或不当，其死亡率较高。如结肠扭转非手术治疗好转后，应进一步检查发病原因，必要时可行择期手术消除病因，以防复发。

（王雪平）

第二节 结肠憩室

一、概述

结肠憩室是结肠黏膜及黏膜下层穿透肠壁肌层向外形成的袋状突出。可以是单个，但多发更常见，称结肠憩室病。与先天性全层薄弱并含各层的真性憩室不同。憩室壁仅包含黏膜、黏膜下层和浆膜层而无肌层，又称假性憩室，与先天性因素无关。此病我国少见，西方国家较常见，多于40岁以后发病，发病率随年龄增长而增高，80岁人群中可达65%。多数患者无症状，男女发病率无差别。病因与高腹压和长期少纤维饮食有关。左半结肠，特别是乙状结肠是该病的好发部位。

二、诊断

（一）病史要点

单纯的结肠憩室多数情况下不引起症状，少数患者有腹胀、左下腹不适或大便习惯不正常等症状，无特异性。

憩室颈部由于肠壁环肌收缩而受压，是憩室内的粪便和分泌物排空不畅而引起憩室炎。憩室发生的部位很靠近穿经肠壁的血管支，血管被侵蚀破溃后，即可引起憩室出血，表现为便血。

结肠憩室发生并发症后可以引起炎症和出血的症状，如急性腹痛发作，压痛和轻度的肌卫，低热和白细胞增多，便秘、腹泻或两者兼有，大便带血或隐血阳性，炎症接近膀胱时引起的尿频、尿急、尿痛等等，当病史中有相应症状出现时，应考虑该病的可能。

老年人出现类似阑尾炎的症状和体征，特别是部位偏中甚至偏左时；或下腹部有不明原因的炎性肿块时；或怀疑下腹部脏器穿孔急性腹膜炎时，应考虑结肠憩室炎的可能。

（二）查体要点

结肠憩室病有并发症时可出现相应体征：憩室周围炎较广泛或炎症较重时，可在下腹部触及边界不清而有压痛的肿块，由于患者大多年迈，极易误诊为肿瘤；憩室炎或憩室周围炎形成的脓肿可发生继续穿孔或破裂，引起急性腹膜炎症状或体征。

（三）辅助检查

1. 常规检查 如下所述。

（1）X线钡灌肠：可见肠壁不整齐，肠腔有轻度狭窄；有时在肠腔外可见到钡影，是憩室穿孔后形成小脓肿所致；经常见到多发憩室。

钡剂应在低压下缓慢注入，在炎症较重或腹膜刺激征较明显的情况下，不应做钡灌肠检查。如果需要比较急地做出诊断以指导治疗，可用水溶性造影剂灌肠，这样即使有造影剂溢出至腹腔也不会引起严重反应。

(2) CT 扫描：非侵袭性检查，一般可以确证临床怀疑的憩室炎。扫描时进行直肠加强显影可使发现憩室脓肿或瘘管比单纯 X 线造影更敏感。

2. 其他检查　如下所述。

(1) 结肠纤维镜：该检查对憩室或憩室炎的诊断帮助不大，但可以用于除外结肠肿瘤或其他结肠炎性疾病。

(2) 腹部平片：可显示继发于乙状结肠病变的结肠梗阻。

(四) 诊断标准

最重要的评估是临床检查和频繁地检查病员。这不但包括病史和体检、脉搏和体温，还包括连续的血常规检查，腹部直立位或平卧位 X 线摄片。

诊断流程见图 9-2。

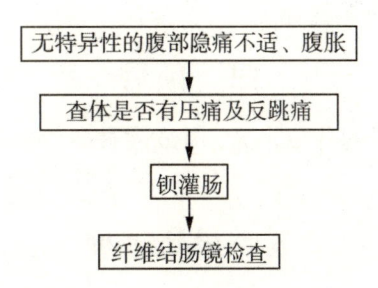

```
无特异性的腹部隐痛不适、腹胀
         ↓
查体是否有压痛及反跳痛
         ↓
       钡灌肠
         ↓
    纤维结肠镜检查
```

图 9-2　结肠憩室诊断流程

(五) 鉴别诊断

1. 阑尾炎　结肠憩室病在我国发病率很低，因此，只有在老年患者，阑尾炎症状体征虽类似但不典型，如无转移性腹痛病史、压痛位置偏左偏下等情况可以考虑本病。

2. 结肠肿瘤　对下腹部压痛性包块患者，详细的病史有助诊断，结肠憩室炎或周围炎往往病史较短，有突发性。通过结肠纤维镜、CT 等辅助检查明确肿块性质，CEA 等肿瘤指标也有助于鉴别诊断。

三、治 疗

(一) 一般治疗

急性憩室炎无并发症时以非手术治疗为主，包括休息、禁食、胃肠减压、补液支持严密临床观察等。大多数病例经治疗症状迅速减轻、炎症消散、肿块减小。

(二) 药物治疗

广谱抗生素，或选用抗革兰阴性需氧菌和厌氧杆菌的抗生素。

(三) 手术治疗

1. 手术指征　目前认为需要手术处理的情况可分为两大类，一类为无并发症憩室病患者；另一类则为憩室病引起各种并发症。

(1) 急性憩室炎初次发作对内科治疗无反应者。

(2) 急性复发性憩室炎，即使第一次发作时经内科治疗获满意效果，但当复发时也应考虑做选择性切除术。

(3) 大量便血，一般治疗无明显好转者。

(4) 由于免疫缺陷的患者发生憩室炎时无法激起足够的炎性反应，因此是一种致命的疾病，发生穿孔、破裂入腹腔者极常见，为此对以往有一次急性憩室炎发作的患者当需要进行长期免疫抑制治疗前，可先做选择性切除手术解除憩室炎复发以致发生各种并发症的危险。

(5) 急性憩室炎并发脓肿或蜂窝织炎有增大趋势者。

(6) 急性憩室炎伴弥漫性腹膜炎者。

（7）急性憩室炎并发瘘管形成者。
（8）急性憩室炎并发结肠梗阻者。

对无并发症的病例需特别注意勿将肠激惹综合征并发结肠憩室病的患者误当做憩室炎患者进行手术。在没有客观炎症征象如发热或白细胞增高的肠激惹综合征并发结肠憩室病宜作功能性结肠疾病处理。

2. 手术方法　如下所述。
（1）穿孔缝合加引流。
（2）腹腔脓肿切开引流。
（3）切开引流加横结肠造口。
（4）切除病变结肠近侧造口，远侧造口或封闭，二期结肠吻合。
（5）切除病变结肠后一期结肠对端吻合。

四、预后

一般预后较好，恢复情况与患者的基础状况、并发症种类和程度、病变范围、手术方式有关。有较高的复发率。

五、最新进展

部分出血不止的患者需要急诊手术时，可能遇到炎症不明显、憩室范围广，难以判定憩室范围、出血位置及结肠切除范围等困难。出血较多时，术前纤维结肠镜检查也无法明确出血部位。因此，有人主张术前先做选择性肠系膜上和下动脉造影以明确结肠出血部位，并可先试用经导管向动脉内滴注加压素止血，无效时再进腹。

（焦世峰）

第三节　结肠息肉

一、概述

结肠息肉（colonic polyps）是指结肠黏膜隆起性病变。结肠息肉分为有蒂或无蒂息肉。直径小于5mm为小息肉，大于2cm为大息肉。来源于上皮组织的结肠息肉样病变多见，以腺瘤样息肉最多，来源于非上皮组织的脂肪瘤、平滑肌瘤、神经纤维瘤、纤维瘤、脉管瘤等少见。结肠息肉通常无症状，发展到一定程度可形成溃疡，发生肠道出血、腹痛，甚至肠梗阻。尸检发现55岁以上30%~50%有腺瘤，其中10%大于1cm。临床表现缺少特征性，并且一部分可以癌变，临床实践中应予以重视。

（一）结肠息肉分类（表9-1）

表9-1　结肠息肉的分类

肿瘤性息肉	非肿瘤性息肉	黏膜下病变
良性息肉（腺瘤）	正常上皮息肉	深部囊性结肠炎
管状腺瘤	增生性息肉	肠气囊肿
绒毛状腺瘤	幼年性息肉	淋巴性息肉病（良性和恶性）
管状绒毛状腺瘤	Peutz-Jeghers息肉	脂肪瘤
家族性腺瘤性息肉病	Cowden综合征	类癌
Gardner综合征	炎性息肉	转移性肿瘤
Turcot综合征	炎症性肠病	
恶性息肉（癌）	细菌感染或阿米巴	

续 表

肿瘤性息肉	非肿瘤性息肉	黏膜下病变
非浸润性癌	血吸虫	
原位癌		
黏膜内癌		
浸润性癌（超过黏膜肌层）		

（二）病理

结肠炎性息肉，可见被覆的结肠上皮大部分糜烂脱落，黏膜下由大量的炎性肉芽组织组成（图9-3A）。管状腺瘤由大小形态不一的腺管状结构组成，腺上皮增生，细胞核细长笔杆状、呈不同程度的假复层增生（图9-3B）。家族性腺瘤性息肉病，由增生的绒毛状腺体组成，被树枝状分支的血管平滑肌组织分隔成分叶状（图9-3C）。

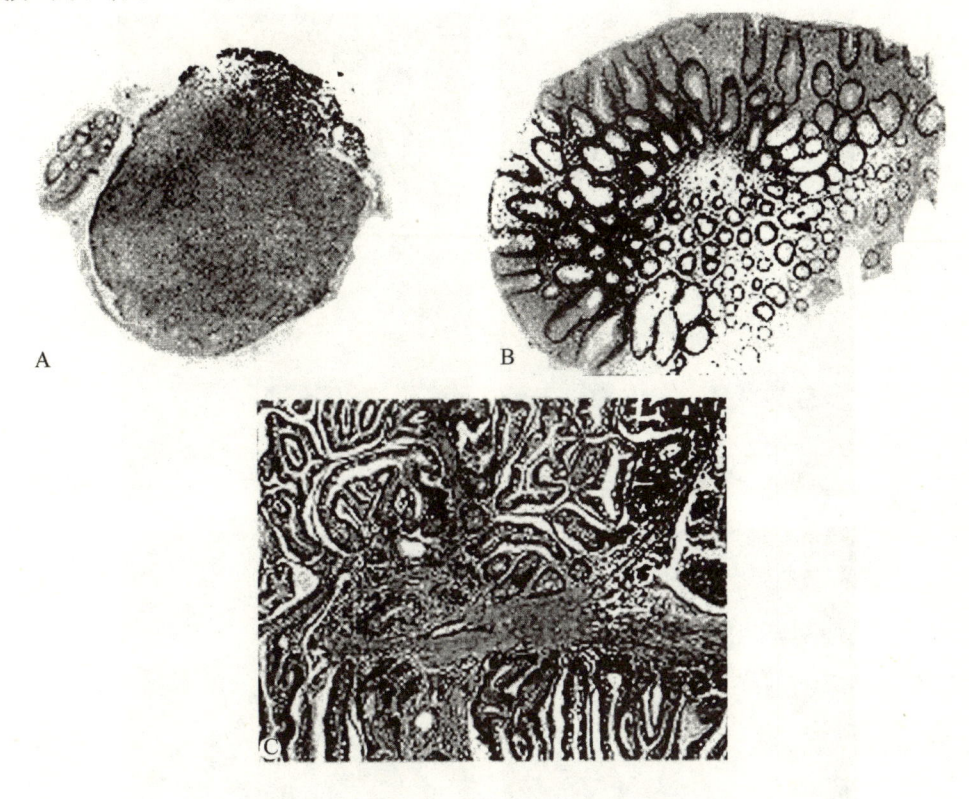

图9-3 结肠息肉（HE，A~C×40，40，100）

二、临床表现与诊断

（一）症状和体征

结肠息肉可无任何临床症状，50%以上患者是在体检中发现。大于1cm的息肉可表现为间断性出血，随着肿瘤体积的增大，症状逐渐明显，表现为不同程度的腹部不适和（或）腹痛、粪便性状或习惯改变，甚至出现消化道大出血、肠套叠和肠梗阻，体检可触及腹部包块。症状与肿瘤组织学类型、发生部位、数目和形态学特征相关，如绒毛状腺瘤易发生便血，较大的有蒂脂肪瘤可致消化道出血，大肠良性肿瘤还可引起肠套叠。幼年性息肉病的发病高峰在4~5岁，仅偶见于成年人。30岁以前结肠多发息肉应考虑为家族性，腺瘤性息肉多见于40岁以后，并随年龄增加而增多。黏膜下肿瘤多见于40岁以后。胃肠道多发性息肉病多有明显的家族史并伴有典型的肠外表现，如Peutz-Jeghers综合征的口周黏膜、指（趾）、皮肤色素沉着具有特征性，对确立诊断极有帮助。

(二) 直肠指检和粪便潜血试验

1. 直肠指检 直肠指检为最简便的低位直肠和肛管疾病诊断方法，也最易被忽视。每一例被怀疑结肠息肉的患者，都应进行该项检查。

2. 潜血试验 潜血试验为最早被推广应用的结肠肿瘤筛检试验方法，但对诊断结肠息肉而言价值有限。

3. X线诊断 钡剂灌肠和双重对比钡剂灌肠造影检查在结肠息肉的诊断上敏感性较高，并发症发生率低，患者耐受性好、费用低，受到青睐。结肠充钡时，息肉表现为团形充盈缺损，光滑整齐。有蒂带息肉可稍活动，加压有利于病变显示。双重对比造影息肉显示更清楚，呈现边缘锐利的高密度影，常有一圈钡影环绕，如果表面有糜烂或溃疡则呈现不规则影。绒毛状腺瘤可见多个线条样钡纹影（图9-4）。黏膜下肿瘤表现为边缘光滑、黏膜正常的肠腔内圆形充盈缺损或透亮区，质地较软的脂肪瘤、脉管瘤可有"挤压"征。但直径＜1cm的小息肉比结肠镜检查更易漏诊，对可疑病变不能取组织活检明确诊断也是其不足。

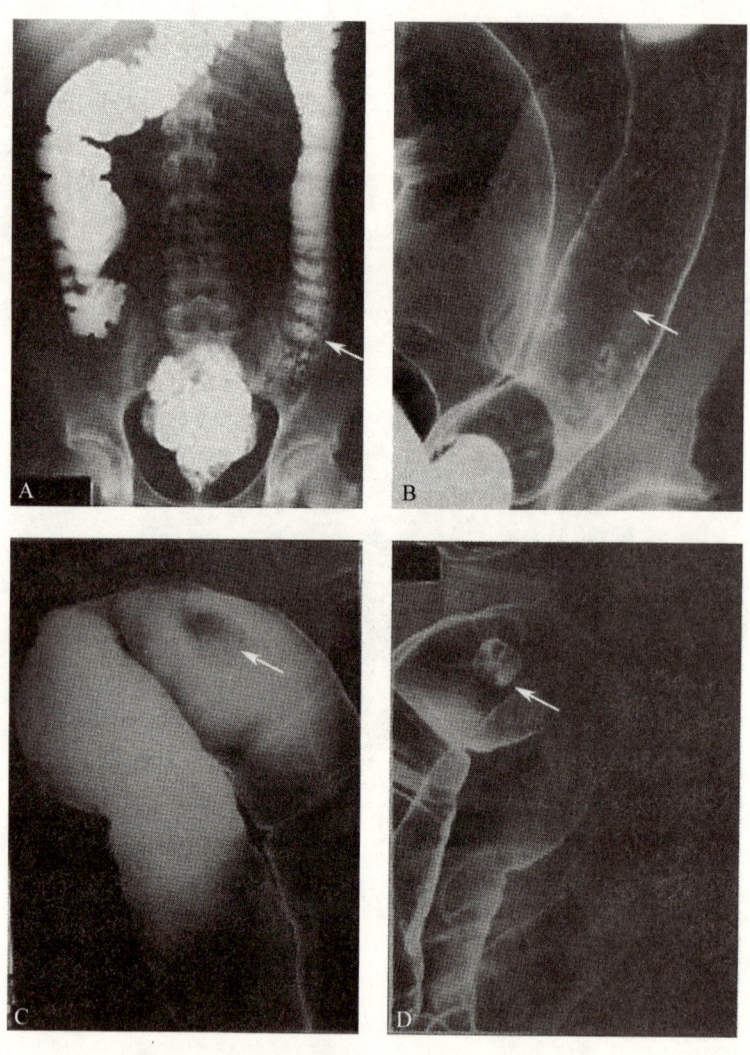

图9-4 结肠息肉（气钡双重造影）

(三) 内镜诊断

内镜检查是结肠息肉的主要诊断手段，包括电子内镜、放大内镜、色素内镜、仿真内镜等，这些技术的应用提高了结肠微小病变的检出率。

1. 结肠镜检查 是结肠息肉确诊的首选方法。上皮来源的大肠良性肿瘤内镜直视下表现为黏膜局限性隆起的息肉样病变，与周围正常黏膜呈锐角或有蒂相连（图9-5A），表面光滑或粗糙，有颗粒感，甚至乳头状突起，呈深红色，可单发或多发。内镜下若病灶无蒂或有宽基的短蒂（图9-5B）、体积较大、形状不规则、顶端溃疡或糜烂、表面明显结节不平、质脆或硬、易出血，应高度怀疑息肉癌变。钳取腺瘤顶部、糜烂及溃疡边缘处的组织活检阳性率较高，全瘤切除组织连续切片检查更可靠。黏膜下的大肠良性肿瘤多呈丘状隆起，表面黏膜正常，常有桥形皱襞，肿瘤的质地与肿瘤的来源有关，活检时常可见黏膜在肿物表面滑动，而肿物不与黏膜一同被提起，提起的黏膜呈天幕状外观，深凿式活检才有可能获取足够的组织标本。

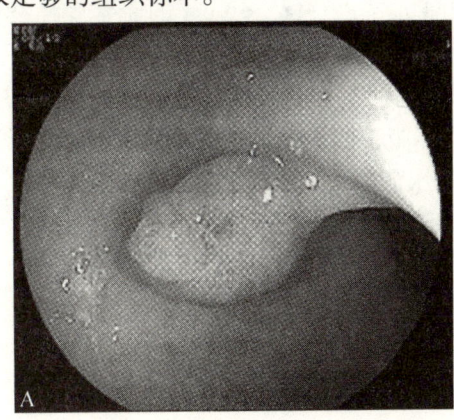

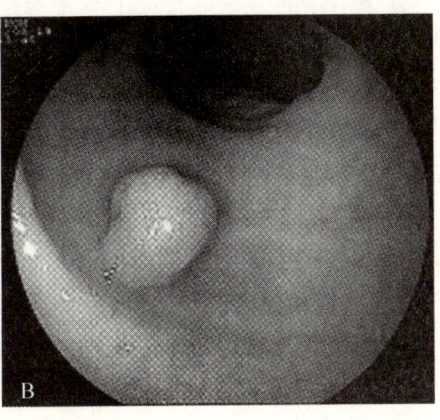

图9-5 结肠息肉（内镜）

2. 染色内镜和放大内镜 染色内镜即在内镜下对病灶喷洒一些染色剂，如靛胭脂，配合放大内镜可发现常规内镜难以识别的微小病灶，提高诊断敏感性，准确估计病变范围。诊断肿瘤性息肉的敏感性为95.1%，特异性为86.8%，诊断准确性为91.9%。

3. 超声内镜检查 超声内镜（ultrasonic endoscope，EUS）主要用于肿瘤浸润深度和黏膜下肿瘤的诊断。正常情况下，EUS所显示的大肠壁5层结构包括：第1层，即大肠黏膜和腔内液体交界面的强回声层；第2层，即黏膜层（包括黏膜肌层），呈现低回声层；第3层，即黏膜下层与黏膜下固有层界面反射形成的强回声层；第4层，即固有肌层呈现的低回声层；第5层，即浆膜与其周围组织交界面呈现的强回声层。EUS可清晰地显示肿瘤浸润深度、来源、肿瘤内部回声和瘤体大小。EUS对大肠黏膜下肿瘤的诊断价值较大，优于一般内镜和X线影像学检查。

4. 仿真结肠镜检查 又称CT结肠造影检查，是利用特殊的计算机软件功能，将螺旋CT、高场MRI、三维DSA或超声成像采集的图像源数据在工作站进行图像处理后，对结肠表面具有相同像素的部分进行立体重建，再利用计算机模拟导航技术进行腔内观察，并赋予人工伪彩和光照效果，连续回放，获得类似结肠镜检查直视观察效果的三维动态影像。该技术可显示全结肠，可发现直径>0.5mm的结肠息肉和肿瘤，其敏感性与病变的大小有关，直径越大，敏感性越高。有报道，诊断直径>0.5mm的结肠息肉的敏感性为66%~100%，特异性为63%~90%；而检测直径<0.5mm的结肠息肉的敏感性较低（11%~45%）。

（四）结肠息肉恶变

结肠腺瘤息肉与结肠癌关系密切，研究发现结肠息肉患者发生大肠癌的危险度是非息肉人群的22倍。大多数（50%~70%）的大肠癌是在腺瘤基础上发展而来，腺瘤是结肠癌的前驱现象。与结肠腺瘤恶变密切关联的三个主要特征是腺瘤大小、组织学类型和不典型增生程度。多倾向于不典型增生程度与恶性转化关系更为密切。直径<1cm的腺瘤中仅有1.3%的癌变率，假如其组织主要是由绒毛状成分组成或含有重度不典型增生成分，则癌变率分别增至10%和27%。直径1~2cm的腺瘤癌变率为9.5%，直径>2cm的腺瘤癌变率为46.0%。不典型增生中，轻度、中度和重度不典型增生的癌变率分别为5.7%、18.0%和34.5%。有蒂息肉样腺瘤癌变率为4.5%，广基腺瘤的癌变率为10.2%。扁平腺瘤的癌变率为10%~25%。家族性幼年型息肉癌变率为10%~20%；家族性腺瘤性息肉病癌变率为100%。Peutz-Jeghers综合征癌变率尚有争议，有报告称可达10%。

三、治疗

(一) 内镜治疗

内镜治疗结肠息肉具有方法简单、创伤小、省时、费用低等优点。

1. 内镜治疗的目的　①全瘤组织检查以明确诊断。②治疗结肠息肉的并发症。③切除腺瘤，预防大肠癌的发生。内镜治疗的适应证有：①有蒂腺瘤样息肉。②直径 <5mm 的无蒂腺瘤样息肉（EPMR 和 ESD 的应用已可切除直径 >10cm 和无蒂息肉）。③分布散在的多发性腺瘤样息肉。

2. 内镜治疗方法　圈套器电凝切除、热活检、分块切除、局部注射息肉切除、双极法切除、内镜下黏膜切除术（EMR）及内镜下黏膜剥离术（ESD）等。

(二) 手术治疗

对于内镜下无法切除的良性息肉及恶性息肉应采用腹腔镜或外科手术治疗。

（焦世峰）

第四节　溃疡性结肠炎

一、概述

溃疡性结肠炎是一种病因不明的慢性大肠黏膜炎症性疾病，主要累及直肠、乙状结肠黏膜与黏膜下层，伴有糜烂和浅表溃疡，亦可向上扩展至升结肠、横结肠、降结肠、甚至全结肠和末端回肠。过去曾有不同名称，如非特异性慢性溃疡性结肠炎、慢性非特异性结肠炎、特发性溃疡性结肠炎等，现世界卫生组织统一命名为特发性结肠炎。

(一) 病因

病因至今尚未确立。长期以来认为传染性致病因子特别是细菌和病毒是本病的病因，但迄今尚未能明确证实。根据世界不同地区和种族的发病率资料，流行病学调查发现本病中存在着免疫因素，患者的淋巴细胞对组织培养的胎儿结肠细胞有破坏作用，患者血清中存在抗结肠抗体。敏感的婴儿进食牛奶以代替母乳，可能触发抗体反应，上述发现支持免疫因素的设想。但两者间的关系尚未完全明确。在某些病例也确实存在精神因素。在我国本病的发病率远比国外人为低，这一事实也不能排除种族和遗传倾向的存在。总之，有关病因及危险因子的研究仍在继续探索中，迄今尚无定论。

(二) 病理

本病的病理变化是非特异性，主要累及直肠和结肠黏膜和黏膜下层，少数严重病例可侵及肌层和浆膜层，可导致中毒性结肠扩张，甚至肠壁穿破。偶见局部淋巴结有反应性增生。病变多起始于直肠，向近端扩展至全结肠，少数病例可累及回肠。

溃疡性结肠炎的早期和典型病变是急性大肠炎症，炎症侵及黏膜腺隐窝周围，黏膜弥漫性发红、渗血、呈颗粒状。严重者有片状溃疡。在剥脱区中有正常黏膜，高出表面呈假息肉样。巨检还可见到由于肌层收缩，袋形消失而致结肠缩短。镜检显示结肠黏膜有弥漫性炎症。血管增多，淋巴细胞、浆细胞和巨噬细胞浸润，球形细胞消失，纤维细胞相对缺如，隐窝脓肿常见，并有假息肉形成。电镜下黏膜表面和隐窝的上皮细胞微绒毛缩短和数目减少，内质网扩大，线粒体肿胀变圆，嵴突小，溶酶体增多。

随着病情进展，血液、蛋白质、水分和电解质从粪便中损失，导致体重减轻、消瘦、贫血和营养不良。炎症严重进展导致结肠扩张，肠壁坏死，甚至穿孔，可出现胰腺炎和全身中毒，临床上称作中毒性巨结肠症。

长期炎症变化可导致结肠狭窄和黏膜癌变。开始发于儿童期，病变累及全结肠者，10 岁后每年的癌变发病率约为 2%。这类腺癌常为多发、低分化、浸润型，并易转移。

二、诊断

（一）临床表现

主要临床表现是腹泻和便血。可发生在任何年龄，但多见于青年，起病大多缓慢，但可表现为慢性、急性、慢性急性发作和暴发型等。频发腹泻，每日可达 10～20 次，粪便为水样，混以血液、脓液和黏液，偶有大量出血，一次出血量可达 2 000ml，连续出血量可达 10 000ml。由于直肠受累，常伴有里急后重，甚至出现肛门失禁。约 2/3 患者有腹部绞痛，轻者为隐痛，常位于左下腹和脐下，腹痛时伴便急，排便后腹痛稍缓解，但很快又复发。可出现全身症状，如不同程度的发热、呕吐、体重减轻、失水等。并可出现与免疫有关的一些症状，如虹膜炎、悬雍垂炎、关节炎、脊柱炎、肝炎、脓皮病、结节性红斑等。这些症状在病变结肠切除后可完全缓解。

本病症状多变。轻者仅有大便变稀或次数增多，呈周期性发作，少数患者甚至出现便秘，奶制品可诱发腹泻。个别病例没有腹泻症状，唯一表现是全身性并发症，如关节炎、脓皮病。轻型病例的体征可以完全正常。病情严重者可出现高热、多汗、大量便血、腹胀腹痛、心动过速、全身严重中毒、血压波动或甚至出现休克。即临床上的所谓中毒性巨结肠症，其时腹部检查，可发现腹胀，左下腹或全腹压痛明显，并有反跳痛，肠鸣音极少甚至消失。全身毒血症状严重。在我国，典型的急性暴发型少见，病理范围主要限于左半结肠，累及右半结肠、全结肠者少见。肠外表现亦少见，即使存在症状亦多较轻。据报道可出现坏疽性脓皮病，胆管周围炎，硬化性胆管炎、慢性活动性肝炎和血栓性静脉炎等，但甚为少见。并发症比国外报道少。大多数患者对药物治疗有效，仅少数少于 20%，需手术治疗。

溃疡性结肠炎可出现很多并发症，如肠穿孔、中毒性肠扩张、大量出血、假性息肉、纤维收缩引起的肠管狭窄，累及全结肠病程 10 年以上者可发生癌变。全身可出现与免疫有关的并发症如结膜炎、葡萄膜炎、结节性红斑、坏疽性脓皮症、皮炎、口腔溃疡、胆管周围炎、肝硬化、脂肪肝、静脉栓塞等。比较少见的并发症是肛裂、直肠周围脓肿、肛瘘、直肠阴道瘘和直肠狭窄。

（二）诊断

溃疡性结肠炎的诊断主要根据临床表现、乙状结肠镜或纤维结肠镜检查、病理活检及 X 线检查等。急性发作期或慢性反复发作有典型症状和体征者，诊断并不困难，结肠镜检查在急性期可见到直肠或结肠黏膜水肿、充血，棉球触之容易引起出血。后者对本病的诊断甚为重要。肠壁及肠腔内有脓性或带血的脓性渗出，严重者可见到黏膜出血点和溃疡。在慢性期直肠或结肠黏膜可呈颗粒状、炎症息肉样增生和肠腔狭窄。除临床症状外，可按内镜表现分为轻、中、重三型：轻型仅见黏膜充血，有出血点以及易出血倾向；中型者以上改变更为明显，且有脓性渗出和小溃疡形成。重型可见弥漫性出血，有较大溃疡。日本有关专家认为有持续或反复发作的黏液血便，并兼具以下四项中任何一项时，即可诊断为本病。

1. 内镜检查　①黏膜充血、粗糙或呈细颗粒状，脆弱，易出血，有黏液、血、脓性分泌的附着。②可见到多发性糜烂、溃疡或假息肉。
2. 活组织检查　黏膜炎性反应，并伴有糜烂、隐窝脓肿、腺体排列异常及上皮化生。
3. 钡灌肠 X 线检查　①黏膜表面粗糙或呈颗粒状。②多发性糜烂、溃疡。③假息肉形成。④结肠袋消失，肠管狭窄或缩短。
4. 切除标本或尸检　肉眼或切片检查可见到本病的特征性病理改变。

发生中毒性巨结肠时，出现高热、心动过速、腹痛、腹胀及全身严重中毒症状。腹部平片显示典型的充气和扩大的结肠，壁薄，临床诊断可以成立。

临床诊断中比较困难的是如何与肉芽肿性肠炎（克罗恩病）相鉴别。这两种病变都是非特异性炎症，均有较长时间反复发作史，主要症状为腹痛和腹泻。

三、治疗

本病的治疗基本属内科范畴，只有在内科疗法无效或出现严重并发症时，才考虑外科手术。

1. 内科治疗 应包括 4 个方面。

(1) 卧床休息和全身支持治疗：包括液体和电解质平衡，尤其是钾的补充，低血钾者应予纠正。同时要注意蛋白质的补充，改善全身营养状况，必要时应给予全胃肠道外营养支持，有贫血者可予输血，胃肠道摄入时应尽量避免牛奶和乳制品。

(2) 柳氮磺胺吡啶（azulfidine，SASP）：开始时给 0.25g，口服，每日 4 次，以后增至 1g，口服，每日 4 次，在奏效后改为 1g，每日 3 次或 0.5g，每日 4 次。并可同时给甲硝唑 0.2g，每日 3 次，3 周后改甲硝唑肛栓 0.2g，每日 2 次纳肛，以后改 0.2g，每日 1 次纳肛，并持续应用 3～6 个月。

(3) 皮质类固醇：常用量为泼尼松 5～10mg，每日 3 次，1～2 周后，剂量递减，每周减少 5mg，直至最后 5mg，每日 1 次或 2.5mg，每日 2 次作为维持量。或用地塞米松 0.75～1.5mg，每日 3 次，同样递减至 0.75mg，Qd 或 0.375mg，Bid 作维持，但目前并不认为长期激素维持可防止复发。在急性发作期亦可用氢化可的松 100～300mg 或地塞米松 10～30mg 静脉滴注，以及每晚用氢化可的松 100mg 加于 60ml 生理盐水中做保留灌肠，在急性发作期应用激素治疗的价值是肯定的，但在慢性期是否应持续使用激素则尚有分歧，由于它有一定不良反应，故多数不主张长期使用。除皮质类固醇外，也可用 ACTH 20～40U 静脉点滴。

(4) 免疫抑制剂：在溃疡性结肠炎中的价值尚属可疑。据 Rosenberg 等报道硫唑嘌呤（azathioprine）在疾病恶化时并无控制疾病的作用，而在慢性病例中它却有助于减少皮质类固醇的使用。除上述治疗措施外，对腹泻严重，出现夜间腹泻的病例可给予抗胆碱酯类药物或复方苯乙哌啶（止泻宁），但忌用鸦片类药物如可卡因和复方樟脑酊，因为有诱发急性结肠扩张之可能。

2. 外科治疗 如下所述。

(1) 手术适应证：①非常严重的结肠炎，包括穿孔和中毒性巨结肠症，需要紧急手术。②严重结肠炎，经内科积极治疗 4～8d，体温仍在 38℃以上，24h 内腹泻超过 8 次，人血白蛋白低于 30g/L，腹部压痛严重，特别是 60 岁以上的患者，也应考虑紧急手术。③累及全结肠，病程超过 10 年以上，黏膜活检有间变或钡剂造影疑有癌变。④肠腔狭窄并发肠梗阻。⑤大量或反复严重出血。⑥直肠周围感染或瘘管。⑦严重结肠炎伴有关节炎、脓皮病及虹膜炎等肠外并发症。⑧慢性反复发作或病情进入慢性难治阶段，有贫血、营养不良等使患者无法支持长期消耗的负担，这在西方是很多患者采用结肠切除的指征。⑨儿童患者由于慢性病程影响生长发育。⑩内科药物治疗引起并发症，如柳氮磺胺吡啶并发腹泻和外周神经病变，长期应用糖皮质激素引起骨质疏松、糖尿病、精神病、肥胖或库欣综合征。药物治疗发生并发症需中止药物治疗而采用手术。

结肠切除是结肠炎有效和满意的治疗方法，但多数病例属轻变远端型和中度型，切除手术并非必要。全结肠和直肠切除可治愈结肠炎，但造成永久性回肠造瘘，且有肠梗阻、性功能紊乱等后遗症。保留直肠手术存在直肠癌变的危险。因此选择哪种手术，应根据患者年龄、病程、直肠病变以及患者的意愿予以综合考虑。

单纯回肠造口术多不再采用，因病变结肠仍在，大出血、癌变、穿孔和内瘘等并发症仍可发生，目前的手术原则是切除病变肠管（全结肠切除），是否保留直肠肛管尚存在分歧意见。

(2) 可供选择的术式

1) 全结肠切除后 Brooke 回肠造瘘术：切除病变肠管，远端闭合，取末端回肠于腹壁造瘘，形成人工肛门。

2) Kock 式内囊袋手术：切除病变结肠，游离出一段带系膜的末端回肠，长约 45cm，将近侧 30cm 长肠管折叠，并在系膜对侧行浆肌层侧侧缝合。距缝合线 0.5cm 纵形切开肠壁，然后行全层缝合，使成一单腔肠袋，将远端 15cm 长肠管向近端套叠，成一人工活瓣，使长约 5cm，于其周围缝合固定瓣口，将内囊袋固定于壁腹膜上，其末端行腹壁造瘘。

3) 直肠黏膜剥脱、回－肛肠吻合术：切除全部病变结肠，保留 5～8cm 一段直肠，在直肠黏膜与肌层之间，从上向下或自齿线向上将黏膜剥去，留下肌性管道，将游离的回肠（注意保留良好血运）在没有张力情况下，自扩张的肛门拉出，与直肠肛管交界处的直肠黏膜残缘，进行吻合。吻合旁放置引流管自会阴部戳创引出，然后进行腹壁回肠造瘘。术后2~4d拔去会阴部引流，术后10d行肛门扩张，并开始做肛门括约肌练习，每周1次。3~6个月后，回-肛肠吻合完全愈合，再关闭腹壁回肠造瘘口。

4）直肠黏膜剥脱、回-肛肠内囊袋式吻合：全结肠切除、直肠黏膜剥脱后，做回肠袋肛管吻合术（IPAA）。回肠袋肛管吻合术大致可分为3类：即双腔回肠袋，包括J形、改良J形和侧方回肠袋，三腔回肠袋（S形回肠袋）和四腔回肠袋（W形回肠袋）。每一种回肠袋各有优缺点。

S形回肠袋肛管吻合术取三段10~12cm回肠组成储存袋，输出管长度为2~4cm。J形储存袋肛管吻合术中的储存袋由两段12~15cm长末端回肠组成，然后将回肠袋的顶端拉下与肛管做端侧吻合。改良J形回肠袋肛管吻合术将原J形袋的后跟处截断，远端段拉下与肛管做一逆蠕动的回肠肛管端端吻合术，输出管长度同样不宜超过4cm。这一手术兼具J形袋的优点，由端侧吻合变成端端吻合就纠正了J形袋的最大缺点。W形回肠袋肛管吻合术则是将四段12cm长的末端回肠折叠、切开，形成一个大腔，拉下与肛管做端侧吻合。在操作上这一手术较为费时和困难，但由于形成的腔大，储存功能较好。据文献报道，比较J形、S形和W形三种术式结果，以W形最佳，S形最差。

直肠黏膜剥脱、回-肛肠吻合对患者更具吸引力，英国Alyett曾报道300例，仅15例患者需要再做腹壁回肠造瘘，10%~15%患者出现吻合口瘘。

溃疡性结肠炎需作结肠切除者除急诊手术外，多需进行术前准备。当需静脉营养补充，用输血纠正贫血，对应用激素治疗患者，术前加大激素量，静脉注射氢化可的松每8h 100mg，术前2d用泻药和灌肠清洁肠道，采用全胃肠道灌洗法，即术前当晚口服电解质液4L。限制饮食仅进流质。对肠道细菌生长可用药抑制，术前2d给新霉素0.5g，每4h 1次；四环素、红霉素或甲硝唑250mg，每4h 1次。术中静脉滴注头孢唑啉0.5g，以后每8h重复给2次剂量。

（焦世峰）

第五节 缺血性结肠炎

一、概述

缺血性结肠炎是结肠缺血的一种特殊病变。由于结肠缺血变化多端有不同临床表现，过去有很多名称，但多只强调其中的一面，因此造成命名混乱。近年逐步阐明结肠缺血的性质，认识到有些名称是不正确的。目前比较通用的名称是结肠缺血。

急性肠缺血是肠系膜上动脉分布范围内血流的急性不足，包括部分或全部小肠和右半结肠，而结肠缺血是结肠全部或其任何一部分的血流不足。这两种异常有不同的临床表现和不同的处理方式。急性肠缺血是灾难性急症，伴有很高死亡率，而结肠缺血通常为非灾难性，产生较轻微症状和体征，罕有全身异常。在病理上和临床上，根据病变的可逆与否缺血损害可分为几种特殊类型：①结肠可逆性缺血性损害或可逆性缺血性结肠病。②可逆性或暂时性缺血性结肠炎。③慢性缺血性结肠炎。④缺血性结肠狭窄或梗阻。⑤缺血性结肠坏疽。在多数情况下，缺血性结肠炎多在缺血发作后血流有所恢复才被诊断，结肠坏死常不存在。

由于结肠缺血的不同临床表现新近才被认定，因此尚不能作出该病的确切发病率。随着临床医师和放射科医师警惕性的增加，对结肠缺血强调早期进行钡灌肠检查，近年来病例报道大量增加。结肠缺血似乎比小肠缺血更为常见，逐步被认为是较常见的结肠病变之一，也是老年人中最常见的大肠疾患，这是因为老年患者有较多的血管病变。在临床报道中，非医源性结肠缺血占91%或更高，患者年龄多在70岁以上。

缺血可发生在任何结肠部位，但最常发生于脾曲、降结肠和乙状结肠。虽然侵及范围和类型与缺血的严重程度之间无任何联系，但从某些缺血的特殊因素看来常累及某些区域。譬如医源性缺血由结扎肠系膜下动脉所致者多发生在乙状结肠病变，而低流量状态引起的病变好发于脾曲。结肠累及的长度随病因而异，如动脉粥样硬化性血栓常产生短的肠段病变，而低流量状态多累及较长肠段。英国学者在开始认为直肠累及极少。Farman 等发现在肠缺血性病变常有乙状结肠累及。Borden 等发现多例孤立的直肠病变。他们报道 200 例结肠缺血，其中 3 例各有两次复发。因此直肠缺血发病率可能不一定很低。

结肠缺血可有很多原因引起，粗略地可分为医源性或非医源性阻塞性或非阻塞性，全身性或局限性等。

结肠缺血病例中能见到有一种原因或一处阻塞部位，但在多数病例未能找到特异性原因或阻塞。自发性发作多被认为是低流量状态、小血管病或两者兼有。在老年患者多发结肠缺血性病变提示可能与退化性血管疾病有关。微小动、静脉的狭窄可能是非阻塞性肠系膜缺血的因素，由于现代技术对评价小血管病变尚存在限制，因而所谓非阻塞性缺血并不意味着肠系膜血管是正常的。组织切片常显示有结肠小血管狭窄的证据，这提示早在急性缺血发作前就存在着阻力增加和血流自由度的限制，但在大多数病例中，最后引起急性缺血发作的因素仍属推测，究竟是在极限流量基础上发生结肠组织血流所需量增加还是流量本身有一个急骤减少，尚待确定。

使结肠容易有缺血倾向的一个可能因素是其血流通常较小肠固有的低。Geber 用电磁流量计测定发现正常结肠血流为 73ml/（min·100g），是全部胃肠道中最低的。有些学者用指示分级技术测定数据有高有低，但多数研究者同意大肠血流均比胃肠道其他部分为低些。临床上还发现在便秘患者中，屏气增加对动脉和静脉的压力，产生更为显著的后果，即不少病例的结肠缺血多在用力屏气排便时发生。也有证据，结肠血流对环境改变、进餐和情绪紧张均有反应。此外，在清醒猫胃肠血流对下丘脑影响的实验研究中还发现在全部胃肠道血流中，结肠血流最易受自主神经刺激的影响。

不管病因如何，结肠缺血在病理、临床和 X 线表现方面是相同的。由缺血引起的病变可从单纯黏膜下水肿到坏死，其中存在着一个结肠缺血的不同过程，所产生的后果见图 9-6。

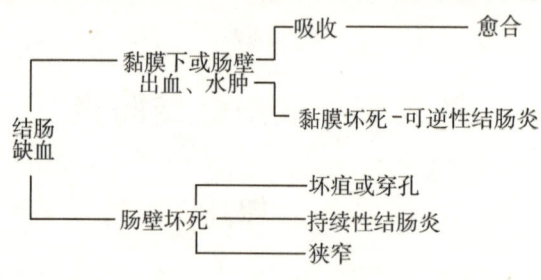

图 9-6 结肠缺血后果

轻度缺血所产生的形态学改变可消退，最终消失或愈合，反映在临床和放射学上也均为暂时性或可逆性表现。重度缺血可产生不可修复的损伤，如坏死、穿孔或持续性结肠炎，即使愈合亦将形成瘢痕纤维化，导致狭窄。

一次结肠缺血发作的最后结局，是根据很多因素来决定的，这包括：①病因，梗阻或低流量。②血管阻塞的水平。③缺血的时间长短和程度。④缺血过程的快慢。⑤侧支循环的充分程度。⑥全身循环状态。⑦受累肠段的代谢需要。⑧肠腔内存在的细菌。⑨伴发情况如结肠胀气，最终的结果决定于这些因素的综合作用。不管严重程度如何，缺血的初期反应可能是一样的。因此，不可能从开始的体征、放射学或乙状结肠镜检的评价中来预测缺血进程的结局。

二、诊断

（一）临床表现

结肠缺血的典型表现是突然发作的下腹部绞痛。局限于左侧，腹痛伴有里急后重，继而在 24h 内从肛门排出黑色或鲜红色血，或呈血性痢。在少数病例，特别是不可逆性损害，疼痛很严重，在另外一些患者疼痛可很轻甚或没有。粪便中血的损失量是特征性地少，当然亦可能发生大量出血，但大量出血的出现不能说明结肠缺血诊断的成立。

（二）诊断

结肠缺血由于其症状多变，多数病例体征较少，早期诊断比较困难。开始时，唯一的腹部发现是受累结肠区的压痛，最常见于左侧，在最终为可逆性病损中也曾见到有腹膜刺激症状，但如果这些体征持续几小时以上应考虑有不可逆性组织损害的存在。发热和白细胞计数升高通常存在，并伴有腹部体征，可作为评估结肠缺血损害进展的随访参数。早期系列钡灌肠是诊断结肠缺血的主要手段。目前，诊断缺血性结肠炎主要选用纤维乙状结肠镜或纤维结肠镜检查。镜中见到黏膜苍白、水肿、伴散在的充血和点状溃疡常表示为缺血的早期。黏膜或黏膜下呈蓝黑色表示黏膜坏死或黏膜下出血。连续的内镜检查可显示这些异常的消退或进展为溃疡形成和假息肉形成。需要与其他炎性肠道疾病如克罗恩病、溃疡性结肠炎、伪膜性结肠炎、传染性结肠炎相鉴别。慢性缺血性结肠炎的内镜所见则视最初结肠损害的范围而定。内镜中必须区别缺血性狭窄与其他如憩室病、结肠癌和炎性肠道疾病引起的狭窄。纤维化的范围和缺血性狭窄的隐窝不规则是其与慢性期炎症性肠道疾病相区别的组织学特征。但结肠镜检需谨慎，由于肠腔内高压力，可导致进一步缺血或受损结肠的穿孔。

三、治疗

结肠缺血的适宜治疗是基于早期诊断，对不可逆性缺血性损害的果断判断和决策，持续监护患者，随访放射学和内镜检的表现。假如结肠缺血的初步诊断已成立，但体检并不提示有肠坏疽或穿孔，应观察患者的发热，白细胞计数或腹部体征变化。全身应用抗生素，必要时补液和输血。早期最好让肠道处于休息状态，从静脉供给营养。如结肠出现胀气，鉴于肠腔内压力的升高，可能会使肠血供进一步遭受损害，应插入肛管减压，并小心用盐水灌肠。与溃疡性结肠炎相反，全身应用激素不仅无用，因能增加肠穿孔和继发感染的可能性，反而可能有害。

结肠的系列灌肠或内镜检查是处理的重要部分，因其可以帮助建立缺血的诊断，或者核实结肠损害的程度。

如腹部体征加重，白细胞增加和发热，则提示临床进程在发展，或有腹泻或出血持续2周以上，几乎可以肯定存在不可逆性损害，有手术指征。可逆性损害一般多在7~10d内改善，症状持续超过以上限期者多需考虑改为手术治疗。根据很多报道，患者如有持续腹泻和出血，病情常已发展到肠穿孔和腹膜炎的地步。

出现肠梗阻症状时，应观察患者有无肠狭窄存在。有的狭窄可能在数月后自发地改善，伴发的梗阻持续不能缓解时，应考虑外科手术。

对不可逆性结肠缺血损害的手术治疗是局部切除受累的肠段，一期吻合，重建肠道。切除标本应在吻合前进行检查，以确定所有受累肠段均已切除。肠壁外观虽尚正常，但有黏膜损害的肠段均应切除，切除肠段的长度往往比外观的肠浆膜病变范围要长一些。对已有黏膜损害但浆膜外观尚属正常的肠段不予切除而进行吻合，多会产生肠瘘或狭窄。这点在手术中要特别注意。

结肠缺血的治疗应包括早期诊断和持续监护，如病损属于可逆性，应用对症治疗，一旦出现有不可逆性损害的征兆应考虑手术探查。

四、预后

结肠缺血的预后通常是好的，低于5%病例可能复发，在对那些初期的临床症状和放射学异常已消失的患者，一般多无后遗症。缺血性结肠炎伴有明显狭窄者，有时在没有特异治疗情况下，数月后也会自动消散。Marcuson报道狭窄的发生是高危因素，需要手术治疗；但也有学者认为仅部分患者需行手术，对狭窄的手术指征尚存在分歧。

（焦世峰）

第六节 结肠癌

一、定义

结肠癌是发生于结肠部位的常见的消化道恶性肿瘤，占胃肠道肿瘤的第3位。

二、发病情况

其发病年龄一般在45岁以上占65%发病，但30岁以下也并非罕见。肿块位置不一，好发部位为直肠及直肠与乙状结肠交界处。男女之比为（2∶1）~（3∶1）。以40岁~50岁年龄组发病率最高。据世界流行病学调查，发现结肠癌在北美、西欧、澳大利亚、新西兰等地的发病率最高，居内脏肿瘤前二位，但在亚、非、拉美等地发病率则很低。我国的发病率与死亡率低于胃癌、食管癌、肺癌等常见恶性肿瘤。各地资料显示，随着人民生活水平的提高，饮食结构的改变，其发病率呈逐年上各趋势。

三、病因

其发病具体原因不详，但已知一些与发病有关的因素。慢性大肠炎症患者（如溃疡性结肠炎）的结肠癌发生率高于一般人群，炎症的增生性病变的发展过程中，常可形成息肉，进一步发展为肠癌；克罗恩（Crohn）病时，有结肠、直肠受累者可引起癌变。有结肠息肉患者的结肠癌发病率是无结肠息肉患者的5倍。家族性多发性肠息肉瘤，癌变的发生率更高。有结肠癌家族病史者，其发病率是一般人群的4倍，说明遗传因素可能参与结肠癌的发病。男性肥胖可能引发结肠癌。

四、病理

结肠良性肿瘤这里仅讲结肠息肉，其病理一般分4类：①肿瘤性息肉；②错构瘤性息肉；③炎性息肉；④增生性或化生性息肉。结肠息肉有的容易恶变，不同类型恶变程度不一。一般肿瘤性息肉容易恶变。

（一）结肠癌的病理分型

病理分型：①肿块型：主要向肠腔内生长，呈球状或半球状，此类型癌浸润性较小，淋巴转移发生率低，预后好。②溃疡型：是结肠癌最常见类型，初为扁平肿块，以后中央坏死形成大溃疡，边缘外翻表面易出血或坏死。③浸润型：癌组织主要绕肠壁浸润生长，易引起肠管环状狭窄和肠梗阻，淋巴转移发生较早。

（二）结肠癌的组织学分型

组织学分型：①腺癌：为最常见，根据分化程度又可分为4级，即高分化、中等分化、低分化、未分化。②黏液癌：癌细胞分泌较多黏液，可在细胞外间质中或积聚在细胞内将核挤回边缘，预后较差。③未分化癌：癌细胞较小，呈圆形或不规则形，浸润明显易侵入小血管和淋巴结，预后最差。其他鳞癌、鳞腺癌较少见。

（三）结肠癌的病理分期

病理分期：比较有临床意义的有Duke分期，一般分4期。①Duke A期：为癌限于肠壁内，本法又分3个亚期，癌局限于黏膜内者为A_0期；穿透黏膜肌层达黏膜下层者为A_1期，累及肠壁肌层未穿过浆膜者为A_2期。②Duke B期：癌已穿透肠壁，但无淋巴结转移。③Duke C期：肿瘤已穿透肠壁且有淋巴结转移。淋巴结转移限于肿瘤附近者为C_1期（结肠壁及结肠旁），系膜淋巴结有转移者为C_2期。④Duke D期：为肿瘤有远处转移者。

五、临床表现

(一) 症状

主要是排便习惯和粪便性质的改变、腹痛、腹部肿块、肠梗阻、贫血等症状。

1. 排便习惯的改变 大便带血是最早出现的症状,多数表现为排大便次数频繁、粪便不成形或稀便,排便前可有轻度腹痛。粪便带血是重要的症状,多数是以此而就诊,位于左半结肠的血色常偏红,易被误认为是内痔、痢疾或肠炎。随着病程的发展而引起轻度肠梗阻时,则出现稀便和便秘交替出现,肠梗阻加重后,以便秘为主,并伴有腹胀。

2. 腹痛 多位于中下腹部,程度不重,多属隐痛而易被忽视。肠梗阻明显时,即转为阵发性绞痛。

3. 肠梗阻 是结肠癌的后期症状,表现为慢性低位肠梗阻,便秘腹胀明显,恶心、呕吐症状不突出,少部分患者可表现为急性肠梗阻,发作前可无自觉症状。

4. 贫血 主要原因是肿瘤出血,慢性失血所致。晚期患者可出现贫血的原因是营养不良及全身消耗有关,此时可有消瘦、乏力、水肿、低蛋白血症等表现。

5. 穿孔时引起的腹膜炎、转移引起的相关症状 右侧结肠肠腔较宽,壁较薄扩张性大,肠内容物较稀,左侧结肠肠腔小,由于左右结肠解剖上的特点不同,二者在临床表现可有所不同。右半结肠多以腹部肿块、腹痛、贫血、部分肠梗阻等症状,左侧结肠可能有便血、便频、腹痛、黏液便、肠梗阻等症状。

(二) 体征

(1) 早期无明显体征。

(2) 腹部肿块肿瘤生长到相当大时,腹部即可能触及肿块。肿块一般较硬,形状不规则,表面不平。有的患者往往以腹部肿块就诊。右半结肠肿瘤如伴有炎症的可被误诊为阑尾炎或阑尾脓肿。

六、检查

(1) 实验室检查:一般血常规显示贫血。

(2) 气钡双对比钡灌肠检查:不仅可准确定位,而且可大致分类:①肿块型结肠癌:向腹内隆起的不规则充盈缺损;②溃疡型结肠癌:边缘不规则充盈缺损的龛影(拍压征),局部蠕动消失,病变部位无黏膜可见;③浸润型结肠癌:肠壁僵硬,肠管呈轴心状或环状狭窄,呈鸟嘴状改变,狭窄以上肠腔可能扩张。

(3) 结肠镜检查:纤维结肠镜的应用是对结肠癌诊断的一项重要进展。早期结肠癌的发现,病理性质的确定,多原发癌或腺瘤其他病变的诊断,和治疗等重要问题,都可以通过纤维结肠镜检查得到很好的解决。在做纤维结肠镜检查前,也应尽可能做钡灌肠,以了解病变位置、性质和肠道走行情况。

1) 适应证:①疑有结肠肿瘤者;②辨别钡灌肠未能辨明的病变;③需要明确结肠内多发病变;④检查结肠癌术后有无复发。

2) 禁忌证:①任何严重的急性结肠炎患者;②疑有肠穿孔或急性腹膜炎患者;③严重心肺功能不全及曾有腹腔、盆腔手术后发现显著肠粘连患者。

(4) 腹部 CT 检查及 MRI 检查:CT 及 MRI 对原发肿瘤诊断意义不大,主要用于检查有无肠腔外扩散、肝转移及腹主动脉旁有无肿大淋巴结,另外可判断病变侵犯肠壁的深度及是否侵及邻近器官。

(5) 血清癌胚抗原(CEA)测定:CEA 是大肠癌及其他组织中均有此类抗原,采用放射免疫方法测定血清中 CEA 含量,正常值不超过 5mg/ml,约 60% 的大肠癌患者血清 CEA 值高于正常,其特异性不高。如果结肠癌术前 CEA 值高于正常,切除癌 1 个月后 CEA 值仍无明显下降的,提示预后不佳,切除后 CEA 下降,当再出现增高时,大多数表示很可能有癌复发。

(6) 放射免疫显像:可以对结肠癌原发病、转移淋巴结、远处转移灶尤其是亚临床病灶进行显像分析。

（7）脱落细胞学检查：通过多种手段获取结肠黏膜表面细胞进行结肠癌诊断的方法，准确率可达80%~90%。标本的获取可通过冲洗法、内镜法及穿刺法。

（8）基因诊断：结肠癌为多基因、多步骤遗传性疾病。近年来研究表明 Kras 基因突变为大肠癌的起因。而 p53 基因突变可以发生在良性腺瘤向恶性转变阶段，对早期发现结肠癌有帮助。

七、分期

分期，见表9-2。

表9-2 美国肿瘤联合委员会（AJCC）结直肠癌 TNM 分期系统

原发肿瘤（T）:
- T_x 原发肿瘤无法评估
- T_0 无原发肿瘤证据
- T_{is} 原位癌：局限于上皮内或侵犯黏膜固有层
- T_1 肿瘤侵犯黏膜下层
- T_2 肿瘤侵犯固有肌层
- T_3 肿瘤穿透固有肌层抵达浆膜下层，或浸润未被腹膜覆盖的结肠周围或直肠周围组织
- T_4 肿瘤直接侵犯其他器官或组织结构，和（或）穿透脏层腹膜

区域淋巴结（N）5:
- N_x 区域淋巴结无法评估
- N_0 区域淋巴结无转移
- N_1 1~3 枚区域淋巴结转移
- N_2 4 枚或 4 枚以上区域淋巴结转移

分期	T	N	M	Dukes 分期	MAC
0	T_{is}	N_0	M_0	-	-
I	T_1	N_0	M_0	A	A
	T_2	N_0	M_0	A	B_1
ⅡA	T_3	N_0	M_0	B	B_2
ⅡB	T_4	N_0	M_0	B	B_3
ⅢA	$T_1 \sim T_2$	N_1	M_0	C	C_1
ⅢB	$T_3 \sim T_4$	N_1	M_0	C	C_2/C_3
ⅢC	任何 T	N_2	M_0	C	$C_1/C_2/C_3$
Ⅳ	任何 T	任何 N	M_1	-	D

远处转移（M）
- M_x 远处转移无法评估
- M_0 无远处转移
- M_1 有远处转移

组织学分级评估（G）
- G_1 高度分化
- C_2 中度分化
- G_3 低度分化
- G_4 未分化

八、诊断

早期症状常不明显，易被忽视，大多数结肠癌患者就医时癌已属晚期，对中老年患者有下列症状时应考虑结肠癌的可能。近期出现持续性腹部不适、隐痛、胀气等经内科治疗好转不明显；排便习惯由正常变为腹泻或便秘或二者交替；大便带血或脓而无其他肠道炎性疾病史；原因不明的贫血、乏力或体重减轻。对上述症状特别是大便隐血多次阳性者应提高警惕，进一步检查。

据报道多中心性或多原发性癌并不少见，它们可同时或相隔很近时间内被发现。结肠内同时或在半年内发现 2 个或 2 个以上的癌部位不同，互不相连，其间有正常肠壁相隔，无黏膜下转移，病理类型相

同或不同，即可认为是同时性多原发癌，发生率为2%~8%。

结肠癌的病变长度一般较短，不超过10cm。

九、鉴别诊断

（一）结肠腺瘤

与结肠癌的区别前者充盈缺损，形态规则，边缘清楚整齐，表面光滑或有小龛影，肠腔无狭窄，结肠袋仍保存。

（二）结肠炎性疾病

与癌的主要区别前者累及肠管的范围长，正常黏膜的破坏是渐变过程。

十、结肠癌外科治疗

在结肠癌的治疗中，原则上无广泛转移、无手术禁忌证者，应争取手术治疗。

如果结肠癌于肠壁或仅有区域肠系膜淋巴结转移，手术可将肉眼见到的病变切除，即根治性切除。如果癌直接蔓延侵及邻近脏器，而结肠癌本身可完整切除，可根据具体情况，争取结肠与其他脏器部分或全部联合切除。如肠系膜根部淋巴结已不能切净或有远处转移，应争取做姑息性切除以解除梗阻、失血、感染等并发症，提高生活质量。

1. 肠道准备　结肠切除手术前的肠道准备是减轻术中污染、防止术后腹腔及切口感染以及保证吻合口良好愈合的重要措施。目的是结肠内粪便排空，无胀气，肠道细菌数量也随之减少了。方法是通过调节饮食，服用泻剂及洗肠而达到手术时结肠"清洁"的目的。

2. 根治性切除范围　至少切除肿瘤肉眼边缘两侧10cm的肠段。为了便于对比记忆，各段结肠癌根治切除，见表9-3。

表9-3　结肠癌根治切除范围

肿瘤部位	结扎血管	手术名称
盲肠/升结肠	回结肠、结肠右、结肠中	右半结肠切除术（回肠-横结肠吻合术）
肝曲	回结肠、结肠右、结肠中	同上
横结肠	回结肠、结肠右、结肠中	扩大右半结肠切除术（回肠-降结肠吻合术）
脾曲	回结肠、结肠右、结肠中	结肠次全切术（回肠-乙结肠左状结肠吻合术）
降结肠、乙状结肠	结肠中左支肠系膜下	左半结肠切除术（横结肠-直肠吻合术）

结肠癌的根治性切除，应根据不同病情，对早期癌经内镜下摘除或局部切除，另外还可分为缩小性根治术（R_2以下手术），标准性根治术（R_3手术），扩大性根治术（R_4手术）。

结肠癌根治切除的操作技术原则：除无菌原则外，特别提到无瘤原则。具体步骤为：①距肿瘤边缘两侧10cm处将肠管用纱布带扎紧，以阻断肠腔；②在系膜根部显露准备切断的动静脉，分别结扎切断；③肠吻合完毕后，用43℃灭菌蒸馏水灌洗后再关腹。

现代手术趋于微创，腹腔镜手术越来越普及，对于部分结肠癌可同样达到开腹手术的清扫效果，但需有一定经验的医生操作。

对于晚期结肠癌不能行根治术者，行姑息性切除，不能切除者行短路吻合或结肠造口术以解除梗阻。有孤立性转移灶的结肠癌是手术切除的良好适应证，可明显提高患者生存期，以常见肝转移为例，不手术其自然生存期为7~13个月，5年生存率不足3%，而肝切除术后的中位生存率为3年，5年生存率达25%~40%。

结肠癌并发急性梗阻和穿孔的治疗原则。对病变在右半结肠者可选用：①右半结肠切除，一期回结肠吻合；②一期盲肠造口减压，二期根治切除；③姑息性捷径手术。

病变在左半结肠可选用：①一期梗阻近侧结肠造口减压，二期根治切除；②一期切除肿瘤，远、近侧断端造口，或近侧断端造口，远侧断端缝闭，二期结肠对端吻合；③一期切除肿瘤，一期对端吻合，加近侧横结肠造口减压；④结肠次全切除，回肠乙状结肠或回肠直肠吻合；⑤肿瘤已无法切除，姑息性结肠造口。

（焦世峰）

第七节 痔

一、流行病学及中西医病因、病理

（一）概念及流行病学

2002年9月《痔诊治暂行标准（修订）》中将痔的定义为：内痔是肛垫的支持结构、血管丛及动静脉吻合支发生的病理改变和（或）异常移位。外痔是直肠下静脉属支在齿状线远侧皮下静脉丛病理性扩张和血栓形成。混合痔是内痔通过丰富的静脉丛吻合和相应部位的外痔静脉丛相互融合。

由于在定义、检查及资料收集等方面的差异，痔发病率为4.4%~46.3%。据美国1995年一项针对肛肠良性疾病的流行病学调查，痔发病率为8%~9%，男女发病无差异，但与年龄有关。

（二）病因与病理

尽管痔是最常见的肛肠疾病之一，但其病因病理目前尚未完全明了。主要与排便困难、腹泻、低膳食纤维饮食、怀孕、内括约肌功能紊乱、遗传、年龄、解剖学等因素有关。痔的发生是多因素的，目前主要有以下学说：

1. 肛垫循环障碍学说 肛垫黏膜下存在动静脉吻合"窦"，又称"窦状静脉"，血液可不经毛细血管从动脉直接流向静脉，因此肛垫区的供血量可远远超过该区相应组织的正常代谢的需要，以使肛垫具有勃起组织特性，参与维持肛门自制。"窦状静脉"是肛垫微循环调节系统（神经、体液、代谢及自身自律性等）通过调节毛细血管通透性，保证肛垫组织正常代谢和肛垫内压。一旦其微循环调节的某个环节出现故障，则局部血流障碍，痔静脉丛充血扩张，痔体肿胀；毛细血管关闭，物质交换停滞，肛垫组织缺氧，因缺氧刺激局部组胺分泌增加，使吻合管持续开放，导致静脉更扩张，血流更缓慢，肛垫更充血肿胀，形成恶性循环。调控障碍的早期主要表现为循环动力学紊乱，若长期得不到纠正，将会引起一系列的血液流变性障碍，最后导致肛垫组织不可逆性损害。

2. 肛垫下移学说 肛垫是人体正常的生理结构，其发生病理性肥大及下移成为痔。Treitz肌是肛垫的固定装置，排便结束后有使肛垫向上回缩的作用；如果断裂，肛垫即可出现回缩障碍。肛垫循环障碍学说及肛垫下移学说是目前临床最广为接受的痔病因病理学说，这两种痔的病因与机制很难截然分开，有学者认为循环障碍首先出现，因循环障碍导致Treitz肌变性，继而发生肛垫下移出现痔脱垂。

3. 静脉曲张学说 痔组织内可见到扩张的静脉，痔是肛管黏膜下静脉曲张所致。故母痔区好发于肛门右前、右后及左侧，1919年Miles提出与直肠上动脉（该动脉分左、右二支，右支又分右前支和右后支）。但现代解剖学研究发现，直肠上动脉分支类型个体差异很大，Michels（1965）将直肠上动脉分为四型：二分支型（81%）、三分支型（13%）、多分支型（4%）、吻合弓型（2%）。肛垫的动脉主要来自直肠下动脉（痔中动脉）和肛门动脉（痔下动脉）。内痔的好发部位与动脉的分支类型无直接联系。现代解剖已证实痔静脉丛的扩张属生理性扩张。

4. 痔静脉泵功能下降学说 由丁义山（1990）从微循环角度，运用树脂铸型扫描电镜法观察肛管直肠壁内微血管的分布、构型及特点，发现肛管直肠肌层的微动脉、静脉口径比约1:1，而在黏膜下层的微动脉、静脉口径比为（2.5~12.5）:1，在局部形成小静脉-大静脉-小静脉这一与人体静脉回流规律相反的现象。丁义山等将这一局部回流单位及回流功能称为"痔静脉泵"。众多的痔静脉泵组成了肛管黏膜下肥厚血管垫，通过Treitz肌等结缔组织系统，外侧固定于内括约肌，与联合纵肌纤维相连续，内侧呈网状缠绕痔静脉丛、附着于肛管黏膜，这一衬垫起着缓冲垫、协助维持肛门关闭以及肛门

— 156 —

自制的作用。多种因素影响"痔静脉泵"功能,如泵动力下降、泵灌注不足、泵排出口静脉压升高等。早期的泵功能下降使痔区静脉代偿性扩张、淤血。若长时间的痔区静脉淤血,则导致痔静脉扩张、血流淤滞、缺氧,影响痔静脉壁及固定衬垫的结缔组织系统,出现炎症、静脉壁破损、出血、结缔组织松弛、弹力下降等。若这种泵体早期失代偿未能得到有效的纠正,将导致血管衬垫组织疏松、结构松弛、纤维化增生、体积增大,有关支持、固定衬垫系统的组织结构过度伸张、脆化、断裂和分离,长时间地用力排便,致使衬垫下移而形成痔。

5. 痔是一种盆底疾病　Hancocksmith(1975)等认为,痔不是肛门病,而是因盆底动力失常而引发的一种病理现象。他们设想:长期地或反复地腹内压升高,如用力排便及妊娠分娩等,超过盆底肌负荷的生理极限的情况下,可能导致肛提肌下降→肌纤维和神经相应拉长→神经纤维直径变小→兴奋传导速度减慢→肌肉出现反常收缩→肛垫充血性肥大而成痔病。我们经长期临床观察认为盆底肌群(横纹肌或平滑肌)张力过低或过高均与痔的发生有关。

痔是中国医学最早记载的疾病之一。"痔"首见于《山海经》,《山海经·南山经》云:"南流注于海,其中有虎蛟,其壮鱼身而蛇尾,其音如鸳鸯,食者不肿,可以已痔。"在《山海经·西山经》中也记载有:"西三百五十里曰天帝之山,有鸟焉。其壮如鹑,黑文而赤翁,名曰栎,食之已痔。"这是世界上最早的关于"痔"病名的文字记载。在中医古籍文献中,痔有三种不同的含义:一是把人体孔窍中有小肉突出的疾病都统称为痔,如宋代医家陈言《三极一病证方论》有:"如大泽中有小山突出为峙。人于九窍中,凡有小肉突出皆曰痔,不独于肛门边也,有鼻痔、眼痔、牙痔等。"二是所有肛肠疾病的总称,如《说文解字》有:"痔,后病也。"后病即下部疾病,古义"后"与"下"通,如唐《外台秘要》等称便血为下血及后血。三是现代意义上的痔疮。通过数千年的实践和发展,"痔"病已形成了系统的理论和独特的治疗技术。古代医家对痔疮病因病机的认识略述如下。

(1)饮食不节:中医学理论认为痔的发生与膏粱厚味、饮食不节关系密切。《素问·生气通天论》曰:"因而饱食,筋脉横解,肠澼为痔。"说明饮食不节可以形成痔。宋代窦汉卿《疮疡经验全书》记载:"凡痔……多由饮食不节,醉饱无时,恣食肥腻、胡椒辛辣、禽兽异物,任情醉饱……遂致阴阳不和,关格壅塞,风热下冲,乃生五痔。"更具体地指出饮食不节是形成痔疮的重要因素。此外,明代方贤《奇效良方》指出:"酒热之毒流于脉……内注大肠……以火就燥,则大便闭而痔漏作矣。"清《古今图书集成·医部全录》云:"食气流滞,则湿热之气,游积于阳明大肠而为痔。饮食不节,醉饱,嗜食辛辣油腻炙煿厚味等,肠胃易生湿积热,湿热下注,蕴积日久不散,下趋大肠,蕴而为痔。"

(2)感受风湿燥热邪气:风热燥湿等外邪侵袭机体不得从表宣泄,留于体内,攻入大肠,致使湿热蕴结、热郁燥结、血脉瘀结而为痔。《素问·至真要大论》记载"少阴之复……病痱胗疮疡,痈疽痤痔";张仲景《金匮要略》有"小肠有寒者,其人下重便血;有热者,必痔";宋代窦汉卿《疮疡经验全书》中曰"严寒酷暑,或久坐湿地,恣意耽着,久忍大便,遂致阴阳不和,关格壅塞,风热下冲,乃生五痔";明代徐春甫《古今医统大全》记载"……若因风热粪燥便难,粪未下而痔先破,出血者有之;粪已下而痔后破者,血出者有之,次皆内痔所为";清代吴谦《医宗金鉴》有"痔疮形名亦多般,不外风湿燥热源"。以上文献都说明了,风湿燥热等外邪可以引起痔疮的发生。

(3)情志失调,气血不和:情志失调、气血不和也是痔疮发生的重要病因病机。大怒大恐使气血逆乱,经脉纵横,浊气瘀血流注于肛门而为痔;用心忧思过度,暗耗气血,气血亏虚下脱而不得,亦蕴而为痔。如《薛氏医案》明确指出情志与痔的关系:"喜则伤心,怒则伤肝,喜怒无常,气血浸入大肠致谷道无出路,结积成块,生血生乳,各有形相。"另外,古代医家也阐述了气血不和与痔的关系。明代李中梓《内经知要》有"脉入肛,故为痔"和"痔乃筋脉";明代陈实功《外科正宗》云"气血纵横,经络交错……浊气瘀血,流注肛门";明代《普济方》曰"盖热则血伤,血伤则经滞,经滞则气不周行,气与血俱滞,乘虚而堕入大肠,此其所以为痔也"。明确阐明痔是经脉气血俱滞而引起的病变,气血瘀滞是其发病的原因之一。在明代薛己《薛氏医案》提到肛肠病与局部气血运行不足有关,"臀,膀胱经部分也,居小腹之后,此阴中之阴,其道远,其位僻,虽太阳多血,气运难及,血亦罕到,中年后尤虑此患"。

(4) 过劳过逸，房事不节：久坐久立，气血趋下，聚于肛门为瘀血而成痔。房劳过度、久行、竭力负重，耗伤阴血，阴火内生，逼迫后阴，蕴积而为痔。隋代巢元方《诸病源候论》曰："诸痔皆由伤风，房事不慎。醉饱合阴阳，致劳扰血气，而经脉流溢，渗漏肠间，冲发下部"，指出痔疮是伤风、房事、饮食、疲劳等诸多因素综合而成。在明代陈实功《外科正宗》中明确指出"夫痔者……担轻负重，竭力远行，气血纵横，经络交错……俱能发痔"；清代吴谦《医宗金鉴》也记载"痔总不外乎醉饱入房，筋脉横解，精气脱泄，热毒乘虚下注"。

(5) 脏腑虚弱，气血亏虚：久泻久痢久咳，耗损机体气血津液，脏腑虚弱，邪气乘虚入侵，不得宣泄，积于肛门可成痔。如《备急千金要方》曰"久下不止，多生此病"；《丹溪心法》中也记有"痔者，皆因脏腑本虚，外伤风湿，内蕴热毒，醉饮交接，多欲自戕，以致气血下堕，结聚肛门，宿滞不散，而冲突为痔也"；宋代窦汉卿《疮疡经验全书》说"人生素不能饮酒亦患痔，脏虚故也"；明代李梴《医学入门》曰"……脾土一虚，肺金失养，则肝木寡畏，风邪乘虚下流，轻则肠风下血，重者变为痔漏"；清代吴谦《医宗金鉴》也云"久泻久痢而生痔者"及"久病咳嗽而生痔者"。充分说明了痔疮的发生同脏腑虚弱有着密切的联系。此外，在妇女可由于难产久坐或产后用力太过，余血渗于肛边，血脉凝滞，亦能形成痔；或经期伤风受湿，邪气、余血流于大肠而生痔。如《外科启玄》云"痔曰肠澼是也。妇女因难产久坐，或经行时气怒伤冷受湿，余血渗入肛门边而生"；宋代窦汉卿《疮疡经验全书》记载"产后用力大过而生痔者"；《疮疡经验全书》有"亦有父子相传者，母血父精而成"；明代薛己《薛氏医案》也有"痔疮之症或禀受胎毒，或母腹中受热也"，认为痔疮具有一定的遗传性。

二、诊断和鉴别诊断

(一) 临床表现

1. 症状及体征

(1) 便血：便血常是内痔患者的主要症状，而身体其他部位疾病亦可发生便血。因此，对便血的原因需要有一个全面的了解。需了解便血的色泽、量及伴随症状等。内痔出血往往是间歇性的，可自然缓解；血色鲜红，与粪便不相混，出血量一般为 5~10ml，可滴血或喷血。刺激性食物及腹压增加会诱发或加重便血。临床可见少数内痔患者长期慢性失血甚至造成重度贫血，但不可轻信贫血由痔出血造成，必须排除其他原因。

(2) 肛内肿物脱出：Ⅱ、Ⅲ、Ⅳ度内痔患者，在腹压增加时，可有肿物脱出，轻者可自行回纳，重者需手法复位。严重时，内痔伴血栓形成，加上肛门括约肌痉挛，肛内肿物脱出不能还纳，常可发生嵌顿、绞窄。

(3) 肛门坠胀、疼痛：肿物外脱者可出现肛门坠胀，甚者便意不尽感。肛门括约肌及盆底肌肉松弛者，坠胀痛尤为明显。内痔血栓形成、嵌顿性可出现肛门剧烈锐性疼痛，是肛门锐痛、坠痛的常见原因。

(4) 肛门分泌物、瘙痒：痔核外脱，其表面附着黏液或分泌物；内痔伴有肛门括约肌功能减退时，腹压增加可泄漏肠分泌物。分泌物污染内裤，刺激肛周皮肤而引起肛门瘙痒。

2. 辅助检查　外痔可以直接观察到，可见肛周皮赘、炎性水肿、静脉曲张等；内痔一般需要借助肛门镜检查，可见齿状线上下肿物隆起，肿物表面可见充血、溃疡、糜烂、渗血、出血点等。内痔发生脱出甚至嵌顿，亦可在直视下观察。吸肛器检查，玻璃罩内可见脱出的痔核，但需注意体积较小的Ⅰ期内痔不易吸出。肛门指检虽然对痔诊断价值不大，但系统的肛管直肠检查是必需的，以减少肛管直肠其他疾病的漏诊。

痔疮的诊断必须依靠病史、直肠指诊、肛门镜检查，必要时增加辅助检查以排除伴发疾病或者消化系统其他疾病。特别是便血的患者，其鉴别尚须行电子结肠镜检查，排除结直肠良恶性肿瘤及炎症性肠病等，电子结肠镜检查目前已越来越成为便血患者术前的必备检查项目。

（二）分类（2002年9月，中华医学会外科分会肛肠外科组"痔诊断暂行标准"）

（1）内痔的分期

1）Ⅰ期：便时带血、滴血或喷射状出血，便后出血可自行停止，无肛内肿物脱出；肛门镜检：齿状线上方黏膜呈结节状隆起，表面色淡红。

2）Ⅱ期：常有便血，色鲜红，排便时有肿物脱出肛外，便后可自行还纳；肛门镜检：肛门齿状线上方黏膜隆起，充血明显，色暗红。

3）Ⅲ期：偶有便血；排便或久站、咳嗽、劳累、负重时肛内肿物脱出，需用手还纳。肛门镜检：齿状线上方黏膜隆起，充血，表面多有纤维化。

4）Ⅳ期：偶有便血；肛内肿物脱出不能还纳，发生绞窄、嵌顿，疼痛剧烈。

（2）外痔的分类

1）炎性外痔：肛缘皮肤损伤或感染，肛门皮肤皱襞突起，呈红、肿、热、痛的炎性表现。

2）血栓性外痔：因肛门静脉炎症或用力过猛而致肛门静脉丛破裂血栓形成。表现为肛缘突发青紫色肿块，疼痛剧烈。

3）结缔组织性外痔：因慢性炎症刺激、反复发作致肛缘局部皮肤纤维化、结缔组织增生，形成皮赘。

4）静脉曲张性外痔：久蹲或吸引时，肛门皮下肿胀，可见曲张的静脉团，不能立即消散。

（3）混合痔：在同一点内痔和外痔同时存在，严重时表现为环状痔。

（三）鉴别诊断

1. 直肠脱垂　脱出的直肠黏膜或直肠呈圆柱状，不能分开，有环行沟，表面为正常黏膜，光滑柔软。

2. 肛乳头肥大（肛乳头状纤维瘤）　肛内肿物隆起或脱出，呈三角形或锥形，位于齿状线部，上覆上皮，色灰白，质硬，有触痛，无出血，可回纳。

3. 低位直肠息肉　多见于儿童，息肉隆起于直肠黏膜面，单发息肉多带长蒂或呈乳头状，紫红色，易出血，质软，多发息肉则呈颗粒状突起，常有家族史。

4. 肛管直肠癌　常误诊为痔而延误治疗。便血多为暗红色或果酱色，伴有大便习惯改变，肛门坠胀或有里急后重感。直肠指检可及直肠肿块，肿块质硬，表面呈菜花状或有溃疡，需行组织学检查以明确诊断。

5. 原因不明的下消化道出血　痔出血多为便时手纸带血、滴血或射血，血便不相混；下消化道出血多为暗红色，需行结肠镜或钡灌肠等检查，有时需根据情况做血管造影。

6. 肛管部恶性黑色素瘤　主要有以下症状：①肿物脱出：肛门部有紫黑色或褐黑色肿物脱出，早期较小，可以自行回纳，似血栓痔或嵌顿痔，以后逐渐增大，约核桃或鸡卵大，常需用手托回。②便血：因肿瘤位置较低，多为鲜血，或有黑色溢液，味恶臭。③肛管直肠刺激症状：肛门部坠胀不适，大便习惯改变。本病极少见，临床易忽视，凡对可疑病变一般主张切除整个瘤体送检，以免造成医源性扩散。

三、治疗方法

近年来，随着人们对痔本质及痔发生机制认识的不断深入，痔的治疗理念和方法均发生了很大的变化。越来越多的学者已放弃"逢痔必治"的观念，改为只对有症状的内痔进行治疗，在治疗的目的上由过去的以消除痔块为目的，改为消除症状为目的，药物治疗的比例逐渐增大。

（一）痔的非手术治疗

1. 一般治疗　多饮水，多进食膳食纤维，保持大便通畅，温热水坐浴，保持会阴清洁等处理对痔的治疗都是必要的。高膳食纤维饮食应作为痔的初期治疗，中国营养学会推荐成人每日需摄入膳食纤维 20～30g。

2. 药物治疗　药物治疗是首选的治疗方法，可用于任何痔患者，旨在缓解症状。祖国医学中痔的枯痔、结扎疗法、中药疗法源远流长，许多方法目前仍行之有效，广泛运用。

（1）中医治疗

1）风伤血络

证候：大便带血或便纸带血，或便时、便后滴血，或呈喷射状，血色鲜红，肛门不痛，二便正常。舌红苔薄白或薄黄，脉浮数。适用于单纯性内痔便血者。

治则：清热凉血，疏风止血。

例方：便血合剂。

常用药：炒槐花10g、地榆炭10g、荆芥穗10g、黄芩6g、仙鹤草6g、细生地黄6g、防风6g、当归6g、枳壳6g、生甘草3g。

2）热盛肠燥

证候：大便带血，血色鲜红，滴出或呈喷射状；大便干燥，肛门疼痛，便时尤甚；或便时肛内有肿物脱出，有时难以纳入。伴有心烦口干，舌红而干，脉弦数。适用于痔肛门肿物脱出，大便干结。还用于妇女产后肛内肿物外脱，肿痛者。

治则：清热润燥，凉血止血。

例方：秦艽防风汤合润肠丸加减。

常用药：槐角10g、秦艽10g、防风10g、生地黄10g、制大黄6g、火麻仁6g、枳壳6g、侧柏炭6g、丹皮6g、藕节6g。妇女产后使用可加用归身6g、炮姜炭6g、桃仁6g、炙甘草3g。

3）脾气虚弱

证候：大便带血，反复发作，血色鲜红，质稀薄；或肛内肿物经常脱出，不能自行纳入。伴面色萎黄，神疲乏力，或有纳少、便溏、肛门坠胀。舌淡，脉濡。适用于痔兼贫血，肛管较松弛者。

治则：益气健脾，摄血止血。

例方：补气摄血汤。

常用药：党参10g、黄芪10g、白术10g、茯苓10g、阿胶10g、当归10g、酸枣仁6g、木香6g、墨旱莲（旱莲草）6g、地榆炭6g、荆芥炭6g、煅牡蛎10g。

4）脾虚失固

证候：便时肛内有肿物脱出，不能自行还纳，需手上托，或伴便血，血色鲜红，肛门不痛，伴神疲乏力，饮食欠佳，舌淡脉濡。适用于以肿物脱出、肛门坠胀为主的痔患者。

治则：益气健脾，固摄升提。

例方：补中益气汤。

常用药：炙黄芪20g、党参15g、白术15g、白芍10g、槐角10g、枳壳6g、升麻6g、柴胡6g。便血多者，加地榆炭30g、煅牡蛎30g。肛周潮湿，有分泌物，加赤石脂10g、苍术10g。

5）湿热下迫

证候：肛内肿物脱出，不能自行纳入，肛门疼痛剧烈，大便秘结。舌红，苔黄腻，脉弦紧。适用于炎性外痔，肛缘肿物，表面色红赤或紫暗，周围皮肤水肿。

治则：清热燥湿，活血止痛。

例方：止痛如神汤合芍药甘草汤。

常用药：赤芍10g、黄芩10g、生薏苡仁10g、赤茯苓10g、秦艽10g、防风10g、当归6g、槟榔6g、桃仁6g、黄柏6g、苍术6g、生大黄6g、柴胡6g、炙甘草3g。

6）外治

A. 消肿止痛洗剂

组成：明矾30g、芒硝30g、苍术30g、黄柏15g、野菊花15g、赤芍10g、大黄10g、川草乌（各）10g。

用法：煎水熏洗坐浴患处。

功用：活血、消肿、止痛。

主治：肛缘水肿、血栓外痔疼痛、肿胀者。

B. 消炎膏外敷

组成：飞甘石15g、滑石15g、血竭3g、朱砂3g、乳香1.5g、铅丹6g、梅片0.9g。

制法：共研细末，用凡士林调成20%~30%的油膏。

用法：肛裂疮面，直接外敷；内痔插钉或注射术后，用棉条蘸药膏，塞入肛内。

功用：活血散瘀、消炎、止痛。

主治：内痔注射术后肛门坠胀者或肛裂创面干燥作痛。

C. 清凉膏外敷

组成：生肌散60g、青黛6g、黄连末3g、冰片1.5g。

制法：共研细末，用麻油或凡士林调成膏剂。

用法：外敷患处。

功用：清热消肿。

主治：炎性外痔，术后肛缘水肿。

禁忌：开放伤口忌用。

（2）西医治疗

1）微循环调节剂：根据痔的微循环障碍学说，研制开发抑制组胺和自由基产生、改善微循环的口服药物疗法。在欧洲已广泛用于Ⅰ、Ⅱ期内痔。目前常用的微循环调节剂有地奥司明（爱脉朗）、痔根断、消脱止-M、静可福等。

2）直肠黏膜保护剂：主要成分为复方角莱酸酯和氧化锌。制成栓剂，外用具有润滑肠道，在直肠黏膜上形成胶状覆盖，保护炎性或受损的黏膜，能止血、止痒和减轻肛管直肠黏膜的充血，促进创面愈合。

（二）枯痔疗法的演变与发展

中医学治疗痔疮有多种方法，其中仅枯痔散治疗内痔就有一千多年历史。目前改进的枯痔钉疗法和中西医结合的枯痔注射疗法都是在我国传统枯痔散疗法基础上发展起来的。中西医结合的注射硬化疗法，也与传统的枯痔散疗法有一定关系。虽然传统的枯痔散现在使用较少，但在此基础上的发展及演变应有了解。

1. 枯痔散疗法的简介　中医学运用枯痔散治疗痔疾，最早见于南宋魏岘《魏氏家藏方》。有人认为，枯痔散的应用是我国痔疾治疗的一个新纪元。所谓"枯痔"，祖国医学的概念是痔疮脱水干枯坏死。这与西医的痔坏死疗法，如冷冻疗法、注射坏死疗法等不完全一样。

自南宋以来，用枯痔散治疗痔疮均由民间专科医生掌握。一般都是家传，配方也保密。在新中国成立前和初期所使用的就是祖传丁氏方。尽管枯痔散的配方很多，但每种配方都离不开"砒"和"白矾"这两种主药。以此为枯痔散的主药沿用一千多年，这是和它们具有显著的"枯痔"药性所决定的。

为了对枯痔散有一个比较全面的了解，下面列举几个常用配方，通过对它们配方组成和药性的分析就可以了解枯痔散治疗痔疾的作用原理。

一方（张氏医通方）：砒霜、白矾、轻粉、蟾酥、天灵盖。

二方（疡医大全方）：白砒、明矾、轻粉、朱砂。

三方（增广验方新编方）：红砒、枯矾、乌梅肉、朱砂。

四方（丁氏方）：信石（白砒）、明矾、明雄黄。

自以上配方可以看出，枯痔散的主要药物是"砒"和"明矾"。而其他药物，如轻粉、朱砂、乌梅肉、雄黄、蟾酥等，只是作为"佐药"和"使药"来用的。明矾，即硫酸钾铝，又名白矾、白君，脱水后叫枯矾，由矾石提炼而成。中医学把明矾作为药物治病，是取其"性味酸寒，涩而无毒"的药性，而且中医认为"酸可收敛，涩可固脱"，适合治疗痔疾。砒霜，即三氧化二砷，又名白砒、信石。由砒石炼制升华而得。中医学将砒用于治疗痔疾是取其"大毒去腐""化腐干枯"的药性。

枯痔散中含有砒、铝、汞、硫、枸橼酸、鞣酸等多种化学物，这些药物腐蚀性大，有较强的收敛杀菌作用。以糊状剂外用，仅使内痔发生缓慢性渐进干性坏死，药物腐蚀组织的范围仅在接触的局部，不易向周围健康组织扩散；又由于被腐蚀的痔组织出现硬壳状痂皮，当痂皮脱落时，组织已渐修复，故治疗不易出现感染和出血的并发症。枯痔散治疗痔疮，其适应证主要是脱出的二、三期内痔。治疗时先将内痔脱出于肛门之外，在内痔周围用双层绵纸条紧紧嵌塞，使痔核与周围健康组织完全隔离，然后将枯痔散调成糊状涂敷在内痔上，再以纸条反褶包裹，外加纱布棉垫固定。每日换药两次，至脱出内痔干枯坏死变硬呈焦黑色3周左右，脱落而痊愈。枯痔散疗法的优点是干枯时呈缓慢性、渐进性坏死，其缺点是适应证范围较窄，治疗后有发热、头晕等全身症状和局部疼痛、水肿等反应。

2. 传统枯痔疗法的演变及发展　中医学在出现枯痔散疗法之后又出现了枯痔钉疗法。传统的枯痔钉是由砒、矾、乳香没药、朱砂、雄黄、糯米粉等药物配制成的一种两端尖并有一定硬度的钉状物。将其直接插入痔核后药钉逐渐溶解，使痔核发生炎症反应，而插药的局部液化坏死而萎缩。无论是有砒或无砒枯痔钉治疗内痔，其作用与枯痔散疗法有相似之处，由于药钉在痔静脉丛中缓慢溶解，因此枯痔的过程不是一种剧烈的破坏作用，又由于炎症发生比较缓慢，这时组织修复也比较有利，这样既可避免因组织的剧烈反应而招致的痛苦，又能防止血管急剧破坏而引起的出血。枯痔钉直接作用于痔核，其用药量少，插钉后痔核复位不脱出肛外，使肛门水肿疼痛反应大大减轻，加上操作简便，在我国也使用了许多年。它与枯痔散一样，成为中医学治疗痔疾的传统方法。

由于枯痔钉比枯痔散的优点多，引起了国内专科人员的重视，但在各地使用中又发现枯痔钉远期疗效不如枯痔散好，加上枯痔钉仍含有砒，与枯痔散临床反应相似，甚至有枯痔钉引起中毒的报道，便逐步对传统的枯痔钉配方进行改进。先是将含砒量降低，后来又开始探讨使用无砒的枯痔钉，这就使传统的枯痔钉疗法又得到了进一步发展。

为发扬枯痔散和枯痔钉的长处，克服其不足，在继承中医学枯痔疗法渐进性坏死的理论基础上，制成了枯痔液。采用西医注射方法治疗痔核。1956年更去掉白砒用明矾和胆矾配制枯痔注射液，对各期内痔进行治疗，不少单位使用了这一方法，取得了满意的疗效。

在实践中，人们发现不同浓度的明矾对内痔治疗的原理和效果不同。低浓度的明矾注射液治疗内痔仅有硬化萎缩作用，而高浓度的明矾注射液治疗内痔都产生腐蚀坏死作用。为了探索扩大注射硬化疗法的适应证，从中药中寻找出许多比较理想的药物，如明矾、乌梅、五倍子等，或以其有效成分配成适宜浓度治疗各期内痔，使枯痔注射疗法又有了新的发展。

3. 内痔的枯痔注射疗法　痔注射疗法在西方国家沿用至今已有一百多年的历史，至20世纪60年代初，随着研究的深入及注射疗法标准的制定，因并发症减少而又重新兴起。痔注射疗法在我国是从50年代开始兴起的，特别是注射枯脱法是在中医枯痔散疗法的基础上发展起来的。

根据注射药物对组织的作用，主要有硬化萎缩法、坏死枯脱法。硬化萎缩法是目前注射疗法的主流，其主要机制是使痔组织产生炎症反应，导致痔核组织纤维化，痔区血供减少，痔核萎缩、粘连、固定，使痔脱出症状减轻或消失。由于选用收敛作用较强又不易坏死的中药，既可以增大注射量，使痔核硬化萎缩较全面，又由于药液能注射到痔动脉部位、痔核的基底部、痔周围的黏膜下层，使组织粘连又不易坏死，提高了疗效。

（1）适应证：各期内痔、混合痔的内痔部分，尤其适合于Ⅰ、Ⅱ期内痔。

（2）禁忌证：外痔及肛门部感染。

（3）操作方法：患者取侧卧位，局部麻醉，肛内消毒。指诊大多可摸到痔动脉搏动部位。肛门松弛后，充分暴露痔核，并依据整个痔核形态，做好注射设计。以5号齿科针头从齿状线上方0.5cm处进针，使针尖达痔体基底动脉部位，注射药液1~2ml，如未扪及痔动脉搏动，亦须在痔核上端注射，然后将针尖退至齿状线附近，边退针边注射，再向痔核两侧注射，使药液均匀地充满痔核，使其变成灰白色并显示出微细血管为度。注射药液一次总量不超过40ml。在注射时先注射小的痔核，后注射大的痔核。针孔一般不会出血，如出血可用棉球压迫片刻。注射完毕，应将痔核复位，肛内置入消炎膏棉条，敷料固定。注射后，有的患者第二天大便时痔核即不脱出，但肛内指检，可触及隆起的块状物，肛镜下可见黏膜暗红，5~7日后痔核缩小一半以上，触之块状物变软，10日后肛管平坦，痔体消失。如出现痔核坏死，患者排便时可有淡红色分泌物，或有少量带血。

（三）痔的手术治疗

根据手术治疗目的不同分为：痔核切除术和肛垫悬吊术（Longo 术）。痔核切除术目前还是Ⅲ、Ⅳ期内痔、环状混合痔手术治疗的金标准。

根据创面开放程度分为经典的闭合式痔切除术（Ferguson 术）、开放式痔切除术（痔外切内扎术、Milligan - Morgan 术）和在其基础上的各种改良术式。

1. 闭合式痔切除术（Ferguson 术）

（1）操作方法：采用20ml 含有1∶200 000 肾上腺素的1％的利多卡因做局部浸润麻醉或骶麻。仔细检查肛管直肠，确定需要切除的痔组织。

用血管钳钳夹需要切除的痔块和皮赘，用手术刀或剪刀切开肛缘皮肤，切除外痔血管团，暴露肛门外括约肌的皮下部。随后向肛管内切开，将痔组织从内括约肌解剖平面分离。当痔组织被全部游离后，缝扎蒂部，切除痔块。再将两切缘周围黏膜下的残余痔静脉丛切除，从而使手术后水肿的可能性降到最低。用可吸收缝线，亦可用丝线间断或连续缝合闭合手术创面，缝合时可带有少许内括约肌以固定皮瓣。在第一个痔核被切除并缝合创面后，同法处理其他的痔组织。

（2）注意事项

1）手术时应先处理较大的痔，在2~3个大的痔处理后，一些初期认为需处理的相对较小的痔核可能已不需处理，或仅用手术刀或剪刀做一线状切口，剥除痔静脉丛即可。

2）黏膜缝合处要避免死腔存留。

3）因闭合性伤口，肛门内无需过多敷料填塞，术后保持大便软化。

2. 开放式痔切除术（痔外切内扎术，Milligan - Morgan 手术）

（1）操作方法：外痔部分做"V"形放射状切口切除，"V"形切口的尖端应距肛缘2.5~3cm。暴露并保护肛门内括约肌下缘，沿内括约肌表面向上剥离可彻底去除皮下扩张的静脉丛，至肛管时应适当缩小手术切口以减少肛管上皮的损伤（图9-7）。分离至齿状线上方0.5~1cm，用弯血管钳夹被剥离的内痔基底部，钳夹时不宜过深，以免损伤过多的黏膜下肌，在钳下用7号丝线做"8"字缝扎或直接结扎，留下较长的单根结扎线以方便手术结束时观察残端有无出血及手术后结扎残端的脱落（图9-8）。由 Milligan 描述的经典手术，并不使用血管钳钳夹痔核基底，而是尽可能分离至痔核顶端，在直视下直接用丝线缝扎。在线结的下方约0.5cm 处剪去外痔皮瓣及内痔（图9-9），残端埋入肛内（图9-10）。再运用同样的方法处理其他部位的痔核。手术结束前应再次观察保留的痔核残端结扎良好，无出血。并确保各切口间保留有足够的皮肤桥和黏膜桥。修整手术创缘，放置油纱条，敷料加压包扎。

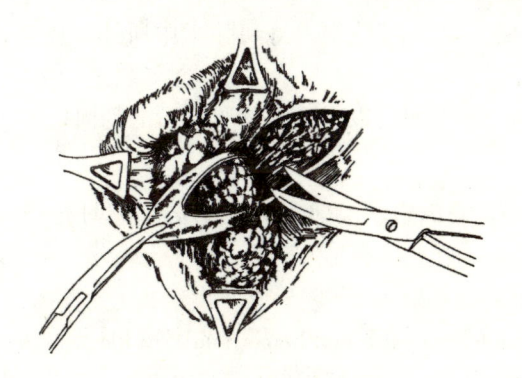

图9-7 分离痔静脉丛　　　　图9-8 结扎痔核根部

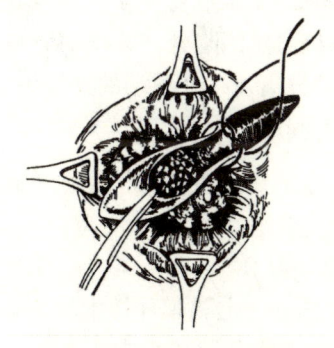

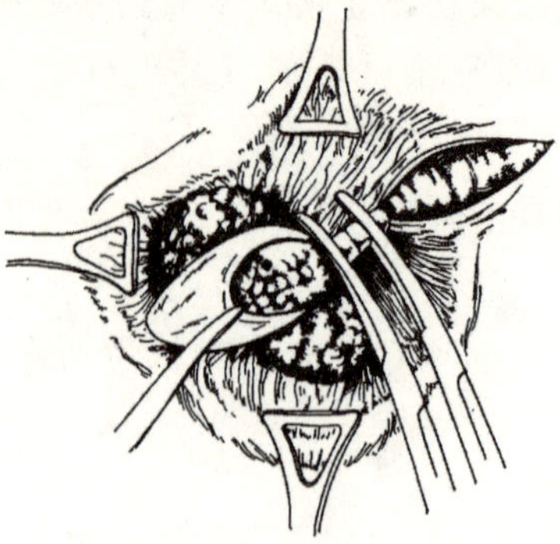

图 9-9 切除痔核 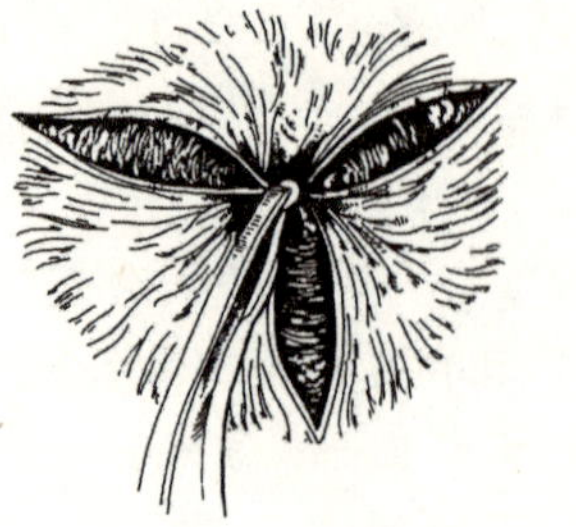　　图 9-10 残端埋入肛内

(2) 注意事项

1) 保留足够宽的皮肤桥和黏膜桥：通常皮肤桥宽应 >8mm，黏膜桥宽应 >2mm。有时除了在母痔区的三个痔核外，还有其他的一个或多个内痔，如果全部切除可能会无法保留皮肤和黏膜桥，有学者建议最好不切除小的痔核，而在手术结束前予以硬化注射。

2) 尽可能不损伤内括约肌：对于并发有肛裂的痔患者，手术时可在左侧痔切除时行侧方肛门内括约肌切开术。一些肛肠外科医生认为在手术切除 3 个以上痔核时应常规切断内括约肌，以减轻术后疼痛和瘢痕导致的肛门狭窄。就此，有学者不推荐常规采用肛门内括约肌切断术，尤其是那些可能有潜在的肛门损伤或功能下降的经产妇和老年人。

3. **分段齿形结扎疗法**　结扎治疗痔疾，是中医学的传统方法之一。早在马王堆汉墓帛书中就已有"牡痔居窍旁……挈以小绳，剖以刀"的记载；宋《太平圣惠方》中也有"用蜘蛛丝缠系痔鼠乳头，不觉自落"的论述。在继承祖国传统结扎疗法，吸收开放性痔核切除术的基础上，1982 年，丁泽民等经临床和实验研究，提出了分段齿形结扎治疗环状混合痔和晚期内痔（四个痔核以上）的手术方法，取得满意疗效，较好地避免了肛管狭窄、黏膜外翻等后遗症。

(1) 操作方法：患者取侧卧位。麻醉成功后扩肛至四指，充分暴露后查明内痔部位、数量、形态及肛管内外的病变。根据痔核的形态，设计好痔核分段以及保留肛管皮肤桥、黏膜桥的部位和数量。

手术时，先将设计中的一个痔核，在内痔基底部的痔动脉区，用圆针丝线贯穿结扎内痔顶端的直肠上动脉。再在相应的外痔部分做放射状梭形切口，如外痔部分为静脉曲张，可做潜行剥离，尽量减少对正常肛管皮肤的损伤，分离至齿状线上 0.5cm，用弯血管钳将内痔基底钳夹，丝线钳下结扎，剪去结扎后的大部分痔组织。同法处理其他痔核，然后修整创缘，并将创面适当向外延长，以利引流。

(2) 注意事项

1) 一般保留 3~4 条肛管皮桥、黏膜桥，保留要求同开放式痔切除术中所述，皮肤桥和黏膜桥应尽可能保留在痔核自然凹陷处，并均匀分布。

2) 痔核下端分离及结扎顶端的连线不在同一水平面，以保证内痔脱落后的创面呈齿形。

（四）痔的器械疗法

痔的器械治疗主要是通过引起瘢痕纤维化使黏膜固定于深部组织并减少血液供应，治疗内痔引起的便血或Ⅱ、Ⅲ度痔脱垂。

1. **痔上黏膜环切术**

(1) 操作方法：痔上黏膜环切术（procedure for prolapse and hemorrhoids，PPH 术）是利用特制的圆形痔吻合器，经肛环形切除脱垂内痔上方、直肠下端肠壁的黏膜和黏膜下层组织，并在切除的同时对远近端黏膜进行吻合，使脱垂的内痔及黏膜被向上悬吊和牵拉，不再脱垂。因此，该手术的确切名称应为"痔上黏膜环切，肛垫悬吊术"（图 9-11、图 9-12）。

图 9-11 PPH 术前　　　　　图 9-12 PPH 术后

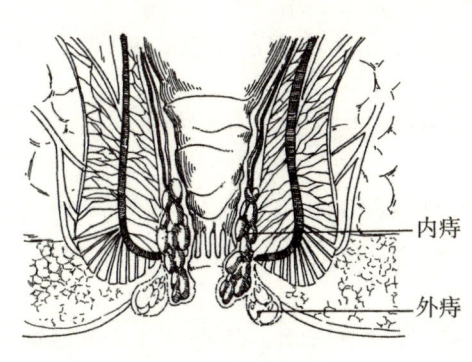

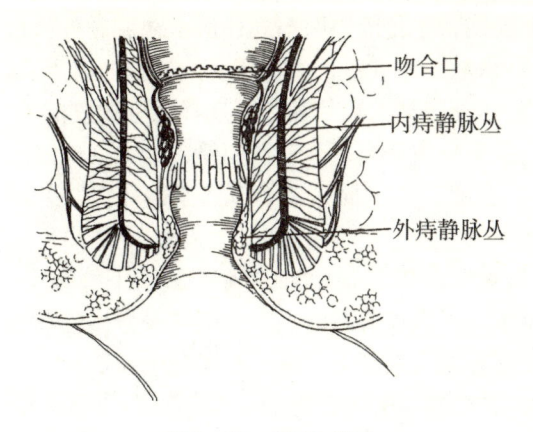

术前肠道准备，采用鞍麻或骶麻，患者取折刀位或侧卧位。常规扩肛至四指。用无创伤钳分别在3个母痔处夹住肛缘处皮肤，经肛置入并固定透明环形肛管扩张器，取出内栓，导入肛镜缝扎器。在齿状线上约4cm处用2-0缝线或7号丝线通过旋转缝扎器顺时针做黏膜下荷包缝合，根据脱垂的情况，必要时可做双荷包。轻轻收紧荷包线，荷包必须确保收紧时直肠腔完全关闭。取出肛镜缝扎器，打开圆形吻合器到最大限度，经肛管扩张器将其头端伸入到荷包缝合线上方，收紧缝线并打结。用带线器经吻合器侧孔将缝线拉出并结扎。关闭吻合器，同时牵拉荷包线使脱垂的黏膜进入吻合器套管，当完全关闭痔吻合器时，吻合器4cm标志线应位于肛缘，此时，女性患者需进行阴道检查，确保阴道后壁未被拉进吻合器内。击发吻合器，同时完成直肠下端黏膜的切除和吻合。吻合器击发后，保持其在关闭状态约20秒，协助止血。将吻合器旋转2周，轻轻拔出。打开吻合器查证切除部分为完整的"面包圈"样肠黏膜。直肠指诊检查，确保吻合线环形且光滑。导入肛镜缝合器，检查吻合环部位是否有出血，缝合止血。

术后大部分患者脱出的内痔立即回缩到肛管内，部分脱垂严重的患者，吻合后可能仍有部分内痔脱出，术后第2日通常可回缩至肛管内。

(2) 注意事项

1) 正确缝合荷包是手术成败的关键：①荷包应缝合在黏膜下层：如果缝合过深，会导致直肠壁全层切除并吻合，会将邻近组织带进吻合口（特别是女性阴道后壁）。②荷包的高度应在齿状线上约4cm处。吻合口在齿状线上1~2cm为宜，位置过低使吻合部位涉及肛垫，由于肛垫内血管较多，术后容易出血；位置过高，手术所产生的对肛垫的向上的牵拉和悬吊作用减弱，手术效果不明显，甚至无效。③应根据内痔脱垂的严重程度决定是否用双荷包。脱垂严重的患者相应切除宽度要宽，可以做双荷包，向吻合器内牵引得深一些；脱垂较轻的患者可以只做单荷包；对于脱垂不对称的患者可以只做1个荷包缝合，再在脱垂较严重的一侧加一个半荷包牵拉，使该部位的切除更多一些。

2) 手术医师应该在吻合后仔细检查吻合口并彻底止血。

3) 严格选择手术适应证：主要适用于Ⅲ、Ⅳ期环形内痔，以及部分直肠黏膜脱垂患者。一般不用于孤立的脱垂性内痔。

4) PPH术后可能造成吻合口大出血、手术无效、肛旁甚至盆腔感染、直肠阴道瘘等严重并发症，应加以警惕。

2. 选择性痔上黏膜吻合术（tissue-selecting therapystapler，TST术）　　TST术为全国肛肠诊疗中心——南京市中医院王业皇教授所发明，被肛肠诊疗界誉为目前为止最安全的微创技术，是近期在PPH术式基础上发展起来的一种新型技术。TST微创术利用了特制的肛肠镜形成不同的开环式窗口，利用吻合探头，锁定痔核，针对痔核的大小和多少来调节痔黏膜的切除范围，最大限度地保护了肛门的正常功能。主要适用于以非环状脱垂为主的Ⅲ、Ⅳ期痔疮患者。

(1) 操作方法：TST技术是以中医"分段齿形结扎术"为理论基础，发挥其合理的保留皮桥、黏膜桥的部位和数量，及结扎区呈齿形分布这一优点，结合PPH术使用吻合器切除下移肛垫上方黏膜、黏膜下组织，是传统中医与现代医学在肛肠外科微创治疗痔病领域的有益结合。

1）术前肠道准备，选择腰麻或骶管内麻醉，取俯卧式折刀位，会阴部常规消毒铺巾。

2）根据痔核的数目和大小选择适合的肛门镜：单个痔核的用单开口肛门镜；两个痔核用两开口肛门镜；三个痔核选用三开口肛门镜。

3）适度扩肛，插入肛门镜，拔除内筒后，旋转肛门镜，使拟切除的痔上黏膜位于开环式的窗口内。

4）单个痔核在痔上3~4cm行黏膜下缝合引线牵引，两个痔核可分别进行两处黏膜缝合引线牵引或可用单线一次缝合两处，三个则可做分段性荷包缝合，如痔核较大脱出严重时可行双荷包引线牵引。缝合仅在黏膜及黏膜下层进行，避免伤及肌层。

5）逆时针旋开吻合器的尾翼，待吻合器的头部与本体完全松开后，将吻合器的头部插入扩肛器内，将荷包线围绕中心杆收紧打结，通过缝线导出杆将缝线自吻合器本体的侧孔导出，持续牵引，顺时针旋紧吻合器，脱垂的直肠黏膜通过肛门镜的窗口牵进吻合器的钉槽内。此时，感觉旋钮有阻力，吻合器指示窗的指针显示进入击发范围。已婚女性检查是否有缝住阴道后壁。打开机身保险，击发，完成切割和吻合。固定吻合器本体等待30秒后，逆时针旋松尾翼3~5圈，将吻合器拔出。

6）观察吻合口，如两个吻合口间存在缝合线搭桥，则可以直接剪断；两端凸起部分分别上钳后用7号丝线双重结扎。若有活动性出血则行"8"字缝扎止血。检查手术切除标本并送检病理。

（2）注意事项：基本同PPH术，但适应证主要适用于以非环状脱垂为主的Ⅲ、Ⅳ期痔疮患者，对于环状混合痔不适用。

3. **胶圈套扎治疗** 胶圈套扎治疗内痔，始于20世纪50年代末，它借助于器械，将具有弹性的乳胶圈套于痔核的根部，使痔核缺血、坏死、脱落，创面经组织修复而愈。国外使用较多，认为疼痛轻、出血少、安全有效，可在门诊完成。Salvati有45 000例经验，只1例有感染，他曾随访595例患者5~15年，控制症状达80%。

（1）套扎器械

1）套圈：有内外两层金属套圈，内圈固定不动，乳胶圈置于内圈上。外层金属套圈连接带柄的金属杆，外圈推动时可将内圈上乳胶圈推出。

2）组织钳：可将痔核牵拉于套扎器的套圈内，内套圈连接封闭的管道，可外接电动吸引器。

3）扩胶圈圆锥体：将乳胶圈装入内层金属套圈备用。

4）胶圈套扎枪：枪中自带负压吸引及照明装置。

（2）使用方法：用负压吸引或组织钳将内痔核牵入金属内套圈内，推外套圈，将预置在内套圈上的乳胶圈推入到痔核根部。

（3）注意事项

1）应套扎于齿状线上方0.5cm，套扎包括痔核上部的组织，但不要试图将整个痔核套扎；混合痔可从外痔部分，切离至齿状线上方，然后将内痔套扎。

2）每个痔核一次可套2~3个胶圈，以防胶圈断裂。胶圈不宜多消毒，以免弹力减弱。选择胶圈内径12mm，弹力为22kg时，临床疗效较好。

3）套扎后24小时内勿排便，以防止痔核脱出，肛缘水肿疼痛。

4）套扎后可预防性使用抗生素。

4. **微波治疗**

（1）器械：微波痔治疗技术是利用微波对组织内部水分加热，热效应凝固组织蛋白，对痔黏膜下血管性衬垫组织具有良好的固化作用，又对痔周围血管有直接栓塞作用，使痔体萎缩。按国际卫生组织WHO的治疗频段2 450±30mHz标准，理疗输出功率为0~60W，治疗输出功率为0~120W，温度为60~100℃。

（2）使用方法

1）微波针：将微波针按0.5cm的间距插入内痔痔核，利用微波的热辐射效应，通过微波针均匀地传输到痔核中，使痔核发生组织凝固，血管栓塞，达到枯痔效果。

2）微波腔外辐射器：将腔内辐射器距离肛门 5cm 处固定后开启机器，输出功率一般设定为 20～30W，每次 15 分钟，每日 2～3 次。主要用于痔术后创面水肿、促愈和肛门瘙痒的理疗。

3）微波腔内辐射器：将腔内辐射器外套一次性指套后粘涂痔疮膏后插入肛内 3～5cm，输出功率一般设定为 5～10W，以患者舒适为度。可用于痔术后肛门坠胀、狭窄、直肠子宫内膜异位症的对症治疗。

（3）注意事项：微波针状辐射器刺入痔黏膜后持续 5 秒就引起组织凝固，在拔出辐射器时易使附近黏膜损伤而引起少量出血遮盖视野，可将操作时间延长至 10 秒，即可防止此现象。

5. 激光疗法　以激光代替刀的切割作用完成手术，也应归于手术治疗范畴。主要采用二氧化碳激光治疗仪和氦氖激光照射仪。

将要切除的痔块提起，在其根部齿状线上方先做"8"字贯穿缝合结扎，用弯止血钳在基底扎线上方挟住痔块，用功率 30～40W 的 CO_2 激光将痔块迅速切除。对脱出范围不超过 1/2 肛周的 1～2 个嵌顿痔可一次切除；对脱出范围超过 1/2 肛周者可根据脱出痔块的大小决定切除数量，一般一次切除不超过 4 个，可选择性切除 2～3 个大痔块后，再将激光光纤刺入余下的痔块内以 20～30W 功率进行汽化、凝固。

6. 冷冻疗法　该法是利用低温引起黏膜－痔组织坏死技术，使痔体萎缩、凝固、坏死、脱落。有学者曾在冷冻疗法治疗内痔的基础上，将传统的枯痔钉治疗原理结合该方法，发明液氮浸冷弹射式冷针治疗内痔。治疗时将冷针头部粘结环轻触痔核，约 4 秒即可粘住痔核，将痔核轻拉，移近肛管中轴线，动弹射扳机，将冷针刺入痔核。刺入角度与直肠壁平行或不超过 30°，刺入深度不穿透痔核。冷针在痔核内位置应在黏膜下层，不得深入肌层。冷冻时间为 1～3 分钟。待冷针自动脱离痔组织，可见痔核内形成一条针形冰冻腔道，较大痔核可另刺第二次。如需治疗第二个痔核，可重复上述操作。治疗完毕后，用消炎膏棉条塞入肛内。该方法因使用烦琐、外痔治疗困难、术后疼痛和肛门排液等，现已不常用。

7. 红外线凝固疗法　该方法直接使痔组织凝固、萎缩，适合于Ⅰ、Ⅱ期内痔止血，但复发率较高，对痔脱垂效果差。

（焦世峰）

第八节　肛裂

一、流行病学及中西医病因、病理

（一）概念及流行病学

肛裂是齿状线下肛管皮肤裂开，形成溃疡。为临床常见的肛门直肠疾病，多发生于青壮年。

国外将肛裂定义为"多发于肛管后正中，远端至齿状线的线性溃疡"，肛裂的发病率很难做到有效统计，国外认为其发病率为 11%，英国在 2005—2006 年期间，住院治疗肛裂的发病率计算为 1.56/10 000；意大利结直肠外科学会 2009 年年报显示共有 5 199 病例，是痔疮外的第二大就诊原因。

（二）病因

百余年来，尽管众多学者提出许多学说，企图阐明肛裂的起因，但迄今未能给与满意的解答。

1. 高肛压低血流学说　几乎所有慢性肛裂伴有内括约肌高张力和高肛压，Schouten（1996）测定肛裂患者肛管最大静息压明显高于正常对照组。由于精神因素、炎症刺激等导致内括约肌张力升高，括约肌痉挛，排便时不能松弛，因此括约肌痉挛是肛裂的病因而不是后果。肛内压力升高可导致肛管皮肤区缺血。Gibbons（1986）等提出后，Schouten（1994）用多普勒激光皮肤血流测定仪和肛门直肠压力测定仪后发现健康人肛后连合区血流灌注压明显低于肛管其他区，肛裂患者肛管麻醉后，肛管压力下降的同时肛后中线血流灌注增加。这一发现支持 Gibbons 的论断,即肛内压与肛管皮肤血流灌注压呈负相关。高括约肌张力诱发肛管后中线供血不良是原发性慢性肛裂的病因,肛裂的本质是缺血性溃疡。

2. 解剖因素　Blaiside11(1937)根据外括约肌的解剖学排列指出,肛门外括约肌浅部肌束在肛门后方呈"Y"形分叉,该处多为纤维韧带组织,血液循环和组织弹性较差,为一薄弱区。又因直肠末端从后向前与肛管相连,形成特定角度,排便时易直接冲击肛管后壁,造成损伤,不易修复,容易形成溃疡。Klosterhalfen 等(1989)通过尸体血管造影对肛门动脉的局部解剖进行观察,发现正常人两侧肛门动脉的分支,仅 15% 的人在肛后连合处吻合较好,而 85% 的人无吻合,形成无血管区。Hananel(1997)回顾 876 例肛裂患者,83.5% 发生在肛管后正中,16.4% 发生在肛管前正中,2.6% 前后正中均发生,这与肛管部肌肉的结构有一定的关系。女性肛前方的支撑作用较男性低,故女性肛裂 10%～20% 发生在前壁,产后肛裂的发病率达 9%。

3. 感染因素　肛周湿疹、皮炎、肛窦炎、肛乳头炎、直肠炎等慢性炎症的刺激,肛管皮肤慢性炎症结缔组织增生,肛管组织弹性减弱,易造成损伤;偶尔因肛窦感染化脓,形成肛管皮下脓肿,表面破溃而成肛裂。部分肛裂是因结核、克罗恩病等特异性感染所致。

4. 机械性损伤　局部损伤是形成肛裂的直接原因,粪便干硬、分娩、排便时过度用力、不正确的肛门直肠检查或治疗、医源性损伤所致的肛管狭窄等均可造成肛管损伤、继发感染,形成肛裂。

5. 上皮角化　组织学研究证实,肛裂患者的肛管皮肤上皮角化,弹性丧失,在刺激性泻药及各种原因引起的慢性腹泻或碱性粪便作用下,上皮角化可持续存在和加重,导致炎症和弹性丧失,使急性肛裂易转为慢性肛裂。

6. 残留胚胎组织学说　Shafik(1982)认为,在胚胎时期肛管形成过程中,原肛与后肠套叠而成肛直窦,此窦闭合后形成"肛直带"。如果肛管皮下有肛直窦上皮残留,这些胚胎组织分化较差,易感染或发生病变,在黏膜下起"死骨"样作用。肛管上皮浅表损伤,未暴露其下的肛窦上皮,肛裂很快就会愈合;一旦肛管皮肤深度裂伤,暴露的肛直窦上皮就像死骨一样存在于感染处,使裂口不易愈合,形成慢性溃疡。但是,Dohrenbusch(1986)研究认为所谓的残留上皮,其实是肛腺组织。必须指出,肛裂的发生是在长期多种病因作用的基础上造成的,这些因素包括肛管后壁易于损伤、血液供应障碍、皮肤弹性的降低(如上皮角化不全)、内括约肌顺应性降低、肛管损伤等。

在中医学中,肛裂属于钩肠痔、脉痔和裂痔等范畴。本病始见于隋代,《诸病源候论·痔病诸侯》中曰:"肛边生疮,痒而复痛出血者,脉痔也。"《外科大成·痔疮篇》中说:"钩肠痔,肛门内外有痔,折缝破烂,便如羊粪,粪后出血,秽臭大痛者,服养生丹,外用熏洗,每夜塞龙麝丸一丸于谷道内,一月收功。"清代马培之著《马氏痔瘘七十二种》中已有裂肛痔的记载。肛裂的发生多由燥火、湿热蕴结肛门以及血虚肠燥所致。①感受风火燥热之邪:燥火结于胃肠,灼津伤液,粪便坚硬干结,难以排出,强努损伤肛门,造成裂口。裂口因便秘而反复加深,久不愈合,遂成肛裂。②湿热蕴结肛门:外感湿热邪气,内积醇酒肥甘,以致湿热蕴结胃肠,下注肛门生痈,痈溃不愈而成肛裂。③血虚肠燥:老人、产后或贫血患者,血虚不能养肤,肠燥而为便秘,最易发生肛裂。

(三)病理

肛裂的病理组织变化一般可分为三期。

1. Ⅰ期(急性期)　肛裂早期,肛管皮肤浅表裂口,新鲜色红,边缘整齐,底部表浅,创面清洁,裂口深者可见环肌纤维。指诊裂口柔软、富有弹性、触痛明显。显微镜下可见病灶处充血、血管扩张、间质中小静脉淤血、白细胞浸润并可见条索状平滑肌束、皮下层胶原纤维排列紊乱、增生不明显。

2. Ⅱ期(慢性期)　肛裂溃疡形成,溃疡一般深达皮下组织,呈梭形或椭圆形。裂口有肉芽增生,色灰白,有脓性分泌物,裂口底部见环肌纤维,触诊裂口及周围异常敏感,边缘发硬,无弹性。显微镜下可见血管扩张、充血、间质水肿,内有大量淋巴细胞浸润,小静脉血栓形成,病灶和周围组织呈纤维性增生。

3. Ⅲ期(并发症形成)　病程较长、反复发作,为陈旧性梭形溃疡,裂口深达肛门括约肌及邻近组织,创缘不整齐,僵硬,随着炎症的扩散,局部形成前哨痔、肛乳头、皮下瘘等并发症,称为肛裂的

"三联征"。前哨痔是由于肛裂感染，局部淋巴回流不畅或溃疡慢性炎症刺激，组织增生形成。肛窦炎和肛乳头肥大是由于裂口邻近肛乳头红肿、增生，部分形成息肉样肿物脱出。皮下瘘为溃疡处肛窦感染破溃，在溃疡的基底部形成潜行的窦道与肛窦相通，使溃疡裂口难以愈合。

二、诊断和鉴别诊断

（一）临床表现

1. 症状及体征

（1）肛门疼痛：疼痛是肛裂的主要症状。粪便进入和通过肛管时，扩张肛管并刺激裂口内的神经末梢，产生撕裂性疼痛。便后刺激减轻，疼痛暂时缓解，可间歇数分钟，称为疼痛间歇期。继而肛门括约肌痉挛，疼痛加剧，出现痉挛性疼痛，为疼痛发作期，此期可持续几个小时。最后括约肌疲劳松弛，疼痛逐渐减轻至消失。下次排便或其他刺激时，又可重复出现以上症状。

（2）便血：肛裂的便血时有时无，与排便有关。便血量常很少，一般为手纸染血，大便干硬时可带血或滴血。

（3）便秘：便秘是造成肛裂的诱因之一。常因为肛裂疼痛，恐惧排便，加重便秘可致肛门皮肤损伤，肛裂日久不愈而形成恶性循环。

（4）其他症状：如裂口肛缘结缔组织外痔增生（哨兵痔）、肛内肿物脱出（裂口齿状线处肛乳头增生肥大外脱）、分泌物、瘙痒等。

2. 辅助检查　用手牵开肛周皮肤视诊，可看见裂口或溃疡，好发于截石位6、12点。此时，应避免强行直肠指诊或肛门镜检查。

通过详细询问病史，根据患者典型的周期性肛门疼痛，结合局部的检查，本病诊断并不困难。临床中应注意，肛裂并发内痔者并不少见，对于便血较多的肛裂患者，宜在局部麻醉下行直肠指诊及肛门镜检查，以排除并发其他疾患的存在。对多发或发生在肛管两侧的慢性溃疡，溃疡面较大，边缘质硬，应考虑结核、克罗恩病、肛门恶性病变等，必要时行组织学检查。

（二）分类

肛裂分类常有二分法、三分法、五分法。

1. 二分法

（1）急、慢性分类法

1）急性肛裂：裂口新鲜、底部表浅、色鲜红、边缘软而整齐、界限清楚、创面清洁、分泌物少。指诊伤面柔软、富有弹性、触痛明显。

2）慢性肛裂：肛管皮肤见梭形溃疡面、溃疡深达皮下组织或肌层、边缘充血增厚、质硬不整齐、溃疡面呈紫红色或灰白色、有脓性分泌物，典型患者在裂口的基底可见到内括约肌纤维。常伴有哨兵痔、肛乳头肥大、潜行溃疡和皮下瘘等。触诊裂口及周围异常敏感，边缘发硬，无弹性，内括约肌下端痉挛增厚，肛管紧缩。

（2）早、晚分类法

1）早期肛裂：裂口新鲜，尚未形成慢性溃疡，疼痛较轻者。

2）陈旧性肛裂：裂口已呈梭形溃疡，同时有哨兵痔、肛窦炎或肛乳头肥大，并有周期性疼痛。

2. 三分法　三分法是临床上普遍采用的分法，简便实用，明确易行。

（1）Ⅰ期肛裂：也称初发肛裂，即新鲜肛裂或早期肛裂。肛管皮肤表浅损伤，创口周围组织基本正常。

（2）Ⅱ期肛裂：也称单纯肛裂。肛管已形成溃疡性裂口，但无并发症，无肛乳头肥大、哨兵痔及皮下瘘管等。

（3）Ⅲ期肛裂：即指陈旧性肛裂，一般指肛裂三联症，也包括四联症或五联症等提法。其表现为：裂口呈陈旧性溃疡，并发肛乳头肥大及哨兵痔；或伴有皮下瘘管及肛隐窝炎症等。

3. 五分法　多为国外学者采用。

(1) 狭窄型：内括约肌呈痉挛状态，肛管紧张狭小，有典型的周期性疼痛，在肛裂中此类占70%以上。

(2) 脱出型：由内外痔脱出、发炎所致肛裂。疼痛轻，肛管无明显狭窄。

(3) 混合型：狭窄和脱出型混合而成的肛裂。

(4) 脆弱型：肛管皮肤湿疹、皮炎引起的表浅性溃疡。

(5) 症候性：如克隆病、溃疡性大肠炎、肛管结核、梅毒等症候性肛裂。肛管术后创伤延迟愈合的裂口也属于此。

(三) 鉴别诊断

1. 克罗恩病肛管溃疡　克罗恩病在肛管直肠周围的表现以肛裂最为多见。病变通常与脓肿和瘘管并存，裂口单发或多发，部位不限于前后正中，裂口边缘穿凿潜行，创面有稀薄脓性分泌物，疼痛较轻。部分患者伴有克罗恩病肠道症状，但少数患者可在数月或数年后才出现肠道症状。可行局部组织学检查或结肠镜及全消化道钡餐来确诊。

2. 肛门直肠癌　肛管部鳞状细胞癌、直肠下段癌可侵犯肛管上皮，形成溃疡，引起剧烈疼痛。溃疡边缘隆起、质硬，形状不规则，表面覆有坏死组织。指诊可及浸润硬块。组织学检查可确诊。

3. 梅毒性溃疡　患者多有不洁性交史。可表现为原发性下疳或湿疣。下疳的早期表现似一般的肛裂，但溃疡在肛管壁呈对称性分布，边缘硬韧突出，呈杨梅色，疼痛不明显，创面有少许脓性分泌物，腹股沟淋巴结肿大，化脓。分泌物显微镜检查可见梅毒螺旋体，梅毒血清试验阳性。

4. 肛管皮肤结核性溃疡　患者有结核病史。溃疡常位于肛管侧面，疼痛不明显，边缘不规则，有潜行，创面色灰暗，有干酪样坏死，分泌物较多，分泌物培养为结核杆菌，组织学检查可确诊。

5. 肛门皮肤皲裂　裂口可发生于肛管的任何部位，常为多发，裂口表浅，局限于皮下，疼痛较轻，出血少，但瘙痒明显，冬春季加重。常由肛门湿疹、皮炎、肛门瘙痒等引起。

三、治疗方法

(一) 肛裂的非手术疗法

肛裂主要是肛门内括约肌的缺血-痉挛-更缺血形成的缺血性溃疡。其治疗目的是减少肛门内括约肌的活动，促进缺血性溃疡的愈合。急性肛裂约90%，慢性肛裂约40%可经非手术方法治愈。

调理饮食，增加摄入膳食纤维是首选的处理方法，以软化大便，排出时达到自然扩肛作用。还可选用中药内服、坐浴、外敷治疗。

1. 中医治疗

(1) 热结肠燥

证候：便时肛门灼热疼痛，甚则面赤汗出，大便带血，血色鲜红，滴出或手纸带血；舌质红，苔黄燥，脉实而滑数。适用于急性肛裂伴便秘者。

治则：凉血清热，润肠通便。

例方：增液汤和润肠汤加减。

常用药：玄参10g、生地10g、麦冬10g、仙鹤草10g、黄芩6g、秦艽6g、炒枳壳6g、白芍6g、生甘草6g。

(2) 阴虚肠燥

证候：大便干燥，欲解难下，便时肛门疼痛，痛如针刺，出血，口干心烦，欲饮不多，舌红少苔，脉细数。适用于慢性肛裂伴便秘者。

治则：养阴生津，润肠通便。

例方：知柏地黄丸合增液汤。

常用药：知母6g、黄柏6g、生地6g、玄参6g、麦冬6g、黄连3g、白芍6g、麻仁6g、木香6g、制乳香没药各6g、生甘草6g。

(3) 气滞血瘀

证候：便后肛门疼痛持续不解或痛如针刺，偶伴便血，色鲜红，舌质紫暗。适用于慢性肛裂疼痛不伴便秘者。

治则：活血止痛。

例方：止痛如神汤合加味芍药甘草汤。

常用药：黄柏6g、桃仁6g、槐角6g、槟榔6g、苍术6g、秦艽6g、防风6g、赤芍6g、生甘草6g、制大黄6g、牛膝6g。

(4) 血亏肠燥

证候：大便干燥，便时肛门疼痛、出血，兼见头晕心悸，面色无华，唇甲苍白，舌质淡，脉细弱。适用于产后肛裂患者。

治则：养血润肠通便。

例方：润肠丸合四物汤加减。

常用药：生地黄10g、熟地黄10g、白芍10g、当归身10g、升麻6g、桃仁6g、红花6g、火麻仁6g、炒大黄6g、生甘草6g。

(5) 中药坐浴：排便前用温水坐浴，使肛门括约肌松弛，减轻排便时粪块对肛裂溃疡面的刺激，排便后用中药煎剂坐浴，既可使肛裂溃疡面内的粪便残渣洗净，以减少异物对创面的刺激，又可通过药物作用达到减轻肛门疼痛和括约肌痉挛的目的。常以清热解毒、行气止痛为主的中药煎汤坐浴。

1) 止痛如神汤

组成：当归10g、黄柏10g、桃仁10g、槟榔10g、皂角刺10g、苍术10g、防风10g、泽泻10g、秦艽6g、生大黄6g（后下）。

作用：清热燥湿，活血止痛。

适应证：一、二期肛裂。

用法：熏洗坐浴。每日1次。也可以先用前二煎内服，第三煎于便前或便后坐浴。

2) 肛裂熏洗方（南京市中医院方）

组成：马齿苋30g、生大黄30g、赤芍30g、蒲公英30g、制乳香没药各15g、黄柏15g。疼痛甚者，可加红花10g、白芷10g、冰片3g。

作用：清热解毒，活血止痛。

适应证：一、二期肛裂。

用法：煎水熏洗，每日1次。

(6) 消炎油膏外敷

组成：飞甘石15g、滑石15g、血竭3g、朱砂3g、乳香1.5g、铅丹6g、梅片0.9g。共研细末，用凡士林调成20%～30%的油膏。

作用：活血散瘀、消炎、止痛。

适应证：一、二期肛裂。

用法：坐浴后用棉签蘸取或用肛门栓剂蘸取后直接外敷于溃疡面。

2. 西医治疗

(1) 化学性括约肌切开：硝酸盐制剂和钙离子通道阻滞剂均具有平滑肌抑制作用，局部使用可降低肛管压力，故有人称之为化学性括约肌切开术。

1) 适应证：各期肛裂，尤其是急性肛裂。

2) 使用方法：0.2%硝酸甘油膏或0.2%硝苯砒啶凝胶局部外用。肛门部坐浴后，肛裂局部涂用，每日2次，急性肛裂约1周，慢性肛裂3～8周。

3) 注意事项：目前国内尚无两药的成品。临床使用时可将硝酸甘油片或硝苯砒啶片粉碎后混合于外用膏剂，配成0.2%浓度。少数患者使用硝酸甘油膏可头痛，停药后消失。有报道，用0.3%硝酸甘油软膏治疗,有30%患者出现暂时性头痛。用0.4%硝酸甘油软膏可出现剧烈头痛并持续12小时。少数患者使用硝苯砒啶膏偶有头痛、面潮红等,停药后消失。

(2) 肉毒杆菌毒素A注射

1) 适应证:药物治疗未愈的一、二期肛裂及部分三期肛裂。

2) 使用方法:将肉毒杆菌毒素A用生理盐水稀释成40U/ml,用1ml皮试注射器抽取后将总量20U/0.5ml分别注射至截石位5、7点肛门内括约肌内。

3) 注意事项:注射剂量及浓度应适当,过量可致死。注射后可能造成暂时肛门失禁、感染、血栓等。

(3) 扩肛法:肛管扩张,即用手指或器械扩张肛管以治疗肛裂。1838年Recamler最先应用括约肌扩张法治疗痉挛性肛部痛和肛裂。

1) 适应证:药物治疗未愈的一、二期肛裂及部分三期肛裂。

2) 操作方法:患者侧卧位,局部麻醉后,首先向肛门内轻轻插入一手示(食)指,随后对侧示指缓缓插入,手指轻柔地向两侧方牵拉约30秒钟。再轻柔地插入两手的中指,逐渐增大手指扩张的力量,持续4~5分钟,用力应均匀。男性因骨盆出口狭窄,宜向前后方向扩张括约肌,而女性应左右方向进行。亦可用两叶肛门镜、肛管扩张器等器械扩张。

3) 注意事项:部分患者可出现:①皮肤撕裂伤:可予消炎膏换药。②局部血肿:肛管内较小的血肿可不予处理,较大的血肿需切开清除血块并引流。③肛门失禁:轻度肛门失禁,一般2~3日可恢复,部分可持续2周以上。

扩肛法治疗肛裂有效,但由于侧方内括约肌切断术应用,目前临床已较少使用。因扩张内括约肌的同时亦按一定的比例扩张了外括约肌。因此,扩肛引起肛门排气排便控制能力的下降是不可避免的,并有潜在肛门失禁的风险。Nielsen等(1993)报道扩肛后长期的肛门失禁率超过10%。因此,60岁以上的老人以及可能存在潜在的肛门括约肌损伤的患者禁用该术式。

3. 其他非手术疗法 其他非手术疗法还有针刺法、挑治法及封闭法等,目前已较少使用。

(二) 肛裂的手术疗法

20世纪50年代Eisenhammer给肛裂病因学赋予现代概念。他认为肛裂底部的肌束是内括约肌而不是外括约肌皮下部,提出肛裂的病因是内括约肌痉挛或纤维化,指出治疗肛裂应采用内括约肌切断术。

1. 内括约肌切断术

(1) 侧方开放性内括约肌切断术

1) 适应证:慢性肛裂并发哨兵痔、肛乳头肥大、肛瘘、肛门瘢痕狭窄经非手术治疗无效。

2) 操作方法:患者取侧卧位或截石位,常规消毒麻醉后,在肛门截石位3点或9点内括约肌下缘做一放射状或弧形切口,切口长约1cm,左手示(食)指在肛内引导,用小弯血管钳沿括约肌间沟向上钝性分离内括约肌及肛管黏膜至齿状线,挑出内括约肌的下1/3至一半,在直视下切断。切口开放或用丝线缝合。若并发有哨兵痔、肛乳头肥大,可在后侧放射状切除。

3) 注意事项:操作者需熟悉局部解剖。如创面开放,术后需常规换药至伤口愈合。

该方法是目前临床手术治疗肛裂最常用的方法。本法优点是在直视下切断内括约肌,通常不会出血。该法愈合时间短,避免了后位内括约肌切断术的"锁洞畸形"。

(2) 侧方闭合式内括约肌切断术

1) 适应证:二、三期肛裂未并发潜行瘘者。

2) 操作方法:患者取侧卧位或截石位,常规消毒麻醉后,用眼科白内障刀在肛门截石位3点或9点皮下刺入,在肛管皮肤黏膜下与括约肌间上行至齿状线,将刀片锐缘转动90°,垂直向外切约0.5cm,即可将内括约肌切开;或将刀片自括约肌间沟刺入,上达齿状线,然后将刀口向内转动90°,使刀口垂直向内切开内括约肌。

3) 注意事项:①熟悉肛管局部解剖。②术中注意无菌操作。③在分离或刀刺入时勿损伤直肠黏膜。④注意止血,否则术后发生血肿,易感染。

此方法的优点是避免了开放创面,术后愈合快。缺点是非直视下手术,具有一定的盲目性。曾有学者比较了皮下潜行侧切、直视下侧切缝合、后位内括约肌部分切断、后位部分内括约肌和外括约肌皮下部切断术四种方法的疗效及并发症。结果治愈率无差异。皮下潜行侧切法疼痛最轻、出血最少,但复发率较高;直视下侧切缝合法切口感染率高;后位部分内括约肌和外括约肌皮下部切断术一次性切除了哨兵痔、隐瘘等并发灶,复发少,远期效果好,但出血较多、疼痛较重、愈合时间长,部分患者形成"锁洞畸形"及漏气溢夜等。南京市中医院采用推荐后方切开术,但切口应偏向截石位5点或7点。

2. 肛裂纵切横缝术

(1) 适应证:二、三期肛裂。

(2) 操作方法:患者取侧卧位或截石位,常规消毒铺巾,小剂量鞍麻或局部浸润麻醉。在肛门后正中齿状线上方0.5cm至肛缘外0.5cm做一纵行切口,切断部分内括约肌,一并切除哨兵痔、肥大肛乳头、隐瘘。潜行分离切口下端的皮肤,用1号丝线或3-0可吸收缝线将黏膜与皮肤间断缝合。若缝合时张力较大,宜在切口下方1~1.5cm处做一平行切口,切口开放或纵行缝合,以减轻纵切横缝切口张力。术毕凡士林纱条填敷,加压包扎。

(3) 注意事项:术后一般控制大便3~4日。第一次排便可予通便药或灌肠来协助。常规应用抗生素,预防感染。每日换药,创面覆盖0.25%聚维酮碘(碘附)纱布,5~7日拆线。若伤口感染,宜及早拆除缝线。

该方法疗程短,但易发生感染,且在肛管形成横行瘢痕,少数患者排便时有不适感。适合于慢性肛裂并发肛门瘢痕狭窄行肛门成形术的患者。

3. 肛裂挂线术

(1) 适应证:二、三期肛裂。

(2) 操作方法:常规消毒、麻醉。用圆针穿线,丝线系扣橡皮线,从肛裂上端齿状线部位进针,穿过内括约肌下缘,至肛裂下端0.3cm处出针,切开皮肤,将橡胶线嵌入切口内结扎。同时切除肥大的肛乳头、皮下瘘等。为避免术后疼痛,在结扎的切口底部注射止痛剂。3~7日橡皮筋自行脱落。

(3) 注意事项:疼痛较明显,可每天坐浴后肛内纳入吲哚美辛(消炎痛栓)1粒。

以线代刀,缓慢切割,术后肛管内瘢痕呈线条状,疗效好、疗程亦短,适合门诊及基层医院开展。但术后疼痛较明显。

(焦世峰)

第十章

肝脏外科疾病

第一节 肝脏应用解剖

肝脏是维持生命必不可少的一个器官，参与糖、蛋白质、脂肪及维生素代谢。具有合成、生物转化、分泌、排泄等功能。肝细胞再生能力强，可耐受肝段、肝叶、乃至更大范围的肝切除。

一、肝脏应用解剖

目前国际上有两套通用的肝脏解剖和肝脏手术名称：一组以 Healey 解剖为基础，用胆管和肝动脉为肝内区段的分界线。另一组以 Couinaud 解剖为基础，用门静脉为分界线。由于命名不统一，导致文献资料混乱，交流不便。1998 年国际肝胆胰协会成立一个专门的命名委员会，2000 年 5 月该命名法经世界肝胆胰会议学术委员会讨论通过，即布里斯班肝脏解剖和肝切除术命名法则。该命名法综合了 Healey 和 Coulnaud 的解剖命名规则。2000 年 10 月经中华外科学分会肝脏学组专家讨论，为便于国际交流，建议采用该命名法。本章名词一律采用该命名法。

值得一提的是 Coulnaud 的解剖命名规则有新旧两个版本：1955 年 Couinaud 经过大量尸肝解剖学研究，根据肝内血管分布规律，将肝脏分为 8 个段，尾状叶为第 1 段，或肝背段。1989 年 Coulnaud 提出肝背扇区概念，以脐静脉韧带为界，将肝背扇区分为左右两部分，左部分为第 I 段，右部分为第 IX 段。

二、几个重要结构和概念

1. 肝背扇区 位于下腔静脉的肝静脉汇入平面下方、门静脉左右支主干后方。肝背扇区前方由左向右依次为 IV、VIII 和 VII 段。由 Couinaud I 段和 IX 段组成。

2. IX 段 1989 年 Coulnaud 报道了肝脏 IX 段的解剖结构。IX 段位于 I 段右侧、下腔静脉右前方。IX 段毗邻关系如下：左界是 I 段；右界为 VII 段；前界是第一肝门右侧和 VIII 段；后界是下腔静脉；上界是肝中静脉和肝右静脉。IX 段分为 b、c 和 d 三部分：IXb 在最左侧，位于肝右静脉和肝中静脉之间；IXc 段位于肝右静脉下方；IXd 段在最右侧，位于肝右静脉后方。

3. I 段 位于肝背扇区左侧。左界是腔静脉沟；右界是下腔静脉左缘和 IX 段；前界是第一肝门右侧和 IX 段；后界是下腔静脉；上界是肝左静脉。

4. 肝中叶 肝脏左内区和右前区统称为肝中叶，涉及肝中叶的手术称为肝中叶切除术。其脏面为第一肝门；膈面为三支肝静脉汇入下腔静脉的第二肝门；背侧系 15~20 支肝短静脉汇入下腔静脉的第三肝门。肝中叶位于诸肝门之上，手术难度较大。

5. 尾状叶 1955 年 Couinaud 将肝脏分为 8 个段，尾状叶为第 I 段。1989 年 Couinaud 以脐静脉韧带为界，将肝背扇区（略大于尾状叶）分为左右两部分，左部分为第 I 段，右部分为第 IX 段。1990 年 Nimura 以门静脉右后干为界，把尾状叶的右侧部再分为两部分：门静脉右后干的外侧为第 X 段；门静脉右后干内侧、腔静脉旁为"新"第 IX 段。Knmon 据此将尾状叶分为三部分：Sipegle 叶、腔静脉旁部、尾状突部。分别对应于上述的 I 段、IX 段、X 段。尾状叶位于肝后下腔静脉左侧，小部分在其右侧，下腔静脉后方有一薄层肝组织将尾叶左右两部分相连。尾叶范围略小于肝背扇区，基本包含 Couinaud 新解剖分段的Ⅰ段和Ⅸ段。

6. 中央型肝癌　又称为"肝门区肝癌"。指距下腔静脉主干及1级分支、左右肝管汇合处、左右门静脉分叉部及肝静脉根部1cm以内的肝癌，位于肝脏中央区域，含Ⅰ、Ⅸ、Ⅶ、Ⅷ段的肝癌。

（沈　倩）

第二节　肝脏外科概述

肝脏疾病的外科治疗是近半个世纪以来，随着对肝脏解剖及其功能认识的加深，各种新手术方式和器械的应用，逐步发展起来的。至今外科治疗已成为肝脏各种良、恶性肿瘤的首选治疗手段。

一般认为肝脏外科的发展分为以下几个阶段。

一、20世纪50年代之前的缓慢探索

肝外伤是该阶段的主要疾病，控制出血是其核心问题。文献报道1716年Berta切除部分突出腹壁外的肝脏，治疗一例肝脏外伤患者；1870年Brun施行肝脏清创术，为一肝脏破裂患者清除了坏死失活的肝脏组织。期间围绕肝切除的止血措施：褥式缝合法、Pringle手法（即通过指压肝十二指肠韧带内的入肝血流控制术野出血）以及钝头肝缝针的出现促进了肝外科的发展。针对大量的肝脏肿瘤患者，1891年Lucke首先成功切除了患者的肝左叶肿瘤；1910年Wendel施行了首例肝右叶次全切除术。然而，由于尚未对肝脏内部解剖结构有充分认识，因此开展肝切除术的例数很少。同时亦未能按照解剖学原则有计划的施行规则性肝切除术。

二、20世纪50年代规则性肝切除

1897年Cantlie提出肝脏左、右侧的分界线是自胆囊窝中点与下腔静脉窝左缘连线的平面。1951年Hjortsjo应用掺有不同颜色的肝脏灌注腐蚀标本观察肝内管道系统，进而提出肝脏可以分成几个具有独立功能、独立血供及胆汁分泌的功能单位，为50年代规则性肝切除术奠定基础。首先分离处理肝蒂内的输入和流出管道，然后切除该肝叶即规则性肝切除术。1948年Raven采用规则性肝切除术：在十二指肠韧带内分离处理肝左动脉、门静脉左支、左肝管，于肝外处理肝左静脉然后切除肝左外叶。1952年Lortat-Jacob报道采用规则性肝切除术切除肝右叶。规则性肝切除术的成功开展掀起了应用该法治疗肝细胞肝癌（以下称肝癌）的热潮，国内吴孟超等始终保持最大例数的大肝癌规则性切除术。然而由于我国原发性肝癌85%以上伴随肝硬化，因此规则性大肝癌切除术手术死亡率很高。王成恩等1961年报道应用肝叶切除术治疗原发性肝癌，手术死亡率为33.3%。

三、20世纪60年代肝移植术的发展

在规则性肝切除术开展的同时，1959年至1960年间Moore、Starzl和Calne建立了肝移植动物模型。1963年Starzl和Moore施行了4例同种异体原位移植术。早期肝移植术由于供肝质量以及免疫排斥反应的原因，患者都无法长期生存。随着"脑死亡"概念的接受和新的免疫抑制剂"环孢素"的问世，肝移植成为常规性手术。自1980年至1987年，Starzl完成1 000例原位肝移植，移植后1年生存率达80%，5年生存率为65%。目前肝移植术已经成为治疗终末期肝病、先天性疾病、急性肝功能衰竭等疾患的有效手段。对没有远处转移的小肝癌亦有肯定疗效。

四、20世纪70年代小肝癌局部切除

由于解剖学原因和慢性肝炎、肝硬化背景，肝癌极易侵犯门静脉系统而发生肝内播散。因此，早期的肝外科医师根据其他消化道恶性肿瘤的手术治疗经验，多主张扩大切除范围（区域切除或叶切除）及其周边相邻的门静脉系统，以防止肿瘤复发和转移。50年代规则性肝切除术的兴起确实延长了一部

分大肝癌患者的生存期。然而并发慢性肝炎和肝硬化，肝功能代偿能力下降，大范围肝切除导致许多患者术后肝功能衰竭。与此同时，随着 AFP 和 B 超等新型诊断技术的应用，出现很多"亚临床型"和"小肝癌"患者。"亚临床型"和"小肝癌"患者病程短，生物学特性与"大肝癌"不同，这为小肝癌局部切除术的出现创造了条件。小肝癌局部切除术疗效优于大范围以及规则性肝切除术，同时减少术后肝功能衰竭的发生、缩短手术时间、增加手术安全性。70 年代以来肝局部切除术在国内广泛应用。复旦大学肝癌研究所汤钊猷等总结 173 例原发性肝癌手术切除经验，手术死亡率：右肝叶切除 30.8%，左肝叶切除 3.7%，局部切除 0；术后生存率和转移复发率：规则切除与局部切除之间则无差异。复旦大学肝癌研究所资料（下同）：原发性肝癌切除术后生存超过 10 年的 51 例患者中，26 例采用肝脏局部切除。国外亦有类似报道，1985 年 Makuuchi 等提出：对肝癌实行缩小范围的切除，即亚区域切除术（规则性或解剖性段切除）或部分切除术（不规则性或非解剖性切除）能获得较好疗效。

五、20 世纪 80 年代以后肝外科的成熟发展

经过长期发展总结，肝部分切除术已经成为成熟、精细的常规性手术。1984 年复旦大学肝癌研究所总结肝癌切除术后严密随访、早期发现亚临床复发并再次切除的病例，开展了"复发后再切除"的研究并证实复发后再切除能进一步提高根治性切除后的疗效。随着各种新型局部治疗的发展、"综合治疗"概念的提出，出现了"不能切除肝癌的缩小后切除"，使一部分不能切除肝癌患者获得根治性效果并长期生存。与此同时，肝外科手术技术逐步完善："局限性门静脉癌栓的外科治疗"、"难切性肝癌的一期切除"、"逆行肝切除"、"累及下腔静脉肝癌的切除术"、"不阻断入肝血流肝癌切除术"等新的手术方式不断推出，肝外科进入成熟发展阶段。

（沈 倩）

第三节 原发性肝癌

一、概述

至今手术切除仍是原发性肝癌（以下简称肝癌）最有效的治疗方法。肝癌外科的发展大致经历了以下三个阶段：20 世纪 50—60 年代，由于肝外科解剖学基础和生化基础的确立，规则性肝切除成为肝癌根治性治疗的可能手段。但由于手术者多为大肝癌，手术死亡率较高，5 年生存率较低。70—80 年代，由于 AFP 用于普查和临床诊断，以及影像学技术的发展，使肝癌的早期发现、早期诊断和早期治疗成为可能。使肝癌的病程、诊断、治疗概念得以更新，小肝癌的发现和局部切除是小肝癌外科治疗取得较好远期疗效的主要原因。使肝癌手术切除率提高，手术死亡率明显下降，小肝癌术后 5 年生存率可达 60%~70%。80 年代以来，随着现代科技的进步，使肝癌治疗新技术不断出现，其中尤以局部治疗的发展更为突出。提高了部分无法手术切除肝癌的疗效，而"不能切除肝癌的综合治疗与二期切除"的出现使肝癌的外科治疗出现新的转机，亦使切除以外的各种姑息性外科治疗如肝动脉插管（HAI）、结扎（HAL）、冷冻、微波、术中瘤内无水乙醇注射等以及肝癌局部治疗的地位有所上升；同时由于对肝癌复发、转移问题的重视，使亚临床复发、转移的早期发现和再手术成为可能；肿瘤外科生物学概念的进展和肝癌综合治疗的广泛应用，扩大了临床治疗的范围，均使肝癌的治疗疗效和总体预后获得了明显的改善。

近年，肝癌外科治疗的主要进展包括：早期切除、难切部位肝癌的一期切除和再切除、不能切除肝癌的二期切除、姑息性外科治疗、肝移植等。小肝癌治疗已由单一切除模式转变为切除为主的多种方法的合理选用。近年大肝癌外科的趋势为：①明显提高了难切部位肝癌的切除率。1998 年 Takayama 等报道 30 例尾叶肝癌切除的 5 年生存率达 41%。②对并发门静脉、肝静脉、下腔静脉较局限的癌栓采用较积极的外科治疗。Tanaka 等报道 62 例门脉主干或一级分支癌栓者行切除和癌栓取除，中位生存期 305 天，而保守治疗者仅 90 天。③对原先无法耐受巨量肝切除者，先行超声引导肝内门脉无水乙醇注射，

待对侧肝代偿增大后再行肝癌切除。

二、流行病学

1. 发病率 原发性肝癌较之继发性肝癌虽为罕见,但在我国其实际发病率却远较欧美为高。据 Charache 统计:美洲原发性肝癌与继发性肝癌之比例在 1:(21~64)之间,Bockus 估计则在 1:40 左右;但在我国,原发性肝癌与继发性肝癌之比则通常在 1:(2~4)之间。又据 Berman 报道:原发性肝癌在美国的尸检资料中平均占 0.25%,占所有癌瘤患者之 2.1%;Maingot 估计原发性肝癌在欧洲约占尸检资料的 1%,占癌瘤患者之 1.2%。但我国病理学会在 1958 年综合全国 38 个医学院校 21 706 例尸检资料,原发性肝癌占全部尸检的 1.2%,占癌瘤 939 例中之 26.2%,为尸检时最常见的病变。近年来不少地区进行了有关肝癌的普查工作,肯定原发性肝癌是我国常见恶性肿瘤之一,其发病率平均约在 10/10 万人口左右;有些地区的发病率特高,如江苏启东县的肝癌发病率及死亡率分别为 55.63/10 万及 47.93/10 万人口,广西扶绥县的肝癌死亡率亦达 40.67/10 万。

患者大多为男性,其与女性之比约为(6~10):1。患者之年龄则多在中年前后,以 30~50 岁最多见,20~30 岁者次之,其发病年龄较一般癌瘤为低。有学者曾遇 1 例原发性肝癌为 3 岁男孩,于 1961 年 8 月作楔形切除后 8 个月发生肺部转移。文献中报道的原发性肝癌,最幼患者仅为 4 个月的婴儿(Steiner,1938),林兆耆等报道,年龄最小者 5 个月,最大者 71 岁。徐品琏等报道,男女之比为 3.3:1(44:13),年龄最小者为 12 岁,最大者 70 岁,绝大多数患者(50/57 例 = 87.7%)是在 30~59 岁之间。

2. 病因 原发性肝癌的真实病因,像其他癌肿一样,至今尚未明确,据临床和实验的观察,可能与下列因素有关:

(1) 肝硬化:肝硬化与肝癌的关系极为密切。据临床观察,肝癌患者约 65%~80% 并有肝硬化现象,而据尸检之资料,约 4.5%~10% 的肝硬化患者并有肝细胞癌。大概患肝硬化者,其肝细胞有代偿性增生,一旦此种增生超过正常范围,即有可能转变为癌。亦可能某种刺激因素先使肝脏产生硬变,再进而转化为癌。然而年龄较轻的肝癌患者多不伴有肝硬化,故肝癌与肝硬化的关系尚不能谓已完全确定无疑。温州医学院附属医院 57 例肝癌中仅 13 例(24.5%)伴有肝硬化,而第二军医大学第一医院 181 例肝癌中有 126 例(69.6%)并发肝硬化。

(2) 慢性炎症:任何病变可导致肝脏广泛炎症和损害者,均可能引起肝脏的一系列变化,并最后导致肝癌之发生。Sanes 曾观察到在肝内胆管结石及胆管炎的基础上发生胆管细胞癌的事实。Stewart 等则曾结扎实验动物的肝胆管使发生胆汁积滞,结果导致胆管黏膜的乳头状及腺瘤样增生,且伴有明显的核深染色及丝状分裂现象。

(3) 肝寄生虫病:肝寄生虫病与肝癌的发生可能有关。它可能先引起肝脏的硬变,再进而发生癌变;也可能是由于肝细胞直接受到刺激的结果。但不少学者也注意到在印度尼西亚爪哇地方肝癌很常见,而该地既无肝蛭亦无血吸虫流行;在埃及则血吸虫病颇多而肝癌鲜见;因此肝寄生虫病与肝癌的关系尚有待进一步研究。

(4) 化学品的刺激:化学物质有致癌之作用者,迄今已发现有 250 种以上,其中凡属有机的偶氮化合物具有导致肝癌的可能性。早在 1932 年,Yoshida 即已发现把某些偶氮染料饲喂家鼠,能诱发原发性肝癌;而食品中常用的着色染料如"奶油黄"即为一种偶氮化合物(二甲氨基偶氮苯,P-dime-thyl-amlno-azoben-zene),由此导致肝癌发生自亦可能。偶氮染料在化学结构上与胆固醇酯、求偶素及胆酸等颇相近似,故此等物质在体内的自然存在,也可能是诱发肝癌的因素。

(5) 营养不良:长期的营养不良,特别是蛋白质和维生素 B 的缺乏,于肝癌的发生有一定影响。已经证明:癌组织中含有多量的 biotin,它与癌肿的生长与发展或有密切关系;而禽卵蛋白中则含有另一物质称为 avidin,能使 biotin 的吸收减少,作用迟缓,且可保护肝脏免遭毒害,对肝脏毒素有解毒作用。Smith 曾将卵蛋白和奶油黄共饲家鼠,发现可以使肝硬化与肝癌的发生率大为减少。酵母内的食物性因素,特别是复合维生素 B 或者核黄素,亦可减轻或抑制这些损害的发生。因此,长期的营养不良可能使肝脏易受毒素作用,最终导致肝癌。

(6) 其他因素:霉菌毒素中的黄曲霉毒素(aflatoxin)对实验动物有肯定的致癌作用,故人类如食用被黄曲霉毒素污染的花生或其他粮食制品,也可引起肝癌。先天性缺陷及种族或家族的影响,亦曾疑与某些肝癌的发生有关。其他如外伤、静脉充血等亦曾被疑为肝癌之病因,但均无确定佐证。

3. 预防　在中国,75%～80%的肝硬化和90%以上的肝癌与慢性乙型肝炎相关,还有相当部分的肝硬化和肝癌与丙型肝炎相关。因此慢性乙型或丙型肝炎患者预防肝癌的关键在于抑制乙肝和(或)丙肝病毒的复制、延缓肝硬化发病进程;提高自身免疫力;以及减少其他理化因素损伤等三个方面。

乙型或丙型肝炎一旦转为慢性化,肝硬化是必然的发展趋势。现有的医学手段尚不能完全清除慢性肝病患者体内的乙型肝炎病毒。但正规的抗病毒治疗,抑制病毒的复制程度,减少肝脏损伤,还是能起到延缓肝硬化病程、减轻肝硬化程度的效果。干扰素、拉米夫定等长期抗病毒治疗可显著降低肝癌的发生。

肝癌发生的因素非常复杂,乙肝病毒只是始动原因。食物中的黄曲霉素,饮水中的亚硝胺和其他污染物,某些重金属如铝、铜、锌等的密切接触,都与肝癌的发生有关系。应该通过综合的措施防止癌变的发生。尽可能避免使用损害肝脏的药物;避免进食霉变或污染的食物,避免有害的物理因子刺激,减少放射性物质对肝脏的照射。

三、病理

1. 大体分型　原发性肝癌肉眼观察时可以分为三种类型。

(1) 结节型:肝脏多呈硬变,但有结节性肿大;其结节为数众多,常在肝内广泛分布,直径自数毫米至数厘米不等,颜色亦有灰黄与暗绿等不同。

(2) 巨块型:肝脏往往有明显增大,且包有一个巨大的肿块;该肿块大多位于肝右叶,在肿块的周围或表面上则有继发的不规则突起。

(3) 弥散型:肝大小多正常,有时甚至反而缩小,似有广泛的瘢痕收缩;肝表面有无数的细小结节,外观有时与单纯的肝硬化无异,只有用显微镜检查方可确认。

肉眼观察原发性肝癌既有上述不同类型,其发生之方式因此也有不同解释。有的学者认为肝癌的发生是多中心的,即癌肿是同时或相继地自不同的中心生出;也有人认为癌肿的发生是单中心的,即癌肿初起时仅有一个中心,而肝内的其他结节均为扩散转移的结果。就临床的观点看来,不论肝癌是以何种方式发生,显然结节型及弥散型的肝癌更为严重,因为这种肝癌的恶性程度很高,且病变常累及肝脏的两叶,无法手术切除,预后最差。

2. 组织学分型　以组织学论之,则原发性肝癌也可以分为以下三类。

(1) 肝细胞癌(恶性肝瘤):一般相信系由实质细胞产生,约占肝癌病例之90%～95%,主要见于男性。其典型的细胞甚大,呈颗粒状,为嗜酸性,排列成索状或假叶状,于同一病例中有时可见结节性增生、腺瘤和肝癌等不同病变同时存在,且常伴有肝硬化。

(2) 胆管细胞癌(恶性胆管瘤):可能由肝内的胆管所产生,患者以女性为多。其肿瘤细胞呈圆柱状或立方形,排列成腺状或泡状。

(3) 混合型:即上述两种组织之混合,临床上甚为罕见。

上述组织学上之不同类别与肉眼所见的不同类型之间并无明显关系;不论是何种组织类型,肿瘤都可呈巨块型,或者弥布在整个肝脏中。总的说来,原发性肝癌绝大多数是肝细胞癌,主要见于男性,而在女性则以胆管细胞癌为多见。

由于肿瘤细胞的侵袭,肝内门静脉和肝静脉内可有血栓形成,因此约1/3的肝癌病例可有肝外的远处转移;以邻近的淋巴结和肺内最多,肋骨或脊柱次之,其他的远处转移则属罕见。上项远处转移,亦以肝细胞癌发生较早,而胆管细胞癌发生肝外转移者少见。

四、临床表现

原发性肝癌的临床病象极不典型,其症状一般多不明显,特别是在病程早期;而其病势的进展则一般多很迅速，通常在数星期内即呈现恶病质，往往在几个月至1年内即衰竭死亡。临床病象主要是两个方面的病变：①肝硬化的表现，如腹腔积液、侧支循环的发生，呕血及肢体的水肿等；②肿瘤本身所产生的症状，如体重减轻、周身乏力、肝区疼痛及肝脏肿大等。根据患者的年龄不同、病变之类型各异，是否并有肝硬化等其他病变亦不一定，故总的临床表现亦可以有甚大差别。一般患者可以分为四个类型。

(1) 肝硬化型：患者原有肝硬化症状，但近期出现肝区疼痛、肝脏肿大、肝功能衰退等现象；或者患者新近发生类似肝硬化的症状如食欲减退、贫血清瘦、腹腔积液、黄疸等，而肝脏的肿大则不明显。

(2) 肝脓肿型：患者有明显的肝脏肿大，且有显著的肝区疼痛，发展迅速和伴有发热及继发性贫血现象，极似肝脏的单发性脓肿。

(3) 肝肿瘤型：此型较典型，患者本属健康而突然出现肝肿大及其他症状，无疑为一种恶性肿瘤。

(4) 癌转移型：临床上仅有癌肿远处转移之表现，而原发病灶不显著，不能区别是肝癌或其他癌肿；即使肝脏肿大者亦往往不能鉴别是原发性还是继发性的肝癌。

上述几种类型以肝肿瘤型最为多见，约半数患者是以上腹部肿块为主诉，其次则为肝脓肿型，约1/3以上的病例有上腹部疼痛和肝脏肿大。肝癌的发生虽与肝硬化有密切关系，但临床上肝癌患者有明显肝硬化症状者却不如想象中之多见。除上述几种主要类型外，钟学礼等曾描述肝癌尚有突出的表现为阻塞性黄疸、腹腔内出血、血糖过低、胆囊炎和胆石症、慢性肝炎及腹内囊肿等现象者，共计将肝癌分成十种类型。有学者观察到不少肝癌可有上腹部饱胀不适、食欲减退、消瘦乏力等类似胃病的表现。此外，林兆耆等观察到肝癌患者有时周围血中白细胞数和中性粒细胞的百分比显著增加，骨髓检查则显示粒细胞显著增生，类似白血病；亦有因原发性肝癌细胞转移至腰椎引起损坏，表现为脊髓截瘫者，其实即是癌肿转移的一种表现而已。

1. 症状 肝癌患者虽有上述各种不同的临床表现，但其症状则主要表现在全身和消化系统两个方面。约60%~80%患者有身体消瘦、食欲减退、肝区疼痛及局部肿块等症状。其次如乏力、腹胀、发热、腹泻等亦较常见，约30%~50%的患者有此现象；而黄疸和腹腔积液则较国外报道者少，仅约20%的患者有此症状。此外还可以有恶心、呕吐、水肿、皮肤或黏膜出血、呕血及便血等症状。

2. 体征 患者入院时约半数有明显的慢性病容（少数可呈急性病容）。阳性体征中以肝脏肿大最具特征：几乎每个病例都有肝肿大，一般在肋下5~10cm，少数可达脐平面以下。有时于右上腹或中上腹可见饱满或隆起，扪之有大小不等的结节（或肿块）存在于肝脏表面，质多坚硬，并伴有各种程度的压痛和腹肌痉挛，有时局部体征极似肝脓肿。唯当腹内有大量腹腔积液或血腹和广泛性的腹膜转移时，可使肝脏的检查发生困难，而上述的体征就不明显。约1/3的患者伴有脾脏肿大，多数仅恰可扪及，少数亦可显著肿大至脐部以下。20%的患者有黄疸，大多为轻中度。其余肝硬化的体征如腹腔积液、腹壁静脉曲张、蜘蛛痣及皮肤黏膜出血等亦时能发现；其中腹腔积液尤属常见，约40%的患者可能有之。

上述症状和体征不是每例原发性肝癌患者都具有，相反有些病例常以某几个征象为其主要表现，因而于入院时往往被误诊为其他疾病。了解肝癌可以有不同类型的表现，当可减少诊断上的错误。

3. 少见的临床表现 旁癌综合征为肝癌的少见症状，如红细胞增多症、低血糖症等。红细胞增多症占肝癌患者中的10%左右，可能与肝细胞癌产生促红细胞生成素有关。低血糖症发生率亦为10%左右，可能与肝癌细胞可异位产生胰岛素或肝癌巨大影响肝糖的储备有关。但近年临床上肝癌并发糖尿病者并不少见。文献中经常罗列不少其他旁癌综合征，如高钙血症、高纤维蛋白原血症、高胆固醇血症等，但临床实践中并不多见。

4. 转移 肝癌的血路转移较多。侵犯肝内门静脉可致肝内播散；侵入肝静脉则可播散至肺及全身其他部位。肺转移常为弥散多个肺内小圆形病灶，亦有粟粒样表现或酷似肺炎和肺梗死者；如出现在根治性切除后多年者，则常为单个结节。肺转移早期常无症状，以后可出现咳嗽、痰中带血、胸痛、气急等。骨转移在晚期患者中并不少见，肾上腺、脑、皮下等转移亦可见到。骨转移常见于脊椎骨、髂骨、股骨、肋骨等，表现为局部疼痛、肿块、功能障碍等，病理性骨折常见。脑转移可出现一过性神志丧失而易误为脑血管栓塞。肝癌亦可经淋巴道转移至附近的淋巴结或远处淋巴结，常先见于肝门淋巴结，左锁骨上淋巴结转移亦时有发现。肝癌还可直接侵犯邻近器官组织，如膈、胃、结肠、网膜等。如有肝癌结节破裂，则可出现腹膜种植。

5. 并发症　常见的并发症包括肝癌结节破裂、上消化道出血、肝功能障碍、胸腔积液、感染等。少见者如因下腔静脉栓塞出现的相应症状等。肝癌患者的死亡原因通常为全身衰竭、肝性脑病、上消化道出血以及肝癌结节破裂内出血，偶见因肝静脉或下腔静脉癌栓脱落导致肺梗死而死亡。肝癌结节破裂表现为急腹痛，如小破裂可误为胆囊炎或急性阑尾炎，腹腔穿刺有血腹即为明证。上消化道出血多因食管胃底静脉曲张破裂出血，伴门静脉主干癌栓者可加重门静脉高压；上消化道出血还可能是肝功能障碍导致凝血机制低下、化疗药物损伤消化道黏膜等综合因素的结果。肝功能障碍常先有黄疸、腹腔积液，最终出现肝性脑病。胸腔积液多见于右侧，右侧血性胸腔积液可因右叶肝癌侵犯横膈所致。

6. 自然病程　过去报道肝癌的平均生存期仅2~5个月，但小肝癌研究提示，肝癌如同其他实体瘤一样也有一个较长的发生、发展阶段。复旦大学肝癌研究所资料显示，肝癌的自然病程至少两年。小肝癌如用药物治疗，其1、2、3、4、5年生存率分别为72.7%、36.4%、13.6%、13.6%和0；这一结果与Ebara报道的结果相仿，其小肝癌（<3cm）的1、2和3年生存率为90.7%、55.0%和12.8%。如果从患者患肝炎开始，由最早证实乙型肝炎开始至亚临床肝癌的发生，中位时间为10年左右。

五、实验室检查

肝癌的实验检查包括肝癌及其转移灶，肝病背景，患者的免疫功能，其他重要脏器的检查等，其中肝癌标记占最重要的地位。

1. 甲胎蛋白（AFP）　1956年Bergstrand和Czar在人胎儿血清中发现一种胚胎专一性甲种球蛋白，现称甲胎蛋白。1964年Tatarinov在肝细胞癌患者血中测得AFP。这种存在于胚胎早期血清中的AFP在出生后即迅速消失，如重现于成人血清中则提示肝细胞癌或生殖腺胚胎癌，此外妊娠、肝病活动期、继发性肝癌和少数消化道肿瘤也能测得AFP。至今，AFP仍为肝细胞癌诊断中最好的肿瘤标记，其引申包括AFP的异质体与单抗。我国肝癌患者约60%~70% AFP高于正常值。如用免疫反应或其他方法测得患者血内含有此种蛋白，要考虑有原发性肝细胞癌可能，而在胆管细胞癌和肝转移性癌则不会出现此种异常蛋白。试验的准确性仅为70%~80%，但本试验一般只有假阴性而极少假阳性；换言之，原发性肝癌患者AFP测定有可能为阴性，而试验阳性者则几乎都是肝癌患者，这对肝细胞癌与其他肝病的鉴别诊断有重要意义。由于AFP在寡聚糖链结构上的不同，用扁豆凝集素（LCA）和刀豆素A（Con A）可将其分为LCA亲和型与不亲和型，以及Con A亲和型与不亲和型。AFP异质体的检测有助良、恶性肝病的鉴别，有助原发与继发性肝癌的鉴别。

2. 其他实验室检查　随着病情的发展，多数患者可有不同程度贫血现象。白细胞计数虽多数正常，但有些病例可有明显的增加，可增至$20 \times 10^9/L$以上。林兆耆报道的207例肝癌中有2例呈类白血病反应，其白细胞数分别增至$120 \times 10^9/L$和$88.5 \times 10^9/L$，中性粒细胞分别占95%与99%，且细胞内出现毒性颗粒。

各种肝功能试验在早期的原发性肝癌病例多无明显变化，仅于晚期病例方见有某种减退。总体来说，肝功能试验对本病的诊断帮助不大。

六、影像学检查

1. 超声波检查　肝癌常呈"失结构"占位，小肝癌常呈低回声占位，周围常有声晕；大肝癌或呈高回声，或呈高低回声混合，并常有中心液化区。超声可明确肝癌在肝内的位置，尤其是与肝内重要血管的关系，以利指导治疗方法的选择和手术的进行；有助了解肝癌在肝内以及邻近组织器官的播散与浸润。通常大肝癌周边常有卫星结节，或包膜不完整；超声显像还有助了解门静脉及其分支、肝静脉和下腔静脉内有无癌栓，对指导治疗选择和手术帮助极大。术中超声有助检出术前遗漏的小肝癌，可更清晰地反映肿瘤与重要管道的相互关系，指导肝段或亚肝段切除，供冷冻治疗深度的监测。彩色超声有助了解占位性病变的血供情况，对肝癌与肝血管瘤的鉴别诊断有重要帮助；凡有动脉血供的占位性病变，又有 HBV/HCV 背景者，应高度警惕。超声还可用于作细针穿刺活检，或作瘤内无水乙醇注射；还可了解癌周肝是否并发肝硬化，对肝细胞癌的诊断有辅助作用。超声显像的优点：为非侵入性，易于重复应用，价格相对较低廉，无放射性损害，敏感度高。缺点为：存在超声难以测到的盲区，影像的清晰度受治疗的影响（如经导管化疗栓塞后），受操作者解剖知识、经验与操作细致与否的影响。

2. 电子计算机断层扫描（CT） CT 在肝癌诊断中的价值有：有助提供较全面的信息，除肿瘤大小、部位、数目外，还可了解肿瘤内的出血与坏死，其分辨力与超声显像相仿；有助提示病变性质，尤其增强扫描，有助鉴别血管瘤。通常肝癌多呈低密度占位，增强扫描后期病灶更为清晰；近年出现的螺旋 CT，对多血管的肝癌，动脉相时病灶明显填充；CT 肝动脉 - 门静脉显像在肝癌诊断中的价值也得到重视；碘油 CT 有可能显示 0.5cm 的肝癌，即经肝动脉注入碘油后 7～14 天再作 CT，则常可见肝癌结节呈明显填充，既有诊断价值，又有治疗作用；CT 还有助了解肝周围组织器官是否有癌灶。CT 的优点是提供的信息比较全面，缺点是有放射线的影响，且价格比超声高。

3. 磁共振成像（MRI） MRI 的优点是：能获得横断面、冠状面和矢状面三维图像；对软组织的分辨较好；无放射线影响；对与肝血管瘤的鉴别有特点；不需要增强即可显示门静脉和肝静脉分支。通常肝癌结节在 T_1 加权图呈低信号强度，在 T_2 加权图示高信号强度。但亦有不少癌结节在 T_1 示等信号强度，少数呈高信号强度。肝癌有包膜者在 T_1 加权图示肿瘤周围有一低信号强度环，而血管瘤、继发性肝癌则无此包膜。有癌栓时 T_1 呈中等信号强度，而 T_2 呈高信号强度。

4. 放射性核素显像 由于超声显像、CT、MRI 等的问世，核素显像在显示小肝癌方面已落后于前者。近年由于单光子发射计算机断层仪（SPECT）的出现，使放射性核素显像又重新受到重视。血池扫描有助肝血管瘤与肝癌的鉴别。近年由于放射免疫显像的兴起，采用放射性核素标记相对特异抗体，可能获得肿瘤的阳性显像。通常的核素扫描，肝癌多呈阴性缺损区。但用 ^{99}Tc - PMT 肝胆显像剂作延迟扫描，约 60% 肝癌，尤其分化好的肝癌有可能获得阳性显像。近年正电子发射计算机断层显像（PET）的问世，将有助了解肿瘤代谢，研究细胞增殖，进行抗癌药物的评价，以及预测复发等。

5. 肝动脉和门静脉造影 由于属侵入性检查，近年已不如超声显像与 CT 的常用。通常仅在超声与 CT 仍未能定位的情况下使用。近年出现数字减影血管造影（DSA）使其操作更为简便。肝癌的肝动脉造影的特征为：肿瘤血管、肿瘤染色、肝内动脉移位、动静脉瘘等。肝动脉内注入碘油后 7～14 天作 CT，有助 0.5cm 小肝癌的显示，但有假阳性。目前肝癌作肝血管造影的指征通常为：临床疑肝癌或 AFP 阳性，而其他影像学检查阴性；多种显像方法结果不一；疑有卫星灶需作 CTA 者；需作经导管化疗栓塞者。

七、诊断、鉴别诊断和临床分期

1. 诊断 20 世纪 60 年代末 AFP 的应用将"临床诊断"推进到"亚临床诊断"；80 年代医学影像学的进步使亚临床诊断提高到 1cm 的水平。目前肝癌的诊断还是依靠甲胎蛋白结合影像学的分析。

血清 AFP 通常正常值为 20μg/L 以下。凡 AFP > 500μg/L 持续 1 个月或 AFP > 200μg/L 持续 2 个月而无肝病活动证据，可排除妊娠和生殖腺胚胎癌者，应高度怀疑肝癌，通过影像学检查加以确诊。对肝癌诊断而言，假阳性主要来自与胚肝、卵黄囊、胚胎胃肠道有关的少数良、恶性疾病，尤其是肝炎与肝硬化伴活动性病变者。AFP 对肝细胞癌的临床价值可归纳为：为各种诊断方法中专一性仅次于病理检查的诊断方法；为目前最好的早期诊断方法之一，可在症状出现前 6～12 个月作出诊断；为反映病情变化和治疗效果的敏感指标；有助检出亚临床期复发与转移。又肝癌患者病情变化时其血清的 AFP 浓度也会随之变化，病情好转时 AFP 浓度降低，病情恶化时 AFP 浓度升高，故甲胎蛋白的定期复查，对判断肝癌患者的疗效和预后也有一定价值。

凭发病史、症状和体征及各种化验资料分析，最多仅能获得本病的拟诊，而确切的诊断则有赖于病理检查和癌细胞的发现，临床上大多通过下列不同的方法来达到确定诊断的目的：①肝脏穿刺；②腹腔积液或胸腔积液中找癌细胞；③锁骨上或其他淋巴结或转移性结节之活组织检查；④腹腔镜检查；⑤剖腹探查等。

肝脏穿刺是诊断肝癌最常用的一种方法。如穿刺方法正确，应该没有多大危险性而又能获得较高的确诊率。穿刺途径以经由腹壁刺入为佳，且必须从可以扪及的结节处刺入，如此可有较多的机会找到癌组织或癌细胞，否则盲目穿刺，失败的机会必然较多。穿刺前应常规测定出凝血时间及凝血酶原时间，有出血趋势者穿刺应属禁忌；有深度黄疸或显著之血管硬化者亦忌穿刺。刺入之深度一般不应超过8cm，针头拔出后应紧压穿刺点3～5分钟，如此当可避免严重之穿刺后腹内出血。抽出物仅为少量黄白色的癌组织碎块，大多混在血液中，或者附着在注射器之内壁或穿刺针内，应小心用盐水冲洗并用细纱布滤出，然后将所得活组织作成涂片或切片检查，一般确诊率约在75%～85%之间。必须指出的是，穿刺活检一般虽不致有出血危险而又能获得较高的诊断率，但它肯定有使癌细胞播散的危险；对于有手术治疗可能的患者多不采用。

腹腔镜检查亦颇有助于诊断。诊断正确率高达90%以上；林兆耆报道的病例中有35例进行过腹腔镜检查，其中28例的结果符合于临床诊断。但癌肿如位于肝脏深部或膈面，或肝周围有广泛粘连者，腹腔镜检查即不可能获得满意结果；少数病例如弥漫型肝癌与Laennec肝硬化，结节型肝癌与坏死后性肝硬化，有时单凭肉眼观察也不易辨认而可能误诊；且目前腹腔镜检查在国内因限于设备尚不普遍，故其实际应用价值似不如正确的肝脏穿刺为高。

2. 鉴别诊断　对有症状的大肝癌患者，鉴别一般没有困难。但在少数病例，其表现比较特殊，即使晚期病例也可能存在诊断上的困难。误诊原因和鉴别方法大概可归纳为下列几种。

（1）腹内炎性肿块误诊为肝癌，或腹内其他恶性肿瘤（如胃癌、结肠癌、胰腺癌、胆囊癌，或右侧肾癌等）误诊为肝癌。前一种情况根据病史分析、肿块硬度以及有无结节感，必要时进行穿刺活检，一般不难作出鉴别；后一类情况采用钡餐X线检查、胆囊造影或肾盂造影等方法，大多亦可作出诊断。

（2）原发性肝癌并发肝硬化，固有大量腹腔积液及其他肝硬化的体征而掩盖了肝癌的存在。此在适当抽出腹腔积液后再作体检，往往可以触得肿大而具有结节感的肝脏，必要时作肝脏穿刺，可以作出鉴别。

（3）原发性肝癌周围有明显的右上腹疼痛、发热、白细胞增多、局部压痛和腹肌紧张，被误诊为肝脓肿或胆石症等。因肝癌内部大量坏死在扪诊时可有囊性感，也可被误诊为肝脓肿或其他囊肿。偶尔，肝癌组织破溃出血，可引起剧烈腹痛及各种腹膜刺激征，甚至出现休克，被误诊为脾破裂或其他的内出血。上述各种情况的临床确诊往往非常困难，只有在剖腹探查后方能真相大白。

（4）肝癌发生转移，如转移至脊柱、脊髓引起截瘫者可误诊为脊髓肿瘤，有继发腹膜转移者可能误诊为腹膜结核。上述情况也只有在剖腹手术后或尸体解剖时方能明确诊断。

（5）各种继发性肝癌误诊为原发性肝癌。一般说来，原发性肝癌的病程进展较快，黄疸可能较深，但主要需详细检查肝脏以外其他器官有无癌肿，有时依靠甲胎蛋白检查和肝穿刺活检也能鉴别是否为原发癌。

（6）偶尔，弥散性的原发性肝癌可能误诊为Laennec肝硬化，或者结节性肝癌误诊为坏死后性肝硬化；此则唯有作肝脏穿刺或剖腹探查，方能确定诊断。

3. 临床分期　国际抗盟（UICC）的肝癌TNM分期2002年第6版作了一些修改。T、N、M分类主要依据体检、医学影像学和（或）手术探查。

T_1：单发肿瘤，无血管浸润。

T_2：单个肿瘤，有血管浸润；多个肿瘤，最大者直径≤5cm。

T_3：多发肿瘤，最大者直径>5cm，侵及门静脉或肝静脉的主要属支。

T_4：侵及除胆囊以外的邻近器官，穿透脏腹膜。

N_1：有区域淋巴结转移。

M_1：有远处转移。

进一步分为Ⅰ～Ⅳ期：

Ⅰ期：T_1　N_0　M_0

Ⅱ期：T_2 N_0 M_0
Ⅲa期：T_3 N_0 M_0
Ⅲb期：T_4 N_0 M_0
Ⅲc期：任何T N_1 M_0
Ⅳ期：任何T 任何N M_1

八、治疗

1. 肝癌外科治疗的基本原则和手术适应证　肝癌外科治疗中的基本原则是既要最大限度切除肿瘤又要最大限度地保护剩余肝脏的储备功能。我国肝癌患者85%～90%并发有肝硬化，原则上以局部切除代替规则性切除。具体而言：①对并发明显肝硬化者，宜作局部根治性切除，2cm切缘可保证切除的根治性；②对伴有明显肝硬化，肿瘤巨大不宜做一期切除者，可作肝动脉结扎、化疗栓塞等综合治疗，待肿瘤缩小后再做二期切除。

近年来，对一些特殊病例也有采取更积极的外科治疗，如：①除因肝功能失代偿所致肝细胞性黄疸外，部分因肝门区肝癌压迫或癌栓侵犯胆管所致的梗阻性黄疸患者，如无其他手术禁忌证亦可作肝癌切除合并胆管癌栓取出，常可使黄疸消退；②对于肝癌伴有门静脉主干癌栓或肝癌并发脾亢，食管胃底静脉曲张乃至出血者，如肝脏代偿功能良好，可行肝癌切除，同时门静脉取癌栓并注入抗癌药物或肝癌切除并发脾切除和断流或分流术；③对大肝癌或特殊部位的肝癌如Ⅷ段肝癌、尾状叶肝癌、肝腔结合部肝癌，若不伴肝硬化，也可积极行根治性切除。积极治疗的前提是对肝癌的可切除性要有一个准确的估计和把握，精细的影像学检查及反复的超声共参是把握能否切除的关键，另外还须主刀医师肝外科技术娴熟，助手配合默契，对大出血等并发症处理有相当的经验。

并发肝硬化者肝切除范围原则一般为：轻度硬化可耐受半肝或扩大半肝切除，中度硬化且余肝肥大可行半肝切除，重度硬化只考虑局部切除；对术前肝功能评价，其失代偿标准一般为：总胆红素或ALT大于正常值2倍，凝血酶原时间小于正常值50%，总蛋白小于6g或白蛋白小于3g。现经术前后积极保肝和支持治疗，部分肝功能失代偿并非是肝切除的绝对禁忌证。一般有黄疸、腹腔积液者无手术指征，但因肝门区肝癌尤其是肝门胆管细胞癌（Klatskin癌）压迫引起梗阻性黄疸者，也可考虑手术探查。或行肿瘤根治性切除，或行肿瘤姑息性切除+胆管内支架治疗。无法切除者可单行HAI+HAL或TACE，也可合并或单行PEI、局部外放射，极个别可获二期切除。无法耐受手术探查者，应尽量缓解梗阻性黄疸，可考虑行经皮肝穿刺胆管引流（PTCD）、经内镜放置鼻胆管或内支架引流等治疗。

肝癌能否切除应根据肿瘤情况、肝硬化程度等综合判断。从肿瘤角度而言，一般涉及肿瘤大小、数目、位置、是否并发癌栓等方面：①对亚临床肝癌或小肝癌，如肝功能代偿应力争手术切除，并发肝硬化者宜局部切除，对并发严重肝硬化、肝萎缩者则应慎重切除。对不能切除的小肝癌，可行姑息性外科治疗，也可术中或术后行B超引导下瘤内无水乙醇注射（PEI），未行HAI、HAL者可行经皮肝动脉化疗栓塞治疗（TACE）。肝功能失代偿者，宜首选PEI等局部治疗，少数可酌情试行TACE。②大肝癌切除包括一期切除和二期切除两方面，对肝功能代偿的大肝癌应力争根治性切除，现在认为肿瘤大小并非是可否切除的决定性因素，余肝大小和肝硬化程度是大肝癌能否切除的关键。对并发较严重肝硬化或余肝小而无法耐受根治性切除者宜采用二期切除。综合治疗是使肿瘤缩小的重要途径，一旦肿瘤缩小有切除可能应争取二期切除。同时，由于姑息性切除疗效较差，术后复发、转移机会大，应尽量避免，但对肿瘤巨大有破裂出血可能者亦应考虑，术后可辅以TACE等后续治疗。对已有肝内播散的大肝癌，可行HAI+HAL或TACE治疗。大肝癌肝功能失代偿者，只宜行免疫治疗、生物治疗或中药治疗等，少数可试行TACE。③对多发性肿瘤，结节弥散或分布于两叶者，不考虑手术切除。对肝内播散结节邻近肿瘤、有可能切除较彻底者，可手术切除，但疗效稍差。④由于肝脏管道系统错综复杂，肿瘤的解剖位置对技术上能否切除有很大影响。主要表现在中央型肝癌，尤其是Ⅰ段和Ⅷ段肝癌，过去多采用非手术切除方法。随着肝外科技术的提高，切除例数已有所增加。尽管切除中央型肝癌在技术上有较大困难，也有很大的手术风险，总体疗效也不够理想，但如有条件仍以采取积极的手术切除加术后综合治疗为好。

如肿瘤与大血管关系太密切，技术上有困难，肝硬化很严重，则不应盲目尝试手术切除。⑤左叶肝癌尽可能采用左外叶或左半肝等规则性切除；右叶肝癌以局部不规则切除为主，既争取根治，又需考虑手术安全。⑥既往认为肝癌并发门脉癌栓者已失去肝切除机会。但由于其极易发生食管静脉曲张破裂出血、肝功能衰竭、顽固性腹腔积液或肿瘤自发性破裂，导致数月内病情急剧恶化或死亡，因此近年来多主张开展积极的手术治疗。对肿瘤能切除者，行肿瘤切除 + 门脉切端或门脉主干、分支切开取栓，术后行 TACE 等治疗。对肿瘤无法切除者，可考虑行肝动脉、门静脉双插管术，但肝动脉不宜结扎。对无法耐受手术探查者，可行 PEI、B 超引导下经皮门静脉穿刺化疗或经皮门静脉内置管化疗，也可行经皮肝动脉化疗，栓塞治疗则宜慎用。⑦对个别肝癌并发肺转移者，由于肿瘤较大有破裂出血可能而技术上又有可能切除时，亦可考虑切除肝癌病灶。

肝癌手术适应证具体为：①患者一般情况好，无明显心、肺、肾等重要脏器器质性病变。②肝功能正常或仅有轻度损害，肝功能分级属Ⅰ级；或肝功能分级属Ⅱ级，经短期护肝治疗后有明显改善，肝功能恢复到Ⅰ级。③肝储备功能正常范围。④无广泛肝外转移性肿瘤。⑤单发的微小肝癌（直径≤2cm）。⑥单发的小肝癌（直径 > 2cm，≤5cm）。⑦单发的向肝外生长的大肝癌（直径 > 5cm，≤10cm）或巨大肝癌（直径 > 10cm），表面较光滑，界限较清楚，受肿瘤破坏的肝组织少于30%。⑧多发性肿瘤，肿瘤结节少于3个，且局限在肝脏的一段或一叶内。⑨3 ~ 5个多发性肿瘤，超越半肝范围者，作多处局限性切除或肿瘤局限于相邻2 ~ 3个肝段或半肝内，影像学显示，无瘤肝脏组织明显代偿性增大，达全肝的50%以上。⑩左半肝或右半肝的大肝癌或巨大肝癌；边界清楚，第一、第二肝门未受侵犯，影像学显示，无瘤侧肝脏明显代偿性增大，达全肝组织的50%以上。⑪位于肝中央区（肝中叶，或Ⅳ、Ⅴ、Ⅷ段）的大肝癌，无瘤肝脏组织明显代偿性增大，达全肝的50%以上。⑫Ⅰ段的大肝癌或巨大肝癌。⑬肝门部有淋巴结转移者，如原发肝脏肿瘤可切除，应作肿瘤切除，同时进行肝门部淋巴结清扫；淋巴结难以清扫者，术后可进行放射治疗。⑭周围脏器（结肠、胃、膈肌或右肾上腺等）受侵犯，如原发肝脏肿瘤可切除，应连同作肿瘤和受侵犯脏器一并切除。远处脏器单发转移性肿瘤，可同时作原发肝癌切除和转移瘤切除。以上适应证中，符合第5 ~ 8项为根治性肝切除术，符合第9 ~ 14项属相对姑息性肝切除术。

2. 手术操作要点　肝癌切除有规则性和不规则性切除。肝癌肝切除术的技术，涉及的关键性步骤是患者体位、麻醉、切口的选择、肝血流的阻断、肝切除量的判断、肝实质的离断和紧贴肝门及下腔静脉肿瘤的处理等。

我们的经验是：①左叶肿瘤取平卧位，右前叶肿瘤右侧垫高45°，右后叶肿瘤90°向左侧卧位。②一般取全身麻醉加硬膜外麻醉，保证足够的肌松对肝切除极重要。③采用肋缘下斜切口，避免开胸，可显著降低术后并发症发生。④对小肝癌而言，左侧者可做左外叶切除或左半肝切除，也可以做局部切除，右叶者通常做离开肿瘤边缘2cm的局部切除，无肝硬化肝切除的极量为80% ~ 85%。⑤采用常温下间歇性肝门阻断方法施行肝切除术，每次阻断时间应尽量控制在20分钟之内，但对有明显肝硬化者，每次肝门阻断时间应适当缩短，一般以15分钟为好。对位于肝脏周边的小肝癌可不做肝血流阻断，术中用手指挤压止血即可。⑥肝实质的离断方面采用指捏加钳夹法可显著缩短手术时间，并对深部如接近下腔静脉处的血管处理要有一个较好的手术视野。肝创面要认真止血，检查有无胆汁，用大网膜覆盖缝合固定或做创面对拢缝合。⑦对大血管损伤的处理，在肝切除实践中真正的下腔静脉横断需重新吻合的机会罕见，绝大多数为侧壁受侵，直视下予以缝合或钳夹后修补甚为安全，不需生物泵的支持。⑧术中B超有助于检测肿瘤大小、范围、有无癌栓、子灶等，利于根治性切除。⑨术中、术后充分供氧，充分引流，并给予必要的保肝治疗。

（1）控制术中出血的方法：肝脏具有复杂的管道系统，血供丰富，保证术野清楚，尽可能减少切肝时出血和避免损伤肝内外重要结构，同时尽量缩短肝缺血时间，减少术后肝功能损伤，是肝脏手术的关键。我国原发性肝癌患者约90%并发不同程度肝硬化，对出血和缺血的耐受程度均大大降低，因此要求外科医师在术中根据肿瘤部位、大小尤其是肝硬化程度，合理选用控制出血的方法。目前方法有第一肝门暂时阻断法、褥式交锁缝扎法、半肝暂时阻断法、常温下全肝血流阻断法等，其中常用者为第一肝门暂时阻断法，采用乳胶管或普通导尿管套扎肝十二指肠韧带，方法简单且控制出血较满意。对并发肝硬化者，一次肝门阻断时间不宜超过10~15分钟，但必要时可间歇阻断。对并发严重肝硬化者，也可不阻断肝门，但切肝时应细致钳夹各管道以减少出血，如有难以控制的大出血时，可以左手示指探入小网膜孔内，拇指在前，两指压迫肝蒂可暂时减少出血；或采用微波切肝，既可减少出血又可杀灭切缘残癌，一般毋需阻断第一肝门。褥式交锁缝扎法适用于病变较小而又位于肝边缘或肝组织较薄部位的肝切除，采用直针或大圆弯针距切缘约1cm处作贯穿全层肝组织的间断褥式交锁缝合。术中如估计有可能损伤下腔静脉等大血管或需切除部分下腔静脉管壁时，可采用常温下全肝血流阻断法。除乳胶管套绕肝十二指肠韧带阻断第一肝门外，可预先游离肝上、肝下下腔静脉并用细乳胶管套绕，以备随时阻断，方法为依次阻断第一肝门，肝下及肝上下腔静脉，然后切除肿瘤或修补血管，开放次序与阻断相反。此法不同于低温灌注无血切肝术，不需经门静脉和肝动脉插管冷灌注，也不需要阻断腹主动脉，操作简单、平稳，对血流动力学影响小，也无空气栓塞危险，术后并发症少。但全肝血流阻断时间受限，如并发肝硬化时阻断时间最好限定在15分钟以内，术者应具备熟练的切肝技术。

（2）无瘤手术原则：由于肝脏在腹腔内位置较高且深，暴露较困难。现虽有肝拉钩协助术野显露，但在游离肝脏过程中，有时难免使肝脏和肿瘤受到挤压，有可能增加肿瘤转移的机会。但外科医师在肝肿瘤切除过程中仍需尽量遵循无瘤手术原则，尽量不直接挤压肿瘤部位，在切肝前可在切除范围内切线和肿瘤边缘之间缝合2~3针牵引线，既有利于切线内管道显露和处理，又有利于牵拉肝实质后减少肝断面渗血，而避免术者直接拿捏肿瘤。

（3）肝断面处理：肝断面细致止血后上下缘或左右缘对拢缝合，对小的渗血点亦可达压迫止血作用。如肝断面对拢缝合张力大，或邻近肝门缝合后有可能影响出入肝脏的血流者，可采用大网膜或镰状韧带覆盖后缝合固定。近来，我们对此类肝断面常涂布医用止血胶再用游离或带蒂大网膜覆盖，止血效果满意。

3. 术后并发症的预防和处理

（1）术后出血：与术中止血不周、肝功能不佳引起的出血倾向、断面覆盖或对合不佳等有关。术前要注意患者的凝血功能，术中要争取缩短手术时间，对较大的血管要妥善结扎，断面对合给予一定的压力且不留死腔。一般保守治疗，若出血不止需探查。

（2）功能失代偿：主要原因为肝硬化条件下肝切除量过大、术中失血过多、肝门阻断时间过长。处理包括足够的氧供，血与蛋白质的及时和足量的补充及保肝治疗。

（3）胆漏：左半肝和肝门区肝癌切除后多见。术中处理肝创面前必须检查有无胆漏，处理主要是充分的引流。

（4）膈下积液或脓肿：多见于右肝的切除，尤其是位于膈下或裸区者。主要与止血不佳，有胆漏或引流不畅有关。治疗主要是超声引导下穿刺引流。胸腔积液需考虑有无膈下积液或脓肿。

（5）胸腔积液：多见右侧肝切除后。治疗主要是补充白蛋白和利尿，必要时抽胸腔积液。

（6）腹腔积液：多见肝硬化严重者或肝切除量大者。处理为补充白蛋白和利尿。

4. 外科治疗进展

（1）小肝癌切除：早期诊断是早期切除的前提。在高危人群和体检人群中开展AFP及B超检测，使小肝癌数有显著增加，小肝癌或微小肝癌切除可有效改善预后而术后发生肝功能衰竭的危险远较大肝癌小。复旦大学肝癌研究所963例小肝癌（≤5cm）切除的5年生存率为65.1%，40年间3 227例肝癌术后生存5年以上者328例，其中小肝癌占57.0%。

（2）难切部位肝癌切除：中央型肝癌，特别是Ⅳ段、Ⅷ段、Ⅰ段肝癌解剖位置特殊，近年来由于解剖技术不断提高，国内外均有较多报道。肿瘤侵犯腔静脉或门静脉主干而需作静脉补片或血管移植，对于肝功能良好或无肝硬化者，无血切肝法使手术过程更加从容、有效。

（3）复发性肝癌再切除：复发后再手术是延长无瘤生存的重要方法。复旦大学肝癌研究所154例根治切除后复发的再切除，其5年生存率自第1次手术算起为56.1%，且有55例生存5年以上，而37例行姑息性外科治疗（肝动脉结扎，插管和冷冻治疗）的5年生存率为44.4%，因此有条件者应积极提倡再手术切除。对于转移至腹腔、肺等单个病灶，若条件允许，再切除能延长患者的生命，而肝功能差，病灶深藏或多个的复发肝癌，则采用射频、微波、冷冻或 TACE、瘤内药物注射等方法，疗效确实，也简单易行。

(4) 肝癌的二期切除：巨大无法切除肝癌经综合治疗缩小后的切除，称为肝癌的二期切除。有可能使大肝癌变小的方法为：外科治疗包括 HAL、OHAE、DDS 等，非手术治疗的方法包括 TACE、PEI、导向治疗等，目前临床上以 TACE 最为常用。术后病理结果表明，即使经过综合治疗肿瘤有所缩小，但仍有残瘤细胞生长，表明二期切除有其必要。目前肝癌二期切除率报道不一，主要原因在于对原发肿瘤可切除性的判断上尚缺乏统一的尺度，肝癌的二期切除虽能使部分中、晚期肝癌获得二期切除的机会，但应注重避免这一方法的盲目性应用和范围的扩大化，应有一个准确的、精细的判断：①巨大肝癌，只要包膜完整，无子灶，无血管瘤栓，肝功能代偿良好，即使靠近肝门部，也应首选一期手术，此类手术的手术死亡率和严重并发症发生率已降低至最低点，术后复发率也不一定比小肝癌高；②可切除性肝癌，只要边界清楚，无子灶，仍应首选一期切除，不必待 TACE 后再手术，以免部分患者失去根治切除机会，此处应将二期手术和术前 TACE 这两个概念区分开；③术前判断确为无法切除的巨大肝癌，首选 TACE。术中探查发现的无法切除肝癌可行微波固化、冷冻、多极射频等治疗。是否作肝动脉结扎、化疗栓塞，还是留待术后做 TACE 尚是一个值得对比研究的问题，但后者可反复进行是其优点；④TACE 有效的病例，肿瘤缩小后应不失时机地做二期切除。病理资料表明，约 80% 的患者 TACE 后瘤灶内存在生长活跃的癌组织，肝内外转移甚为常见。因此 TACE 仍属非根治性治疗方法，尚无法取代手术切除的地位。

(5) 肝癌并发门静脉癌栓的外科治疗：近年来随着肝癌综合治疗水平的提高及手术技术的进步，对门静脉癌栓（PVTT）治疗的认识趋于更积极，部分患者经过以手术为主的多模式综合治疗，疗效也有大幅度的提高，明显延长了生存时间，改善了生活质量。肝癌并发 PVTT 的手术切除指征包括：①患者一般情况较好，无明显心、肺、肾等重要脏器器质性病变；②肝功能属于 Child–Pugh A 或 B 级；③肝癌局限在半肝，无肝脏以外的转移；④估计切除原发灶的同时可一并切除主支癌栓或可经门静脉残断或切开主干能取净癌栓。

Yamaoka 等总结了肝癌并发 PVTT 的 5 种切除方式：①半肝切除：肝癌原发灶位于左或右半肝，将原发灶连同 PVTT 及其相应的门静脉一并切除；②气囊导管法：类似 Fogarty 导管取栓法，暂时阻断门静脉主干，在门静脉侧壁上切一小口，从此小口中插入气囊导管，直至超过 PVTT 所在处，然后用匙刀吸引器刮、吸癌栓；③搭桥术：当 PVTT 侵及门静脉壁很难取出癌栓时，可连同 PVTT 所在的门静脉支一并切除，然后用自体髂外静脉在脐静脉和门静脉主干之间搭桥保持门静脉血流至肝脏；④门静脉端端吻合术：当 PVTT 位于肝段门静脉分支交叉口时，先暂时阻断门静脉主干及第一分支，切除 PVTT 所在的门静脉支，然后再行门静脉分支间端端吻合；⑤开窗术：门静脉主支或主干的癌栓，可暂时行全肝血流阻断，利用转流泵将门静脉和下腔静脉血流转流至腋静脉，纵行切开门静脉，取出 PVTT，最后连续缝合门静脉切口，这样行肝切除加 PVTT 切除出血很少。复旦大学肝癌研究所余业勤阐述了其采用的 PVTT 的切除方法：当行肝切除后，在十二指肠稍上方处，左手捏住门静脉主干，再开放门静脉分支残端，因门静脉腔压力较高，癌栓即成条成块地被排出。如癌栓堵塞很紧，需钳夹或用吸引器头插入腔内将其吸出，或用导管插入生理盐水缓缓冲吸。阻断门静脉的手指放松，见残端血流喷出呈扇形，提示癌栓已全部去除，缝合门静脉分支残端。术毕，以 B 超即时检测门静脉主干及分支，观察癌栓是否已完全清除干净，该方法简单可行，易于推广。

(6) 肝癌伴肝静脉、下腔静脉癌栓的外科治疗：肝癌伴肝静脉癌栓并不如门静脉癌栓常见，但癌栓可通过肝静脉侵犯下腔静脉甚至右心房，因此肝静脉癌栓患者很容易产生继发性 Budd–Chiari 综合征、肺梗死或肺转移等。对 HVTT 患者，肝切除及癌栓的清除是唯一获得根治的希望，但只有一小部分有良好肝功能储备的患者能耐受手术切除。单纯癌栓清除可以防止肺栓塞或减轻癌栓引起的水肿、腹腔积液等症状，但这样的手术效果短暂且有限，除非原发肿瘤能得到有效控制并能阻止癌栓进一步生长。即使手术能切除肿瘤及清除癌栓，预后依然很差，有报道认为术后预后与肝静脉癌栓的侵犯程度及是否伴有门静脉癌栓有关。手术技巧上，为控制出血及防止气栓形成，往往需行入肝或全肝血流阻断。复旦大学肝癌研究所吴志全等对手术进行改进，充分游离肝脏后，不阻断入肝或全肝血流，用手指控制肝上下腔静脉血流，经肝静脉断端或下腔静脉切口取栓，术式简单，对肝功能影响小，效果较好。

（7）肝癌并发胆管癌栓的外科治疗：HCC 并发胆管癌栓的患者只要：①全身情况良好，无重要脏器严重功能障碍；②肝功能基本正常，无腹腔积液；③肝内病灶局限于一叶或半肝内，胆管癌栓非弥漫性；④无远处转移，应尽早争取施行手术。手术治疗原则是切除肝脏肿瘤，解除胆管梗阻和清除胆管癌栓。

近年来常用的手术方式有以下几种。

1）肝癌切除加胆管癌栓清除术：此术式是本病最为理想的术式，其疗效类似于未侵犯胆管的肝癌切除。它的优点在于：①切除了肝癌原发病灶，防止癌栓继续侵入胆管；②清除了胆管癌栓，解除了胆管高压，改善了肝脏功能；③使后续治疗得以顺利进行。

2）肝癌切除加胆肠内引流术：若肿瘤已侵犯一侧肝门部，可行半肝切除，肝总管切除，行健侧肝管空肠 Roux-y 合术。

3）胆管探查取栓术：HCC 多伴有肝硬化，因肝硬化较重，结节样改变明显，有部分患者即使是手术中也未见肝脏肿瘤。还有相当一部分患者肿瘤较大或肿瘤侵犯第一、二肝门及周围重要血管，原发肿瘤无法切除，可行胆管切开取栓，引流减压。需要注意的是胆管单纯取栓时，可出现胆管出血，有时量很大，术中可用肾上腺素纱条压迫止血，同时行肝动脉结扎，T 形管引流。

4）肝动脉栓塞化疗（TAE）加胆管引流术：胆管癌栓与肝内原发灶接受同一动脉供血，因此 TAE 同时控制原发灶和胆管癌栓的生长，对肿瘤无法切除的患者也是一种积极的治疗方法。

5）肝移植：在国外，小肝癌是肝移植的主要适应证，而大肝癌和手术无法切除的肝癌是否适合做肝移植尚存在争议。

（8）姑息性外科治疗：尽管外科手术切除对肝癌的效果值得鼓舞，但临床上不能切除者占大多数，因此，切除以外的外科治疗有重要地位。切除以外的外科治疗称为姑息性外科治疗，分经血管和经手术的局部治疗。经血管的有肝动脉结扎（HAL），肝动脉插管药物灌注（HAI），门静脉插管药物灌注（PVI）及其合并应用。经手术的局部治疗包括冷冻治疗、术中微波、术中射频、术中瘤内无水乙醇注射、氩氦刀等。姑息性外科治疗的远期疗效不仅不差甚至优于有残癌的姑息切除。综合和序贯治疗能够使一部分肝癌缩小，为今后的二期切除获得根治提供了机会。

（9）肝癌的微创治疗：随着医疗技术和设备的飞速发展，腹腔镜肝脏外科以及经动脉栓塞化疗（CTA-CE）、射频毁损治疗（RFA）、经皮无水乙醇注射（PEI）、微波治疗（MCT）、外科冷冻和激光热消融（LTA）等肝癌局部治疗方法不断兴起，应用范围逐渐扩大，疗效不断提高，为外科治疗小肝癌提供了全新的微创外科手段，射频和微波都是有效安全的高温物理方法，对于小肝癌，尤其是伴有重度肝硬化的、或位于肝门区靠近大血管的小肝癌，疗效好且损伤小。对于大肝癌，术中反复多次并结合术后 TACE 应用，可提高疗效。RF 治疗方法应用时间短，有待今后进行深入研究。微波除热凝固效应外，还有增强机体免疫功能作用。氩氦刀冷冻是一种只在刀尖冷冻，刀柄保持常温，唯一可用氦气解冻的微创靶向冷冻仪器。刀尖在 60 秒内温度降至 -140℃，借助氦气又可使温度急速升至 +20~45℃，这种冷热逆转疗法对肿瘤摧毁更为彻底，并可调控肿瘤抗原，激活机体抗肿瘤免疫反应。氩氦刀冷冻治疗肝癌的适应证同微波和射频，术中冷冻对直径 >5cm 者也有效。腹腔镜微创外科对周边型小肝癌切除是一种简便有效的方法，但因视野小，出血不易控制，临床上尚难常规应用。

（10）肝癌肝移植：国内肝移植近年来有了较大的发展，累计的病例越来越多，疗效肯定的主要是肝胆系统良性终末性疾病。目前一致的意见是小肝癌作肝移植比小肝癌根治切除术后的 5 年生存率好或相近。Yamamoto 等对照研究日本国家癌症中心和美国匹兹堡医学中心的资料，其中伴有肝硬化的肝癌行肝切除者 294 例，行肝移植者 270 例，两组 1、3、5、10 年总体生存率相似。对伴有肝硬化的小肝癌或微小肝癌疗效确切，复发率也低。肝癌肝移植手术指征的问题一直存在争论，复旦大学附属中山医院已经开展了大肝癌肝移植的尝试，从目前的临床疗效来看，曙光初现，但是术后的肝炎复发、肿瘤复发和转移、排斥反应等问题有待在基础和临床方面进一步的研究。

肝癌的治疗注重个体化及序贯治疗。临床上，应结合患者一般情况，病灶部位和数量及肝脏体积，残肝大小，有无门静脉、胆管癌栓、远处转移及肝功能状况等综合分析，提倡以手术治疗为主的综合治疗原则：①能一期切除者首选手术切除，术前不行 TACE；②不能切除者，行 TACE、PEI、RFA、免疫、中药治疗等，争取使肿瘤缩小后二期切除；③对于根治性切除后估计复发倾向较大者（如大肝癌、肿瘤与血管较近或血管内有癌栓），则采用手术切除附加肝动脉和（或）门静脉置泵（DDS），术中术后进行预防性或治疗性栓塞化疗；④对于术中发现多灶不能完全切除者，采用主瘤切除，子瘤无水乙醇注射或冷冻，术后继续进行 TACE 和（或）PEI；⑤对肿瘤大，术中游离肝脏困难，有可能因挤压致癌细胞血管内扩散或切缘有阳性可能者行冷冻后切除或加 DDS，术中检查不能切除者，行冷冻、DDS，术后予 TACE 及 PEI；⑥根治性切除术后复发者争取再切除。

一百年的肝癌治疗史上，外科治疗始终占有最重要的地位，将来肝癌外科仍将占重要地位，但肝癌治疗的模式和重点将有所改变。综合治疗是肝癌治疗的主要模式；腹腔镜下的小肝癌切除将明显增加；微创外科以及微创外科观念将受到更多的关注；肝移植的数量将逐渐增多；肝癌治疗的疗效将显著提高；癌细胞生物学特性的研究将成为重点。

（沈　倩）

第四节　继发性肝癌

继发性肝癌是指身体其他部位的恶性肿瘤转移到肝脏而形成的肿瘤。由于肝脏特殊的肝动脉、门静脉双重供血特点，肝脏成为肿瘤转移最常见的器官，人体近50%的其他脏器的恶性肿瘤可发生肝转移。Pickren 报道9 700 例尸体解剖，共发现10 912处恶性肿瘤，其中肝脏转移4 444 例，占41.4%，是除局部淋巴结转移（57%）以外转移最多的器官。在我国继发性肝癌的发病率与原发性肝癌发病率相近；而在欧美发达国家则远较原发性肝癌多见，约为后者的20倍［(13~65)∶1]。恶性肿瘤发生肝转移者预后差，但随着外科技术的进步和治疗观念的改变，肝转移性肿瘤的预后有了改善，尤其是结直肠癌肝转移者术后5年生存率可达20%~40%。

全身各脏器的肿瘤均可转移到肝脏，最常见的转移途径是经门静脉和肝动脉。凡静脉血汇入门静脉系统的脏器如胃、肠、胰、胆囊、食管等的恶性肿瘤多循门静脉转移入肝，约占继发性肝癌的30%~50%。而肺、乳腺、肾脏、甲状腺、鼻咽等脏器的恶性肿瘤多经肝动脉转移入肝。另外，尚有少部分癌肿可直接浸润蔓延到肝脏或经淋巴道转移入肝，如胆囊癌、胃癌、胰腺癌、肠癌等。

一、临床表现

继发性肝癌的临床表现与原发性肝癌相似，但因无肝硬化，常较后者发展缓慢，症状也较轻。早期主要为原发灶的症状，肝脏本身的症状并不明显，大多在原发癌术前检查、术后随访或剖腹探查时发现。随着病情发展，肿瘤增大，肝脏的症状才逐渐表现出来，如肝区痛、闷胀不适、乏力、消瘦、发热、食欲缺乏及上腹肿块等。晚期则出现黄疸、腹腔积液、恶病质。也有少数患者（主要是来源于胃肠、胰腺等）肝转移癌的症状明显，而原发病灶隐匿不现。

二、实验室与影像学检查

1. 实验室检查　肝功能检查大多正常，肝炎病毒标志常阴性，血清碱性磷酸酶、乳酸脱氢酶、γ-谷氨酰转肽酶常升高，但无特异性。AFP 检查常阴性，少数胃肠肿瘤肝转移 AFP 可阳性，但浓度常较低，大多不超过 200mg/ml。消化道肿瘤特别是结直肠癌肝转移者，CEA 被公认具有一定特异性诊断价值，阳性率达60%~70%。对结直肠癌术后定期随访、及早发现肝转移具有重要意义。

2. 影像学检查　最常用者为超声显像。2cm 以上肿瘤的检出率可达90% 以上，但 1cm 以下肿瘤的检出率则较低，不超过25%；且容易漏诊、误诊，有时假阴性率超过50%。继发性肝癌在超声图像上表现为类圆形病灶，常多发。肿块较小时低回声多见，肿块大时则多为强回声，中心为低回声（"牛眼症"）。有时伴声影（钙化）。术中 B 超可发现直径 3～4mm 的极微小病灶，为目前最敏感的检查手段；并能帮助准确判断肿瘤与肝内主要管道（门静脉、肝静脉及肝管）的关系。CT 检查敏感性高于超声，达 80%～90%。特别是肝动脉造影 CT（CTAP）被公认是目前最敏感的检查手段之一，能检出直径仅 5mm 的病灶。表现为类圆形或不规则低密度病灶。注射造影剂后，病灶增强远不如原发性肝癌明显，仅病灶周围少许增强。MRI 的敏感性为 64%～90%，对小于 1cm 微小病灶的检出率高于 CT 和 B 超。用 AMI-25、钆（gadolinium）等增强 MRI 检查，可将敏感性提高到 96% 甚至 99%，并能检出直径 5mm 病灶，几乎可与 CTAP 媲美，而无侵入性。

三、诊断和鉴别诊断

1. 诊断　①有肝外原发癌病史或证据；②有肝肿瘤的临床表现，血清学检查 CEA 升高，而 AFP 阴性，HBsAg 阴性，影像学检查（B 超、CT、MRI 等）发现肝内实质占位（常散在、多发），呈继发性肝癌征象；③原发癌术中或腹腔镜检查发现肝实质占位并经活检证实。亚临床继发性肝癌的诊断则较困难。原发癌术中仔细探查肝脏，必要时术中 B 超，术后定期复查血清 CEA 等并结合 B 超、CT 等检查，有助于亚临床继发性肝癌的及早发现。

2. 鉴别诊断

（1）原发性肝癌：多有肝炎、肝硬化背景，AFP、乙肝或丙肝标志物常阳性，影像学检查肝内实质占位病灶常单发，有时并发门静脉癌栓。

（2）肝海绵状血管瘤：发展慢，病程长，临床表现轻。CEA、AFP 均阴性，乙肝与丙肝标志物常阴性，B 超为强回声光团，内有网状结构，CT 延迟像仍为高密度，肝血池扫描阳性。

（3）肝脓肿：常有肝外（尤其胆管）感染病史，有寒战、高热、肝区痛、血白细胞总数及中性粒细胞数增多，B 超声、CT 可见液平，穿刺有脓液，细菌培养多阳性。

（4）肝脏上皮样血管内皮细胞瘤：是一种非常罕见的肝脏恶性肿瘤。其临床表现、血清学检查以及 B 超、CT 等影像学表现都与继发性肝癌相似，临床上鉴别非常困难。尤其是原发癌隐匿的继发性肝癌，只能靠穿刺活检鉴别。穿刺组织第Ⅷ因子相关抗原阳性是其特征，为鉴别诊断要点。

四、治疗

继发性肝癌的自然病程与原发癌的生物学特性及肝脏受侵范围相关。肝脏受侵范围越大，预后就越差。如结肠来源的继发性肝癌其孤立性、局限性和广泛性转移的中位生存期分别为 16.7、10.6 和 3.1 个月。胃癌肝转移的中位生存期 6.1 个月，乳腺癌来源者 6 个月，而胰腺癌来源者仅 2.4 个月。有学者统计未经切除的继发性肝癌中位生存期 5 个月。其中来自结直肠者 8 个月，来自胃者 3 个月，来自胰者 2.5 个月。很少有长期生存者。Hughes 等综合文献报道 1 650 例未经治疗的继发性肝癌，仅发现 14 例存活 5 年以上，且其中仅 4 例是经组织学证实。

近年来随着诊断水平的提高，肝外科技术的进步以及肝动脉栓塞化疗、冷冻、微波、放射治疗、生物免疫治疗等多种治疗方法的综合应用，继发性肝癌的预后有了较大的改观。继发性肝癌的治疗主要有以下几种。

1. 手术切除

（1）适应证：①原发癌可以切除或已经切除；②肝转移灶单发或局限一叶，或虽侵犯二叶但肿瘤数目不超过 3 个；③术前详细检查无肝外转移灶；④患者全身情况尚可，无严重心、肺、脑疾患，肝肾功能正常。

（2）手术切除方式：继发性肝癌的切除方式与原发性肝癌相似，主要根据肿瘤大小、数目、位置及患者全身情况而定。因继发性肝癌患者多无肝硬化，可以耐受较大范围的肝脏切除，术中肝门阻断时间可以延长，必要时可达 30～45 分钟而无大碍。但单发小肿瘤，只须行局部或肝段切除，并保持切缘（>1cm）已够。因为扩大切除范围并不能改善预后，反而可能增加并发症甚至死亡的发生率。若肿瘤较大或局限性多发，局部或肝段切除不能保证一定切缘时，则行次肝叶或规则性肝叶切除。对身体条件好的年轻患者，若肿瘤巨大，必要时可行扩大肝叶切除。对根治性手术而言，术前详细的 B 超、CT 检查，必要时 CTAP 或术中 B 超以明确肿瘤大小、数目、位置、与肝门及肝内主要管道的关系，从而决定手术方式，力争做到安全、彻底。

（3）手术时机：继发性肝癌的手术是同期还是分期进行，意见不一。有的学者认为一旦发现肝转移即应立即手术，否则可能延误治疗；有的则认为继发性肝癌的预后主要与肿瘤的生物学特性有关，主张行分期手术。有学者的观点是：若原发癌术时肝转移灶可切除、患者能耐受，则行同期手术；反之，则待原发癌术后 1～4 个月行分期手术。因为短时间推迟手术，病情并不会出现大的变化。适当延期可有充分的时间进行全面检查、评估，明确肝转移灶数目、大小、位置、有无肝外转移等，从而采取最佳治疗方案。克服了同期手术难以发现肝内微小隐匿病灶或肝外转移灶而盲目手术的缺点。

（4）复发再切除：继发性肝癌术后复发是导致手术治疗失败、影响患者术后长期生存的重要因素。50%～70% 的结直肠癌肝转移患者术后 2 年内复发，约 20%～30% 的患者复发局限在肝内。复发后，手术切除仍是唯一可根治的手段。复发再切除的并发症、死亡率与第一次手术相似，1、3、5 年生存率可达 91%±3%、55%±5% 及 40%±7%；而复发后未再手术者则极少长期生存。复发再切除的指征与第 1 次肝手术相同。据统计 10%～15% 的复发患者适合再切除。继发性肝癌复发再切除的逐步推广应用是近年继发性肝癌疗效进一步提高的重要原因之一。

（5）手术切除的疗效：近年来随着诊断及外科技术水平的不断提高，继发性肝癌的手术切除率由过去的 5% 提高到 20%～25%，手术死亡率则由过去的 10%～20% 降到 5% 甚或 2% 以下，生存期也明显延长。Hughes 等统计 859 例结直肠癌肝转移手术切除后 5 年生存率为 33%。Scheele 等总结 469 例结直肠癌肝转移术后 3、5、10 年生存率分别为 45%、33% 及 20%。其中根治性切除的 5 年生存率达 39.3%。Nordlinger 等分析 1 568 例结直肠癌肝转移术后 1、3、5 年生存率分别为 88%、44% 及 28%。这是迄今世界上 3 个最大系列报道。非结直肠癌肝转移的疗效也有了很大提高。Harrison 等报道 96 例来源于泌尿生殖道、软组织、胃肠道（非结直肠）等非结直肠癌肝转移病例术后 1、3、5 年生存率分别达到 80%、45%、37%，几乎和结直肠癌肝转移手术效果一样。最近，Ohlsson 等分析 1971—1984 年以及 1985—1995 年两段时间内结直肠癌肝转移术后手术死亡率由前段时间的 6% 降至近期的 0，5 年生存率由 19% 提高到 35%，复发再切除比例由 23% 提高到 52%。认为近年来围术期处理水平的提高、影像学技术（包括术中 B 超）的发展、肝外科技术的进步以及复发再切除比例的增多是继发性肝癌手术效果提高的关键因素。

（6）影响手术疗效的因素：影响手术疗效的因素很多，如原发癌分期、转移癌数目、术前 CEA 水平、切缘、无瘤间期、输血多少等，但一直存有争议。一般认为，原发癌分期、转移瘤数目、切缘、无瘤间期是影响继发性肝癌手术疗效的重要因素。原发癌 Dukes B 期、转移瘤数目不超过 3 个、切缘＞1cm、无瘤间期＞2 年者其手术疗效好于原发癌 C 期、转移瘤数目超过 3 个、切缘＜1cm、无瘤间期＜2 年者。

2. 切除以外的局部治疗 虽然外科手术治疗是继发性肝癌的首选治疗方法，但适合手术治疗的只占一小部分，大部分患者发现时已无手术指征。近年肝动脉化疗栓塞、无水乙醇注射、冷冻、微波、生物治疗以及中医中药等非手术治疗的发展和进步，特别是多种治疗方法的综合应用，延长了继发性肝癌患者的生存期，改善了他们的症状，也提高了他们的生活质量。

（1）肝动脉化疗栓塞：肝动脉化疗栓塞适用于肿瘤巨大、多发而不能切除或肿瘤能切除但患者不能耐受手术，或作为术后辅助治疗。可延缓肿瘤发展，延长生存期，但远期疗效仍不尽如人意。国内有人报道肝动脉灌注化疗、栓塞治疗 118 例继发性肝癌，其 1～5 年生存率分别为 86%、42%、25%、7% 及 3%。国外报道 1、3、5 年生存率分别为 86%、31% 和 7%。鉴于肝转移性肿瘤尤其周边主要由门静脉供血，单纯肝动脉化疗栓塞难以使肿瘤完全坏死，经肝动脉、门静脉双重化疗并选择性肝叶段栓塞有可能提高其疗效。常用的化疗栓塞药有氟尿嘧啶（5-FU）、丝裂霉素（MMC）、顺铂（CDDP）、表柔比星（ADM）及碘化油、吸收性明胶海绵等。

(2) 瘤内无水乙醇注射：简便易行，对患者损伤小，有一定的疗效。国外有人用此法治疗40例继发性肝癌，56%肿瘤完全坏死，3年生存率达39%。主要适用于肿瘤直径<5cm（最好<3cm）、肿瘤数目不超过4个。

(3) 冷冻、微波、激光：在临床上也取得了一定的疗效。如Steele等用冷冻治疗25例继发性肝癌患者，中位生存期20个月，7例无复发。

(4) 放射治疗：能改善患者症状，延长生存期。国内有报道放射治疗继发性肝癌36例，1、2、3年生存率为55.6%、28.1%及9.7%。中位生存期12个月，且多属晚期病例。Sherman等报道55例继发性肝癌放射治疗后中位生存期9个月。

(5) 生物治疗及中医中药治疗：细胞因子如白细胞介素-2（IL-2）、干扰素（IFN）、肿瘤坏死因子（TNF）及过继细胞免疫治疗如LAK细胞、TIL细胞等均有增强机体免疫力，杀伤肿瘤细胞的效应。中医中药有调理机体抗病能力，扶正祛邪，改善症状，延缓生命的作用。

(沈 倩)

第五节 原发性肝肉瘤

原发性肝肉瘤是起源于肝脏间叶组织的恶性肿瘤，约占原发性肝肿瘤的1%~2%，远较上皮来源的肝细胞癌少见。主要有血管肉瘤、纤维肉瘤、平滑肌肉瘤、未分化肉瘤、癌肉瘤和Kaposi肉瘤。

一、肝血管肉瘤

最常见的肝脏间叶组织肿瘤，又名恶性血管内皮细胞瘤、血管内皮细胞肉瘤及库普弗细胞肉瘤。美国每年约有25例肝血管肉瘤报道，几乎均发生于成年人，且常于60~70岁之间发病。部分与接触二氧化钍、氯乙烯、砷化物等致癌物有关。

肿瘤常为多中心发生，呈界限不清的出血性结节，结节大小自数毫米至数厘米，有时可见海绵状瘤样结构区。有时结节为灰白色，弥漫散布于全肝内。肝血管肉瘤以常侵犯肝静脉为特征，形成肺、脾、脑等处的转移，转移灶常表现为出血性结节。血管肉瘤组织学特点为间变的内皮细胞沿血窦或毛细血管浸润性生长，细胞呈多层或乳头状排列突向窦腔。窦间仍可见肝细胞小梁的存在。瘤细胞长梭形，核大，浓染，核仁小，胞浆嗜酸性，细胞周界不清，有瘤巨细胞形成。瘤组织常发生出血、坏死、纤维化。肝血管肉瘤与儿童期肝血管内皮瘤的区别在于细胞核的异型性、核分裂象较多见和瘤巨细胞的形成。

肝血管肉瘤最常见初始症状为腹痛和腹部不适，其他为腹部肿胀，进行性肝功能衰竭、体重降低、食欲缺乏和呕吐。由于肝血管肉瘤生长迅速，50%发现时已有远处转移，故预后较差。不能手术切除者大多发现后半年内死亡，能手术切除者术后生存亦仅1~3年，大多死于复发。该病对放疗和化疗不敏感。Penn报道9例行肝移植治疗的肝血管肉瘤患者，2年生存率为10%，无一例术后生存超过28个月。

二、肝纤维肉瘤

发病年龄30~73岁，85%为男性。症状大多非特异，可伴有严重低血糖，很少破裂出血。肿瘤可发生于肝包膜的间皮下层，因而梭形的肿瘤细胞类似腹膜的纤维恶性间皮瘤。据载肝纤维肉瘤最大者重7公斤，切面灰白色，有坏死及出血灶，有时有囊性退行变。显微镜下为梭形细胞成束状交错排列，端尖，有胶原及网状纤维与肿瘤细胞混杂，胞核深染而细长，有分裂象。预后较差。

三、肝平滑肌肉瘤

多见成年人。症状有上腹肿块、腹痛、消瘦。源起于肝静脉者可引起Budd-Chiari综合征，位于肝流出道者比肝内者预后更差，源起于肝圆韧带者则比肝内者好。切面淡红色伴黄色坏死区及暗红色出血区。可见细长的梭形细胞束交叉排列，胞浆轻微嗜酸性有纵纹，胞核深染细长，端钝，常见分裂象。免疫组织化学法对肿瘤的诊断很有帮助，Actin，HHF35 呈胞浆阳性；Vimentin 常呈弥漫阳性；约 1/3 的肝平滑肌肉瘤 Desmin 阳性。电镜示肌纤丝、胞浆内有致密小体及边缘致密斑。但电镜形态并不是诊断该肿瘤的必要条件。胃肠道和子宫平滑肌肉瘤常转移至肝脏形成转移性肝肉瘤肿瘤。原发性肝平滑肌肉瘤平均生存期 20 个月，手术切除后预后较好。

四、肝癌肉瘤

包含上皮组织和间叶组织的恶性成分，临床罕见，多伴有肝硬化。上皮和间叶组织恶变可混杂发生，也可单独同时发生于肝脏。

五、肝未分化肉瘤

也称为肝胚胎性肉瘤，主要发生于 6～15 岁少儿。发现时大多已达 10～20cm，很少有包膜，分界清，质地软，切面呈囊性并可有胶冻样改变。镜下该肿瘤最基本组织学改变是肿瘤细胞呈胚胎间叶样分化特征，没有明确上皮性分化，瘤细胞呈长梭形、星形或纺锤形，轮廓不清，偶可见异形多核巨细胞形成，易见核分裂，间质为疏松的黏液样基质，有时可见囊性变。肿瘤细胞内外可见 PAS 阳性物，这些 PAS 阳性物为 α-抗胰蛋白酶。50% 肿瘤组织内有髓外造血，以及伴出血、坏死等。因该肿瘤分化幼稚，无论手术，还是化疗、放疗，患者常在一年内死亡。

六、原发性肝 Kaposi 肉瘤

极少见，继发性的多见于 AIDS，肝内浸润是全身病变的一部分。

原发性肝肉瘤常无乙肝背景，血清标志物与影像学检查亦无特征性改变。诊断有赖于病理。但如疑及血管肉瘤则应避免穿刺活检，以免引起致命出血。

治疗以手术切除为主，因多数发病时病灶较大、病变范围已广泛或有肝外转移，根治切除率低，化疗效果亦不敏感，肝动脉化疗栓塞可使部分病情得到控制。

（沈 倩）

第六节 肝脏良性肿瘤和瘤样病变

一、良性肿瘤

根据组织学分类，来源于上皮组织的有肝腺瘤、胆管腺瘤、胆管囊腺瘤、胆管乳头瘤病等；来源于间叶组织的有血管瘤、血管内皮瘤、淋巴管瘤、脂肪瘤、平滑肌瘤、血管平滑肌脂肪瘤、纤维瘤等；混合性的或其他来源的有畸胎瘤、间叶错构瘤等。限于篇幅，仅述及要者。

1. 海绵状血管瘤　是肝脏最常见的良性实质性肿瘤。尸检发现率为 0.4%～7.4%。据复旦大学肝癌研究所 1990—1999 年 10 年间的资料，海绵状血管瘤占手术患者中良性实质性占位的 59.0%。本病可发生于任何年龄，多见于 30～50 岁。女性多见，男女比例为 1 :（5～7）。

（1）病因：确切发病原因尚不清楚。多数学者认为由胚胎发育过程中血管发育异常所致，其生长是因为血管进行性的扩张而非增生或肥大。服用口服避孕药及妊娠的妇女血管瘤体积会增大，提示女性激素在海绵状血管瘤发展中具有促进作用。

（2）病理：可单发或多发。右叶多见。大小不一，最小的须在显微镜下确认，大者可达数十千克。肿瘤位于包膜下者呈紫红色或紫蓝色，表面光滑，可见有明显的血管分布，质软，有弹性感，可伴有局部质硬区。血管瘤切面呈海绵状，与周围肝组织分界清楚，但通常没有包膜，病灶内含有大量暗红色血液，局部可见血栓或机化的瘢痕块。镜下可见病灶由大小不等的血管腔道组成，覆盖有单层扁平内皮细胞，被厚薄不等的纤维间隔分隔，血管腔内有时可见血栓形成。部分血管瘤可发生退行性变；局部或弥

漫性地出现胶原增加、玻璃样变，甚至钙化。

（3）临床表现：小于4cm的血管瘤通常没有症状，常因其他原因行影像学检查或手术时发现。大于4cm的肿块有40%的患者有症状，超过10cm者，则90%以上患者有症状。上腹不适及腹痛是最常见的症状，肿瘤巨大、压迫邻近脏器还可导致腹胀、畏食、恶心等。这些症状可以持续数日或数年。短暂的腹部急性疼痛史可因瘤内血栓形成或出血引起。这些症状都不具特征性，很多情况下可由伴发的胆石症、消化性溃疡等引起。血管瘤破裂引起急性腹腔内出血者罕见。多不伴肝炎、肝硬化等检验异常。

（4）影像学检查：超声显像小的血管瘤表现为强回声、边界清楚的占位性病变，但无声晕；大者可呈低回声或混合回声占位，可见网状结构；表浅者腹部加压时可见压陷；多普勒超声多为静脉血流。CT平扫呈低密度灶，边缘光滑；增强后强化区由病灶边缘逐渐向中心推进；至延迟相时，病灶呈等密度填充。MRI T_1 加权相呈低信号，T_2 加权相呈高信号，且强度均匀，边缘清晰，与周肝反差明显，被形容为"灯泡征"。这是血管瘤在MRI的特异性表现。放射性核素血池扫描，延迟相呈过度充填。

（5）治疗：小血管瘤不需要治疗。若有明显症状，血管瘤大于5cm，可手术切除。

2. 肝细胞腺瘤　是一种肝细胞来源的肝脏良性肿瘤。

（1）病因：肝腺瘤的确切发病机制仍不十分清楚。关于雌激素通过肝细胞表面受体直接诱导正常肝细胞转化的推测尚有争论，但动物实验表明雌激素是一种致瘤因子，能刺激肝细胞再生。根据国外资料，肝腺瘤还与糖尿病、肝糖原累积病（glycogen storage disease, GSD）和促进合成代谢的类固醇等有关。男性和儿童发病多与这些代谢性疾病有关。在GSD患者，可能的发病机制包括胰高血糖素/胰岛素失衡、细胞糖原过载和原癌基因的激活等。胰岛素依赖型糖尿病患者血胰岛素水平低、血糖高，可能和GSD有相同的致病途径。

（2）病理：多单发。切面颜色浅褐或黄色，有完整或部分包膜，病灶内常见出血或坏死。镜下见腺瘤细胞与正常肝细胞及高分化的肝癌细胞难以区分，细胞可较正常大，含有糖原或脂滴，呈增强的嗜酸性染色或透明细胞样改变。腺瘤细胞排列成索状，每层有2~3个细胞厚，被血窦所分隔，没有胆管、门静脉管道和中央静脉等结构。肿瘤与正常肝组织间由不同厚度的纤维包膜分隔，周围肝细胞被压缩。

（3）临床表现：多见于年龄超过30岁、有多年口服避孕药史的育龄妇女，最常见的症状是右上腹胀痛不适或扪及腹块。约30%患者肿瘤发生破裂，因突发剧烈腹痛而就诊，尤在月经期或经后短期内、孕期或产后6周内多见，重者可引起低血压、休克甚至死亡。5%~10%的患者无任何症状，因行影像学检查或外科手术而偶然发现。肝炎标志物和AFP为阴性，偶尔可以发现AKP或GGT轻度升高，多见于有瘤内或腹腔内出血患者。影像学较难与AFP阴性肝癌相鉴别。放射性核素血池扫描应用肝胆显像剂。因为腺瘤内胆管成分缺如，无法排泄此类物质，故延迟相常为高度放射性浓聚，其程度大于分化好的肝癌。

（4）治疗：对部分患者可先试行停药等措施，以观察肿瘤是否会缩小，但在观察期内应密切随访AFP及B超。值得注意的是有停药后肿瘤缩小以后仍发生癌变的病例报道。因肝腺瘤有发生破裂出血的倾向，对不能排除肝癌，或停药后肿瘤无明显缩小者，应手术切除。可选择肝切除或肿瘤剜出术。对于大的难以切除的肿瘤可先行肝动脉栓塞，防止肿瘤破裂或出血，待肿瘤体积缩小行二期切除。

二、肝脏瘤样病变

主要有局灶性结节性增生、炎性假瘤、肝局灶性脂肪变等。

1. 局灶性结节性增生　局灶性结节性增生（focal nodular hyperplasia, FNH）是一种少见的肝细胞来源的肝脏良性实质占位性病变。居肝脏良性实质占位病变的第二位，仅次于肝血管瘤，但远较血管瘤少见。国外报道发病率为0.31%~0.6%。

（1）病因：尚无定论。过去认为它是一种肿瘤性病变。现在多数学者认为它是肝细胞对局部血管异常产生的一种非肿瘤性的增生性反应。在FNH病灶的中心区域可以发现不伴门脉及胆管的异常动脉，该动脉分支呈星状，将肿块分为多个结节。

（2）病理：常单发，也有多发。多数直径小于5cm，很少超过10cm。位于包膜下多见，并在肝表面形成脐凹，也可突出肝表面甚至成蒂状，切面一般成浅棕色或黄白色，很少见出血或坏死。有清楚的边界，但无包膜。切面中央可见星状的瘢痕样纤维组织，形成间隔向四周放射而分隔肿块，这是FNH的特征性结构，瘢痕组织基底部可见与其相应部位不相符的异常增粗的动脉，该动脉随纤维间隔不断分支，供应各结节。镜下所见与非活动性肝硬化有相似之处。肝细胞再生结节被纤维间隔包绕，结节内肝细胞形态常有异常，成颗粒状或空泡状。正常的索状排列结构丧失，中央静脉缺失但有库普弗细胞的存在。大小不等的纤维间隔内含有增生的胆管，血管，并有明显的慢性炎性细胞浸润，可与腺瘤相鉴别。动脉或静脉的分支常出现内膜及肌层的增生，内膜下纤维化，管壁增厚，管腔狭窄、偏心甚至血栓形成。

FNH可以分成实质型和小血管扩张型两种类型。实质型多见，两种类型可见于同一患者。小血管扩张型病灶中央区的动脉小而多，可见到多发的扩张血管，类似血管瘤。

（3）临床表现：可发生于各年龄段，但20～50岁多见。生育期的女性多见，男女比例为1：(8～9)。50%～90%的患者没有症状，在行影像学检查、外科手术或尸检中发现。症状多见于服用避孕药的女性患者，往往由较大的病灶引起，常见的如上腹不适、扪及腹块或疼痛，破裂出血非常少见。少数位于肝门区的肿块可因压迫门脉而产生门脉高压症状。一般没有肝炎或肝硬化背景。多数学者认为FNH不会癌变。

常规B超示肿块内部回声分布均匀，可有点线状增强，边缘清晰，无包膜。星状瘢痕检出率低，彩超则可显示病灶中央有粗大的动脉向四周呈星状放射，动脉血流流速高而阻力低，这是FNH特征性表现。CT平扫为低密度或等密度占位。增强后动脉期即出现快速、显著、均匀的强化，门脉期强化已消退，肿块呈低密度。43%～60%的患者可在肿块中央见到星状瘢痕组织的征象，平扫呈稍低密度，增强后可不明显，但延迟相可呈高密度，这是由于造影剂在其中积聚而排泄缓慢之故。

（4）治疗：对于诊断明确的无症状的FNH可以进行密切观察。对难以排除肝癌者，仍需手术切除。

2. 炎性假瘤　炎性假瘤（hepatic inflammator pseudotumor）是一种少见的由感染引起的局限性的良性增生性病变，各年龄段均可发病，男性多于女性。

组织学上病灶由纤维组织及肌成纤维细胞组织组成，伴大量炎症细胞的浸润，主要是浆细胞。纤维组织呈片层样排列，可以见到血栓性静脉炎表现。病灶可单发，部分为多发，大小从1～25cm不等，通常境界清楚，部分可有包膜。

症状轻微或不明显，病程较长。主要症状为发热（多为低热），上腹部不适或疼痛，体重减轻，有时可扪及腹块或肝肿大。CT可见形状不规则的边界清晰的病灶，不能被造影剂增强。MRI检查T_1加权相为低信号，T_2加权相为均匀性高信号，外周有信号较正常肝实质高、形状不规则、宽窄不等的晕环。

病灶可以缩小甚至消失，诊断明确而无严重症状者，可以随访。手术治疗多因有症状或恶性不能除外而施行。

3. 局灶性肝脂肪变　局灶性肝脂肪变（focal fatty change）是各种原因引起的，局部肝脏肝细胞内脂肪堆积所致。常见的诱因有酗酒、肥胖、营养不良、全肠外营养、化疗、糖尿病等。

病灶可为单发或多发，可以呈孤立的结节，也可表现为与肝叶或肝段解剖一致的不规则脂肪浸润。病灶外观为黄白色，而周肝正常，镜下见弥漫性的肝细胞脂肪变化。

患者就诊时多有近期过度酗酒史，或有血糖控制不佳的糖尿病等。肝功能检查可能有异常但无特异性。CT上病灶多呈非圆球形、接近水样的低密度占位，边界清楚，增强不如正常肝脏明显。对肝静脉或门静脉无侵犯或压迫，病灶内可见正常形态的管道结构通过。^{99m}Tc硫胶不能显示占位性改变，因为病灶内库普弗细胞数目及功能正常。在纠正致病因素后，肿块可在一段时间内缩小甚至消失，随访CT，若有上述变化，则可明确诊断。治疗应针对原发病为主。

（沈　倩）

第七节 肝脏先天性、寄生虫性和感染性疾病

一、肝囊肿

先天性肝囊肿（congenital hepatic cyst）并非是一个独立而明确的疾病，它包括一组在胚胎发育时期因肝内胆管或淋巴管发育障碍所致的肝脏囊性病变。根据形态和临床特征，简单地将其分为孤立性肝囊肿（solitary nonparasitic cyst）和多囊肝（polycystic liver）两类。以往认为本病较少见，随着影像检查的广泛应用，先天性肝囊肿的临床检出率明显增加，已成为临床常见的肝脏良性疾病。

1. 临床表现　女性多见，男女比例为1:4。多数患者无任何症状，仅在作B超检查或腹部手术时发现。症状多因囊肿较大、牵拉肝包膜或压迫邻近脏器引起。常见的有上腹不适、隐痛、餐后饱胀、食欲减退、恶心、呕吐、上腹肿块等。巨大囊肿可引起呼吸困难，门静脉高压及黄疸等，但较少见。囊肿破裂或囊内出血、带蒂囊肿扭转可引起突发上腹疼痛。囊内发生感染则可出现畏寒、发热等。这些症状都可以在手术行囊肿切除或引流后得到根治。很少一部分肝囊肿伴发先天性的肝纤维化、门静脉高压或进行性的肾单位损耗则预后不佳，终因肝功能、肾功能衰竭或相应并发症而死亡。体格检查的主要发现是触及肝肿大或右上腹肿块，有囊性感，表面光滑无压痛。巨大囊肿可见腹部明显膨隆。单纯的肝囊肿多无实验室生化检查异常。

B超声像图中的典型表现是，圆形或椭圆形的液性暗区，壁薄，边界清晰光滑，后壁及深部组织回声增强。CT显示肝囊肿为境界清楚的圆形或椭圆形低密度区，边缘清晰光滑，注射造影剂后病灶无增强，与周围肝组织对比明显提高。

临床上须与肝脓肿、肝包虫病、血肿、巨大肝癌中心坏死液化及肝外腹腔内囊肿作鉴别。

2. 治疗　对于多数无症状、B超随访未发现有明显变化的囊肿不需要治疗，只须定期观察。囊肿较大、压迫、挤压邻近脏器产生症状者可以考虑治疗。囊肿破裂或囊内出血、感染，或短期内生长迅速，疑有恶变需手术治疗。

（1）B超引导囊肿穿刺引流或注射硬化剂治疗：B超引导穿刺引流适用于囊肿表浅，或不能耐受手术的巨大囊肿患者。操作简单，创伤小，可在一定程度上缓解症状，但穿刺引流后短期内囊肿仍可增大，需反复治疗，并且容易引起感染。有报道尝试在穿刺抽液后注入无水乙醇或其他硬化剂进行治疗，目的在于破坏具有分泌功能的内壁细胞，但疗效仍不肯定。

（2）手术治疗：可切除或引流囊肿，效果确切，复发少，若患者情况许可应作为首选。手术治疗包括囊肿开窗（揭顶）术、局部切除术和囊肿内引流术3种：①对于巨大的位于肝表面的孤立性囊肿、囊液清而无胆汁者，可选择囊肿开窗术，方法是吸尽囊液后切除位于肝表面的大部分囊壁，切缘缝合止血，术后分泌的囊液将流入腹腔吸收，以后囊壁纤维化而治愈。注意切除囊壁的范围一定要足够大，以免复发；②有蒂囊肿并发扭转可能，或囊肿内有出血、感染、疑有恶变者，应行局部肝切除术；③囊液中若见胆汁成分，提示囊肿与肝内胆管相通，以往多行囊肿空肠Roux-en-Y吻合术，因有发生逆行感染的可能，目前已少用。现在主张在开窗引流后直视下用干纱布敷贴寻找囊壁上的小胆管开口后作缝补。

多囊肝并发肝纤维化、肝功能损害或进行性肾脏病变者一般不宜手术治疗，若因局部大囊肿引起症状时可行B超引导穿刺引流缓解症状。

二、肝包虫囊肿

包虫病（hydatid disease）又称棘球蚴病（echinococcosis），是我国西北地区常见的一种人畜共患的寄生虫病。导致人体致病的主要是细粒棘球绦虫（echinococcus granulosus, EG）和多房棘球绦虫（echinococcus mudtilocularis, EM），分别引起单房型或囊型包虫病（cystic echinococcosis, CE）和多房型或泡型包虫病（alveolar echinococcosis, AE）。CE和AE两型在病原、病理、临床表现、影像学检查、

治疗和预后等方面均不相同。CE 发病率高，囊肿呈膨胀性缓慢生长，临床表现为肝肿大，一般情况好。而 AE 呈浸润性生长，可侵犯邻近组织器官或转移至肺、脑等器官、酷似恶性肿瘤，预后差。

EG 和 EM 的生活环境都是通过两个哺乳动物宿主完成：犬或狐、狼等为终宿主，羊和人为中间宿主。成虫寄生于终宿主小肠上，虫卵随粪便排出，污染动物皮毛、水源、蔬菜和土壤，虫卵被人吞食后在消化道中孵化发育为六钩蚴，穿过小肠壁，随门脉血流进入肝脏，大多数六钩蚴在此停留，进一步发育为 CE 或 AE，少数可随体循环达到肺、脑等脏器致病。

包虫病以肝脏发病最多见。CE 在肝脏产生的囊肿样病变，多数为单发，多见于右叶，包虫囊分内囊和外囊，外囊是宿主的组织反应形成的纤维包膜，内囊又可分为外面的角皮层和内面的生发层，生发层即为虫体本身，内含许多细胞，有显著繁殖能力，向囊内芽生形成生发囊与头节，生发囊有蒂与生发层相连，生发囊脱落即成为子囊，子囊又可产生子囊。包虫囊内含无色的蛋白囊液，具有抗原性。AE 可在肝脏产生多发性包虫囊，肝脏呈结节状改变，质硬如软骨，剖面如蜂窝状，邻近肝组织纤维化或增生形成肉芽肿反应。

1. 临床表现　可发生于任何年龄的男性或女性。病程发展缓慢，感染至出现症状常在 10 年以上。CE 的临床症状随肝脏病灶的部位和有无并发症而定。若包虫囊无继发感染或破裂等，患者可长期无症状，巨大的肝包虫囊可引起上腹饱满或胀痛感，肝下缘的包虫囊肿可在肋下扪及边缘整齐的无痛性囊肿，光滑，有张力感。若肝包虫囊并发细菌感染，临床症状酷似肝脓肿，囊肿破裂入胆管可表现为轻重不等的胆绞痛、黄疸和荨麻疹，重者可发生急性化脓性梗阻性胆管炎。囊肿破入腹腔可出现腹痛和腹膜刺激征，腹膜吸收囊液可引起荨麻疹、休克等过敏反应。囊肿还可破入胸腔、肾、结肠或肾盂等而引起各种症状。囊肿破裂可导致种植扩散，引起继发性包虫病，包虫呈多发性，手术根治困难。

AE 患者亦可有较长的潜伏期而多年无症状，但一旦出现症状，多已发展至晚期，肝脏病变范围广伴肝功能损害，肝脏硬化，出现黄疸、腹腔积液、门脉高压或继发性肺、脑转移。囊肿也可发生感染或破裂等并发症，引起相应症状。肝脏触诊质硬如软骨，表面有结节感，压痛轻或无。

X 线可示肝影增大，横膈抬高和膈肌活动受限。肝区可有弧形或环形弥散性的点、团状钙化。B 超下囊形包虫囊肿呈球形、边界明确的液性暗区，囊壁有子囊附着，呈光点或小光团，囊内有光点游动或飘浮。泡型包虫囊肿显示为大块实质占位性肿块，边缘不清，内部结构紊乱，其中见液性暗区。CT：囊形包虫囊肿多为圆形或椭圆形的水样密度占位灶，囊壁薄而完整，母囊内出现子囊是其特征性表现，多个小囊充满内囊时呈多房状或蜂窝状改变。包囊壁可钙化呈弧形或蛋壳状。泡型包虫病无上述特征，病灶边缘模糊，不规则，呈低或混合密度，可见广泛钙化，病灶中心可发生液化坏死，增强扫描病灶不强化。

2. 治疗　多可采用外科治疗，为防止术中囊肿破裂、囊液溢入腹腔引起过敏性休克，可于术前适量静滴皮质激素。显露包虫囊肿后用厚纱垫保护切口及周围脏器，以粗针穿刺吸除内容物后在确定无胆漏的情况下，向囊内注入 4%~10% 的甲醛溶液，等待 6~8 分钟以杀死头节，再用吸引器吸尽囊内容物，若内容物过于浓厚或含有大量子囊，可用匙掏尽。经处理后内囊塌陷，易与外囊分离，切开外囊壁，摘除内囊并用浸有 10% 甲醛溶液的纱布擦抹外囊壁以破坏可能残留的生发层、子囊、头节等，再以等渗盐水冲洗，确定外囊腔无出血或胆漏后将囊壁缝合，若存在胆漏应作缝补。

若包虫囊破入腹腔，应尽量吸除腹腔内囊液和囊内含物，并放置橡皮管引流数日。囊肿若破入胆管、胆囊，作胆囊切除、胆总管切开，清除包虫囊内容物后置管引流。

包虫囊肿并发感染的，子囊和头节多已死亡，可切开外囊壁，清除所有内容物，用双套管负压吸引、引流、配合抗生素治疗。

多房型肝包虫病若病灶尚局限于肝叶或半肝，可以行半肝或部分肝切除。侵犯两叶或肝门及下腔静脉而无法切除者应以药物治疗为主。常用的药物有甲苯达唑和丙磺咪唑类等。

三、肝脓肿

肝脓肿有细菌性和阿米巴性两大类。随着药物疗效的提高，穿刺引流脓液等技术的广泛应用，多数已不需要外科治疗。

1. 病因　细菌性肝脓肿常见致病菌，成人为大肠埃希菌、变形杆菌、铜绿假单胞菌，在儿童为金黄色葡萄球菌和链球菌。以经由血行感染和胆管上行感染最为常见。阿米巴性肝脓肿由溶组织阿米巴引起，多发生在阿米巴痢疾后数周或数月。

2. 临床表现　细菌性肝脓肿男性多见，其与女性之比约为2︰10中年患者约占70%。起病一般较急，通常在继某种先驱病变以后（例如急性胆管感染）有突然的寒战、高热及上腹部疼痛；病程较短，患者在短期内即显有重病容。体检可见肝脏肿大，且有显著触痛。重者可出现黄疸、肝功能异常。实验室检查见白细胞及中性粒细胞增高，ALT升高、碱性磷酸酶升高，重者胆红素升高、白蛋白下降。超声见边界不清的低回声区，脓肿形成后为液性暗区。CT为低密度区，其密度介于囊肿和肿瘤之间。B超引导下穿刺出脓液可确诊。阿米巴肝脓肿发展较慢。有发热、肝肿大及压痛。脓肿形成后常有弛张热。可有贫血，血清补体结合试验有诊断价值，B超引导下穿刺抽出巧克力样无臭脓液多可诊断。

3. 治疗　细菌性肝脓肿早期，可通过予以敏感抗生素，并加强支持治疗而得到控制。脓肿形成后可通穿刺抽脓或置管引流。对脓肿较大、非手术治疗未能控制或有并发症者可经手术切开引流。慢性厚壁脓肿亦可做肝叶切除。阿米巴性肝脓肿主要应用氯喹、甲硝唑和依米丁药物治疗，加上穿刺抽脓治疗。少数治疗无效者，手术切开引流。

（沈　倩）

第十一章

胆管外科疾病

第一节 胆囊结石

一、概述

胆囊结石是指原发于胆囊内的结石,其病变程度有轻有重,有的可无临床症状,即所谓的无症状胆囊结石或安静的胆囊结石;有的可以引起胆绞痛或胆囊内、外的各种并发症。

从发病率来看,胆囊结石的发病在 20 岁以上便逐渐增高,45 岁左右达到高峰,女性多于男性,男女发病率之比为 1 :(1.9~3)。儿童少见,但近年来发病年龄有儿童化的趋势。

胆囊结石的成因迄今未完全明确,可能为综合因素引起。①代谢因素:正常胆囊胆汁中胆盐、磷脂酰胆碱、胆固醇按一定比例共存于稳定的胶态离子团中,当胆固醇于胆盐之比低于 1 : 13 时,胆固醇沉淀析出,聚合成较大结石。②胆管感染:从胆结石核心中已培养出伤寒杆菌、链球菌、魏氏芽孢杆菌、放线菌等,可见细菌感染在胆结石形成中有着重要作用,细菌感染除引起胆囊炎外,其菌落、脱落上皮细胞等均可成为结石的核心,胆囊内炎性渗出物的蛋白成分也可成为结石的支架。③其他:胆囊管异常造成胆汁淤滞、胆汁 pH 过低、维生素 A 缺乏等,也都可能是结石的成因之一。

二、诊断

(一)病史要点

(1)诱因有饱餐、进油腻食物等病史。
(2)右上腹阵发性绞痛:常是临床上诊断胆石症的依据,但症状可能不典型,不容易与其他原因引起的痉挛性疼痛鉴别,亦不易区别症状是来自胆囊还是胆管。
(3)胃肠道症状:恶性、呕吐、食后上腹饱胀、压迫感。
(4)发热:患者常有轻度发热,无畏寒,如出现高热,则表明已经有明显炎症。

(二)查体要点

右上腹有不同程度的压痛及反跳痛,Murphy 征可呈阳性。如并发有胆囊穿孔或坏死,则有急性腹膜炎症状。

(三)辅助检查

(1)血常规:白细胞和中性粒细胞轻度升高或正常。
(2)B 超检查:是第一线的检查手段,结果准确可靠,达 95% 以上。

(四)诊断标准

上述病史(1)、(2)项辅以查体以及 B 超检查多能确诊。

诊断流程见图 11-1。

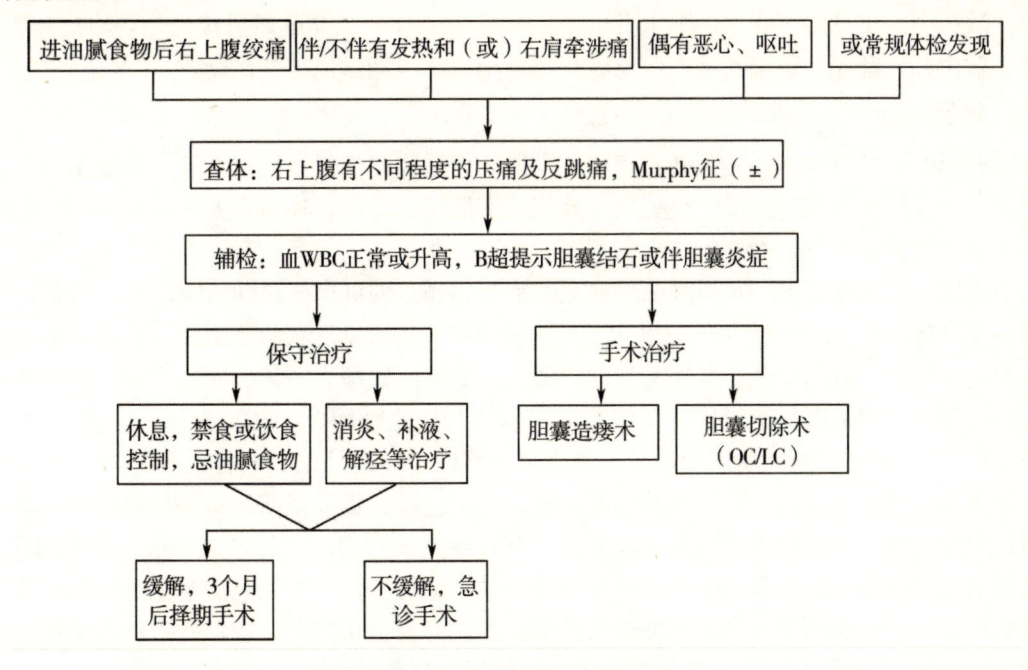

图 11-1 胆囊结石诊断流程

(五) 鉴别诊断

胆囊炎胆石症急性发作期症状与体征易与胃十二指肠溃疡穿孔、急性阑尾炎（尤其高位阑尾）、急性腹膜炎、胆管蛔虫病、右肾结石、心绞痛等相混淆，注意鉴别，辅以适当检查，多能区分。

三、治疗

1. 一般治疗　卧床休息、禁食或饮食控制，忌油腻食物。
2. 药物治疗　鹅去氧胆酸、熊去氧胆酸有一定疗效。
3. 手术治疗　胆囊切除术是胆囊结石患者的首选治疗方法。腹腔镜胆囊切除术以最小的创伤切除了胆囊，而且没有违背传统的外科原则，符合现代外科发展的方向，已取代传统的开腹手术成为治疗胆囊结石的"金标准"。
4. 并发症　胆漏、术中、术后出血、胆管损伤、胆总管残余结石、残余小胆囊。

四、预后

部分患者饮食控制得当可以终身不急性发作。手术切除胆囊后对患者生活质量没有明显影响，部分患者有轻度腹泻等胃肠症状。

（王兆洲）

第二节　胆管闭锁

一、概述

胆管闭锁并非少见疾病，至少占有新生儿长期阻塞性黄疸的半数病例，其发病率约为 1∶8 000～1∶14 000 个存活出生婴儿，但地区和种族有较大差异，以亚洲报道的病例为多，东方民族的发病率高 4～5 倍，男女之比为 1∶20。

以往认为胆管闭锁难以治疗，必将死于感染和肝功能衰竭，自 Kasai 首创的手术方法取得成功以来，疗效获得显著提高，7篇报道562例，存活206例。目前主要是争取早期诊断和早期手术，可能获得更多的存活机会。在日龄60d以内手术者，生存率可达75%；而90d以后接受外科治疗者降至10%。因此，对于新生儿、乳儿的阻塞性黄疸疾患应行早期筛选，以期做出早期诊断。

（一）病因

在病因方面有诸多学说，如先天性发育不良学说、血运障碍学说、病毒学说、炎症学说、胰胆管连接畸形学说、胆汁酸代谢异常学说、免疫学说等等。病因是一元论，还是多元论，至今尚无定论。

早年认为胆管闭锁的发生类似十二指肠闭锁的病因，胆管系的发育过程，亦经过充实期、空泡期和贯通期三个阶段，胚胎在第5~10周时如果发育紊乱或停顿，即可形成胆管闭锁畸形。可是，从现实观察有许多不符之处，首先在大量流产儿和早产儿的解剖中，从未发现有胆管闭锁。其次，常见的先天发育异常，如食管闭锁、肛门闭锁等多伴有其他畸形，而胆管闭锁恒为一种孤立的病变，很少伴发其他畸形，罕有伴同胰管闭锁是明显的对比。黄疸的延迟发病和完全性胆汁淤积的渐进性征象（大便从正常色泽变为灰白色），就此怀疑胆管闭锁不是一种先天发育畸形，而是在出生前后不久出现的一种疾病。

近年发现以下事实：①第一次排出的胎粪，常是正常色泽，提示早期的胆管是通畅的；个别病例在出现灰白色粪便之前，大便的正常颜色可以持续2个月或更长时间。肝门区域的肝内胆管亦是开放的，以上现象提示管腔闭塞过程是在出生之后发生和进展的。②特发性新生儿胆汁淤积的组织学特征，具有多核巨细胞性变。有的病例曾作多次肝脏活组织检查，先为新生儿肝炎，后发展为胆管闭锁，尤其在早期（2~3个月前）作活检者。③从肝外胆管闭锁病例所取得的残存胆管组织做病理检查，往往发现有炎性病变，或在直视或镜下可见到中心部萎陷的管道结构或腺样结构含有细小而开放的管腔。因此，认为胆管闭锁是由于传染性、血管性或化学性等因素，单一或并发影响在宫内胎儿的肝胆系。由于炎性病变大的胆管发生管腔闭塞、硬化或部分消失，病变可进展至出生之后，由于不同的病期长短和肝内病变的严重程度，肝外胆管可全部、部分或一段闭塞。

此概念是新生儿肝炎与胆管闭锁属于同一范畴，是一种新生儿梗阻性胆管疾病，可能与遗传、环境和其他因素有关。因而，胆管闭锁与新生儿肝炎两者的鉴别非常困难，且可以同时存在，或者先为肝巨细胞性变而发展为胆管闭锁。原发病变最可能是乙型肝炎，它的抗原可在血液中持续存在数年之久。因此，母亲可为慢性携带者，可经胎盘传给胎儿，或胎儿吸入母血而传染。在病毒感染之后，肝脏发生巨细胞性变，胆管上皮损坏，导致管腔闭塞，炎症也可产生胆管周围纤维性变和进行性胆管闭锁。

Landing将新生儿肝炎综合征和胆管闭锁统称为婴儿阻塞性胆管病，根据病变累及部位分为4型：①当病变仅累及肝脏时为新生儿肝炎。②若炎症累及肝外胆管而成狭窄但未完全阻塞者，即所谓胆管发育不良，有时这种病变可能逐渐好转，管腔增大，胆管恢复通畅。有时炎症继续发展导致胆管完全阻塞成为胆管闭锁。③若阻塞在肝管或胆囊及胆总管的远端，则为"可治型"胆管闭锁。④若肝外胆管严重受累，上皮完全损坏，全部结构发生纤维化，胆管完全消失，仅有散在残存黏膜者是"不可治型"胆管闭锁。认为这种原因造成的胆管闭锁占有80%病例，而纯属胆管先天性发育异常引起的胆管闭锁仅有10%。先天原因造成者常伴有其他先天性畸形。

（二）病理

一般将胆管闭锁分为肝内和肝外两型。肝内型者可见到小肝管排列不整齐、狭窄或闭锁。肝外型者为任何部位肝管或胆总管狭窄、闭锁或完全缺如。胆囊纤维化呈皱缩花生状物，内有少许无色或白色黏液。胆囊可缺如，偶尔也有正常胆囊存在。

Koop将胆管畸形分为三型：①胆管发育中断。②胆管发育不良。③胆管闭锁。此种分类对指导临床，明确手术指征和估计预后，有一定的实用意义。

1. 胆管发育中断　肝外胆管在某一部位盲闭，不与十二指肠相通。盲闭的部位在肝管上段，则肝管下段和胆总管均缺如；也有肝管、胆囊和胆总管上段均完整，盲闭部位在胆总管，仅其下段缺如。以上两种仅占5%~10%病例。由于肝外胆管为一盲袋，内含胆汁，说明与肝内胆管相通，因此可以施行肝外胆管与肠道吻合术。

2. 胆管发育不良 炎症累及肝外胆管，使胆管上皮破坏，发生纤维性变，管腔发生狭窄，但未完全闭塞。有时这种病变可能逐渐好转，管腔增大，恢复通畅。有时炎症继续发展，使整个胆管系统完全阻塞，近年主张施行肝门肠管吻合术治疗这种病变。如果仔细解剖肝十二指肠韧带，并追踪至肝门区，可在此纤维结缔组织内发现有腔隙狭小的微细胆管，直径约 1~2mm 的发育不良胆管。

3. 胆管闭锁 肝外胆管严重受累，胆管上皮完全损坏，全部结构发生纤维化，胆管完全消失。在肝十二指肠韧带及肝门区均无肉眼可见的腔隙管道，组织切片偶尔可见少量黏膜组织。此种病例是真正的胆管闭锁。

4. 肝脏病变 肝脏病损与病期成正比，在晚期病例有显著的胆汁性肝硬化、肝大、质硬，呈暗绿色，表面有结节。肝穿刺组织在镜检下，主要表现为肝内胆小管增生，管内多为胆栓，门脉区积存大量纤维组织，肝细胞及毛细胆管内淤积胆汁，也可见到一些巨细胞性变，但不及新生儿肝炎为多。后者胆小管增生和胆栓均相对地少见。

二、诊断

（一）并发畸形

胆管闭锁的并发畸形比其他先天性外科疾病的发生率为低，各家报告相差较大，在7%~32%之间，主要是血管系统（下腔静脉缺如、十二指肠前门静脉、异常的肝动脉）、消化道（肠旋转不良）、腹腔内脏转位等。

胆管闭锁的典型病例，婴儿为足月产，在生后1~2周时往往被家长和医生视作正常婴儿，大多数并无异常，粪便色泽正常，黄疸一般在生后2~3周逐渐显露，有些病例的黄疸出现于生后最初几天，当时误诊为生理性黄疸。粪便变成棕黄、淡黄、米色，以后成为无胆汁的陶土样灰白色。但在病程较晚期时，偶可略现淡黄色，这是因胆色素在血液和其他器官内浓度增高而少量胆色素经肠黏膜进入肠腔掺入粪便所致。尿色较深，将尿布染成黄色。黄疸出现后，通常不消退，且日益加深，皮肤变成金黄色甚至褐色，可因搔痒而有抓痕，有时可出现脂瘤性纤维瘤，但不常见。个别病例可发生杵状指，或伴有紫绀。肝脏肿大，质地坚硬。脾脏在早期很少扪及，如在最初几周内扪及肿大的脾脏，可能是肝内原因，随着疾病的发展而产生门静脉高压症。

在疾病初期，婴儿全身情况尚属良好，但有不同程度的营养不良，身长和体重不足。时常母亲叙述婴儿显得兴奋和不安，此兴奋状况可能与血清胆汁酸增加有关。疾病后期可出现各种脂溶性维生素缺乏现象，维生素 D 缺乏可伴发佝偻病串珠和阔大的骨骺。由于血流动力学状况的改变，部分动静脉短路和周围血管阻力降低，在心前区和肺野可听到高排心脏杂音。

（二）实验室检查

现有的实验方法较多，但特异性均差。胆管闭锁时，血清总胆红素增高，结合胆红素的比例亦相应增高。碱性磷酸酶的异常高值对诊断有参考价值。γ-谷氨酰转氨酶高峰值高于 300IU/L，呈持续性高水平或迅速增高状态。5′-核苷酸酶在胆管增生越显著时水平越高，测定值 >25IU/L，红细胞过氧化氢溶血试验方法较为复杂，若溶血在80%以上者则属阳性。甲胎蛋白高峰值低于 40μg/ml，其他常规肝功能检查的结果均无鉴别意义。

（三）早期诊断

如何早期鉴别阻塞性胆管疾病，是新生儿肝炎综合征，还是胆管闭锁，这是极为重要的。因为从当前的治疗成绩来看，手术时间在日龄 60d 以内者，术后胆汁排出率可达82%~90%，黄疸消退率55%~66%；如手术时间延迟，则成绩低下，术后胆汁排出率为 50%~61%。由于患儿日龄的增加，肝内病变继续发展，组织学观察可见肝细胞的自体变性和肝内胆管系的损害，日龄在 60~100d 者小叶间胆管数显著减少，术后黄疸消退亦明显减少，由此可见早期手术的必要性。

但要做出早期诊断是个难题，必须在小儿内外科协作的体制下，对乳儿黄疸病例进行早期筛选，在日龄 30~40d 时期进行检查，争取 60d 以内手术，达到诊断正确和迅速的要求。对于黄疸的发病过程、粪便的色泽变化、腹部的理学检查，应作追迹观察，进行综合分析。目前认为下列检查有一定的诊断价值。

1. 血清胆红素的动态观察 每周测定血清胆红素，如胆红素量曲线随病程趋向下降，则可能是肝炎；若持续上升，提示为胆管闭锁。但重型肝炎并伴有肝外胆管阻塞时，亦可表现为持续上升，此时则鉴别困难。

2. 超声显像检查 若未见胆囊或见有小胆囊（1.5cm以下），则疑为胆管闭锁。若见有正常胆囊存在，则支持肝炎。如能看出肝内胆管的分布形态，则更能帮助诊断。

3. ^{99m}Tc – diethyl iminodiacetic acid（DIDA）排泄试验 近年已取代^{131}碘标记玫瑰红排泄试验，有较高的肝细胞提取率（48% ~56%），优于其他物品，可诊断由于结构异常所致的胆管部分性梗阻。如胆总管囊肿或肝外胆管狭窄，发生完全梗阻时，则扫描不见肠道显影，可作为重症肝内胆汁淤积的鉴别。在胆管闭锁早期时，肝细胞功能良好，5min显现肝影，但以后未见胆管显影，甚至24h后亦未见肠道显影。当新生儿肝炎时，虽然肝细胞功能较差，但肝外胆管通畅，因而肠道显影。

4. 脂蛋白 – X（Lp – X）定量测定 脂蛋白 – X是一种低密度脂蛋白，在胆管梗阻时升高。据研究所有胆管闭锁病例均显升高，且在日龄很小时已呈阳性，新生儿肝炎病例早期呈阴性，但随日龄增长也可转为阳性。若出生已超过4周而Lp – X阴性，可除外胆管闭锁；如>50mg/dl，则胆管闭锁可能性大。亦可服用消胆胺4g/d，共2~3周，比较用药前后的指标，如含量下降则支持新生儿肝炎综合征的诊断，若继续上升则有胆管闭锁可能。

5. 胆汁酸定量测定 最近应用于血纸片血清总胆汁酸定量法，胆管闭锁时血清总胆汁酸为107 ~ 294μmol/L，一般认为达100μmol/L都属淤胆，同年龄无黄疸对照组仅为5 ~ 33μmol/L，平均为18μmol/L，故有诊断价值。尿内胆汁酸亦为早期筛选手段，胆管闭锁时尿总胆汁酸平均为19.93 ± 7.53μmol/L，而对照组为1.60 ± 0.16μmol/L，较正常儿大10倍。

6. 胆管造影检查 ERCP已应用于早期鉴别诊断，造影发现胆管闭锁有以下情况：①仅胰管显影。②有时可发现胰胆管合流异常，胰管与胆管均能显影，但肝内胆管不显影，提示肝内型闭锁。新生儿肝炎综合征有下列征象：①胰胆管均显影正常。②胆总管显影，但较细。

7. 剖腹探查 对病程已接近2个月而诊断依然不明者，应作右上腹切口探查，通过最小的操作而获得肝组织标本和胆管造影。如发现胆囊，作穿刺得正常胆汁，提示近侧胆管系统未闭塞，术中造影确定远端胆管系统。假如肝外胆管未闭塞，则作切取活检或穿刺活检，取自两个肝叶以利诊断。如遇小而萎陷的胆囊得白色胆汁时仍应试作胆管造影，因新生儿肝炎伴严重肝内胆汁淤积或肝内胆管缺如，均可见到瘪缩的胆囊。如造影显示肝外胆管细小和发育不良，但是通畅，则作活检后结束手术。假如胆囊闭锁或缺如，则解剖肝门区组织进行肝门肠管吻合术。

三、治疗

1. 外科治疗 1959年以来，自Kasai施行肝门肠管吻合术应用于所谓"不可治型"病例，得到胆汁流出，从而获得成功，更新了治疗手段。据报告60d以前手术者，胆汁引流成功达80% ~90%，90d以后手术者降至20%。在2~3个月间手术成功者为40% ~50%，120d之后手术仅10%有胆流。

手术要求有充分的显露，作横切口，切断肝三角韧带，仔细解剖肝门区，切除纤维三角要紧沿肝面而不损伤肝组织，两侧要求到达门静脉分叉处。胆管重建的基本术式仍为单Roux – en – Y式空肠吻合术，亦可采用各种改良术式。术后应用广谱抗生素、去氢胆酸和泼尼松龙利胆，静脉营养等支持疗法。

术后并发症常威胁生命，最常见为术后胆管炎，发生率在50%，甚至高达100%。其发病机制最可能是上行性感染，但败血症很少见。在发作时肝组织培养亦很少得到细菌生长。有些学者认为这是肝门吻合的结果，阻塞了肝门淋巴外流，致使容易感染而发生肝内胆管炎。不幸的是每次发作加重肝脏损害，因而加速胆汁性肝硬化的进程。术后第1年较易发生，以后逐渐减少，每年4~5次至2~3次。应用氨基糖苷类抗生素10~14d，可退热，胆流恢复，常在第1年内预防性联用抗生素和利胆药。另一重要并发症是吻合部位的纤维组织增生，结果胆汁停止，再次手术恢复胆汁流通的希望是25%。此外，肝内纤维化继续发展，结果是肝硬化，有些病例进展为门脉高压、脾功能亢进和食管静脉曲张。

2. 术后的内科治疗　第1年要注意营养是很重要的，一定要有足量的胆流，饮食处方含有中链甘油三酸脂，使脂肪吸收障碍减少到最低限度和利用最高的热卡。需要补充脂溶性维生素A、E和K。为了改善骨质密度，每日给维生素D_3，剂量0.2mg/kg，常规给预防性抗生素，如氨苄青霉素、先锋霉素、甲硝哒唑等。利胆剂有苯巴比妥3~5mg/（kg·d）或消胆胺2~4/d。门脉高压症在最初几年无特殊处理，食管静脉曲张也许在4~5岁时自行消退，出血时注射硬化剂。出现腹腔积液则预后差，经限制钠盐和利尿剂等内科处理可望改善。

四、预后

胆管闭锁不接受外科治疗，仅1%生存至4岁。但接受手术也要做出很大的决心，对婴儿和家庭都具有深远的影响，早期发育延迟，第1年要反复住院，以后尚有再次手术等复杂问题。

接受手术无疑能延长生存，报告3年生存率为35%~65%。长期生存的依据是：①生后10~12周之前手术。②肝门区有一大的胆管（>150μm）。③术后3个月血胆红素浓度<150.5μmol/L（8.8mg/dl）。Kasai报道22年间施行手术221例，尚有92例生存，79例黄疸消失，10岁以上有26例，最年长者29岁，长期生存者中，2/3病例无临床问题，1/3病例有门脉高压、肝功能障碍。

多年来认为Kasai手术应用于胆管闭锁可作为第一期处理步骤。待婴儿发育生长之后，再施行肝移植，以达到永久治愈。近年活体部分肝移植治疗胆管闭锁的报道增多，病例数日见增加，手术年龄在4个月至17岁，3年生存率在80%以上。

（王兆洲）

第三节　胆管肿瘤

一、胆囊良性肿瘤

（一）概述

胆囊良性肿瘤少见，B超上可见胆囊黏膜充盈缺损，偶尔在胆囊结石行胆囊切除术时也可发现。真正的腺瘤只占4%左右。胆囊息肉样病变（polypoid lesions of gallbladder，PLG）是来源于胆囊壁并向胆囊腔内突出或隆起的病变的总称，多为良性。一般分为以下两类：

1. 肿瘤性息肉样病变　包括腺瘤和腺癌。腺瘤性息肉可呈乳头状或非乳头状，为真性的肿瘤，可单发或多发，有时可充满胆囊腔，可并发慢性胆囊炎及胆囊结石。此外，如血管瘤、脂肪瘤、平滑肌瘤、神经纤维瘤等均属罕见。

2. 非肿瘤性息肉样病变　大部分为此类。常见的如炎性息肉、胆固醇息肉、腺瘤性增生等。胆固醇性息肉最常见，不是真正的肿瘤，直径常在1cm以内，并有蒂，常为多发性；炎症性息肉可单发或多发，直径常<1.0cm，常并发有慢性胆囊炎及胆囊结石。此外，腺肌增生或腺肌瘤属胆囊的增生性改变，可呈弥漫性或局限性改变，其特点是过度增生的胆囊黏膜上皮向增厚的肌层陷入形成。其他如黄色肉芽肿、异位胃黏膜或胰组织等，也均罕见。

（二）诊断

1. 病史要点　胆囊良性肿瘤的主要症状与慢性胆囊炎相似，有上腹部疼痛不适、消化不良表现。胆囊颈部息肉影响胆汁排泄时，可有胆囊肿大、积液。

2. 查体要点　一般无阳性体征，有时可扪及胀大的胆囊。

3. 辅助检查　如下所述。

（1）常规检查：B超检查可检出胆囊息肉的位置、大小、根有无蒂等情况，但对病变的性质难以确定。

(2) 其他检查：CT 检查对较小的胆囊息肉诊断价值不大，但对肝脏、胰腺有较高的分辨率。

4. 诊断标准　胆囊息肉样病变在以往临床诊断较为困难，随着 B 超检查的普及，诊断不难。

（三）治疗

1. 一般治疗　息肉直径大小 <0.5cm，无症状、多发、生长速度不快者，可随诊观察。
2. 手术治疗　一般行腹腔镜胆囊切除，除非术前已高度怀疑是胆囊癌。

对胆囊息肉是否手术有不同意见。一般认为：①息肉大小及增长快慢：直径大于 1cm 的或短期内增大迅速者恶性可能性大，<0.5cm 可随诊观察。②数目：多发者常为胆固醇息肉等非肿瘤性息肉样病变，腺瘤或癌多为单发。③形状：乳头状、蒂细长者多为良性，不规则、基底宽或局部胆囊壁增厚者，应考虑恶性。④部位：腺肌性增生好发胆囊底部，位于胆囊体部又疑为恶性息肉样病变者，易浸润肝，应采取积极态度治疗。⑤症状：有症状者考虑手术治疗。⑥年龄：大于 50 岁的患者。

二、胆囊癌

（一）概述

胆囊癌较少见，预后极差。胆囊癌与胆囊结石的发生率间有一定的关系，胆囊癌多发生于 50 岁以上的中老年患者，女性多于男性，80% 以上的患者并发有胆囊结石。

胆囊癌多发生于胆囊体或底部。80% 为腺癌，可分为浸润型和乳头状型两类。组织学上胆囊癌可直接浸润周围脏器，亦可经淋巴道、血液循环、神经、胆管等途径转移及腹腔内种植。

按病变侵犯范围，Nevin（1976）将胆囊癌分为 5 期。Ⅰ期：黏膜内原位癌；Ⅱ期：侵犯黏膜和肌层；Ⅲ期：侵犯胆囊壁全层；Ⅳ期：侵犯胆囊壁全层并周围淋巴结转移；Ⅴ期：侵及肝和（或）转移至其他脏器。

（二）诊断

1. 病史要点　胆囊癌缺乏特异性临床症状，早期诊断困难，有时在施行胆囊切除术时偶然发现。多数被误诊为胆囊炎、胆石症。出现右上腹痛、右上腹包块或贫血等症状时病情常已属晚期。胆囊癌的临床症状有中上腹及右上腹疼痛不适、消化不良、嗳气、纳差、黄疸和体重减轻等。常并发有胆囊结石病史 5 年以上；不并发胆囊结石的胆囊癌患者，病程多较短，常在半年左右。黄疸往往是晚期表现。胆囊癌的转移早而广泛，最常见的是引起肝外胆管梗阻、进行性肝衰竭及肝脏的广泛转移。如癌肿侵犯十二指肠，可出现幽门梗阻症状。

2. 查体要点　晚期常有黄疸、右上腹部硬块、体重下降。

3. 辅助检查　如下所述。

(1) 常规检查

1) 肿瘤标记物：胆囊癌患者常有血清 CEA 升高，但在早期诊断无价值。

2) B 超：诊断准确率达 75%~82%，为首选检查方法。

(2) 其他检查

1) CT：CT 扫描对胆囊癌的敏感性为 50%，对早期胆囊癌的诊断不如 B 超。如果肿瘤侵犯肝脏或肝门、胰头淋巴结转移，多能在 CT 下显示。

2) 彩色多普勒血流显像：占位内异常的高速动脉血流信号是胆囊原发性恶性肿瘤区别于良性肿块的重要特征。

3) 细胞学检查：细胞学检查法有直接取活检或抽取胆汁查找癌细胞两种。阳性率虽不高，但结合影像学检查方法，仍可对半数以上胆囊癌患者做出诊断。

4. 诊断标准　胆囊癌的早期诊断常比较困难，当临床上已能在胆囊区摸到硬块时，病程多已是晚期。另一些患者只诊断为胆囊结石，对癌变未能有足够的注意，待切除胆囊后送病理检查时，才在标本上发现癌变。

（三）治疗

1. 放化疗　胆囊癌对各种化疗药物均不敏感，很难观察其疗效，多用于术后辅助治疗。放疗仅作为一种辅助手段应用于手术后或已无法切除的病例。

2. 手术治疗　手术切除是胆囊癌的唯一有效的治疗，但结果令人失望。

（1）胆囊切除术：若癌肿仅侵犯至黏膜层或肌层者，单纯行完整胆囊切除术已达根治目的，可不必再行第二次根治性手术。但位于胆囊颈、胆囊管的隐匿性胆囊癌，无论其侵犯至胆囊壁的哪一层，均应再次行肝十二指肠韧带周围淋巴结清扫术。

（2）胆囊癌的根治手术：根治术的范围主要包括胆囊切除、肝部分切除和淋巴结清扫。应清扫肝十二指肠韧带的淋巴结，必要时还应清扫胰十二指肠上、胰头后淋巴结。

（3）胆囊癌的姑息性手术：对于无法根治的晚期胆囊癌病例，手术原则为减轻痛苦，提高生活质量。

三、胆管癌

（一）概述

胆管癌包括肝门部胆管、肝总管、胆总管区域内的原发性癌肿，约占尸检查的0.01%~0.85%。60岁以上多见。男性稍多，男女之比约为3∶2。

本病病因至今尚不清楚，约有16%~30%的胆管癌患者伴有胆结石；先天性胆总管囊肿患者胆管癌发生率高；胆管良性乳头状瘤可转变为胆管癌，原发性硬化胆管炎并发溃疡性结肠炎者发生胆管癌的比例高；胆管血吸虫病也是病因之一。

胆管癌约1/3~1/4并发有结石。根据癌肿部位常分为肝门部（上部）胆管癌（Klatskin肿瘤）、胆管中部癌及胆管下端癌。肝门部胆管癌系指左右肝管主干及其与肝总管汇合部的癌肿，约占胆管癌的1/3~1/2，多发生于左肝管，癌肿常向对侧肝管及肝总管浸润。胆管中部癌多位于胆囊管、肝总管、胆总管三者交接处。胆管下端癌主要指胆总管下端癌，多归于壶腹部肿瘤。三者在临床病理、手术治疗方法、预后上均有一定的差别。

（二）诊断

1. 病史要点　其临床表现症状主要为伴有上腹部不适的进行性黄疸、食欲不振、消瘦、瘙痒等。如并发胆结石及胆管感染，可有发冷、发热等，且有阵发性腹痛及隐痛。当肿瘤来源于一侧肝管时，早期可不出现黄疸，直至肿瘤延伸至肝总管或对侧肝管时，才出现明显的阻塞性黄疸。黄疸一般进展较快，呈进行性加重。

2. 查体要点　检查可见肝大、质硬、胆囊不肿大；如为胆总管下端部，则可扪及肿大的胆囊；如肿瘤破溃出血，可有黑便或大便潜血试验阳性、贫血等表现。

3. 辅助检查　如下所述。

（1）常规检查

1）B超：可显示肝内胆管扩张、肝门部肿块，肝外胆管不扩张，胆囊不肿大。

2）CT检查也有相同的效果。

对于一侧的肝管的肿瘤，早期时尚未引起梗阻性黄疸时，B超及CT检查仅能发现一侧的肝内胆管扩张。

（2）其他检查

1）^{99m}Tc-HIDA放射核素扫描：可以鉴别阻塞性黄疸是来源于肝外胆管阻塞或肝内胆汁淤积。

2）PTC：是最直接而可靠的诊断方法。患者的肝内胆管扩张，PTC的成功率高，如果穿刺后未能立即施行手术或血清总胆红素在171μmol/L以上者，应行PTCD以暂时引流胆管，改善黄疸。

3）ERCP/MRCP：可了解胆管情况。

4）血管造影：选择性动脉造影可显示胆管癌本身的血管情况，经皮肝穿刺门静脉造影（PTP）可了解门静脉是否受累。

5) 腹腔镜检查：可直观了解肿瘤的位置、大小、形态，以及探查肿瘤与周围血管等组织的关系，尤其可以病理活检，了解肿瘤的良恶性。

4. 诊断标准　根据进行性黄疸的病史，结合影像学表现，一般均可获得正确诊断。诊断流程见图 11-2。

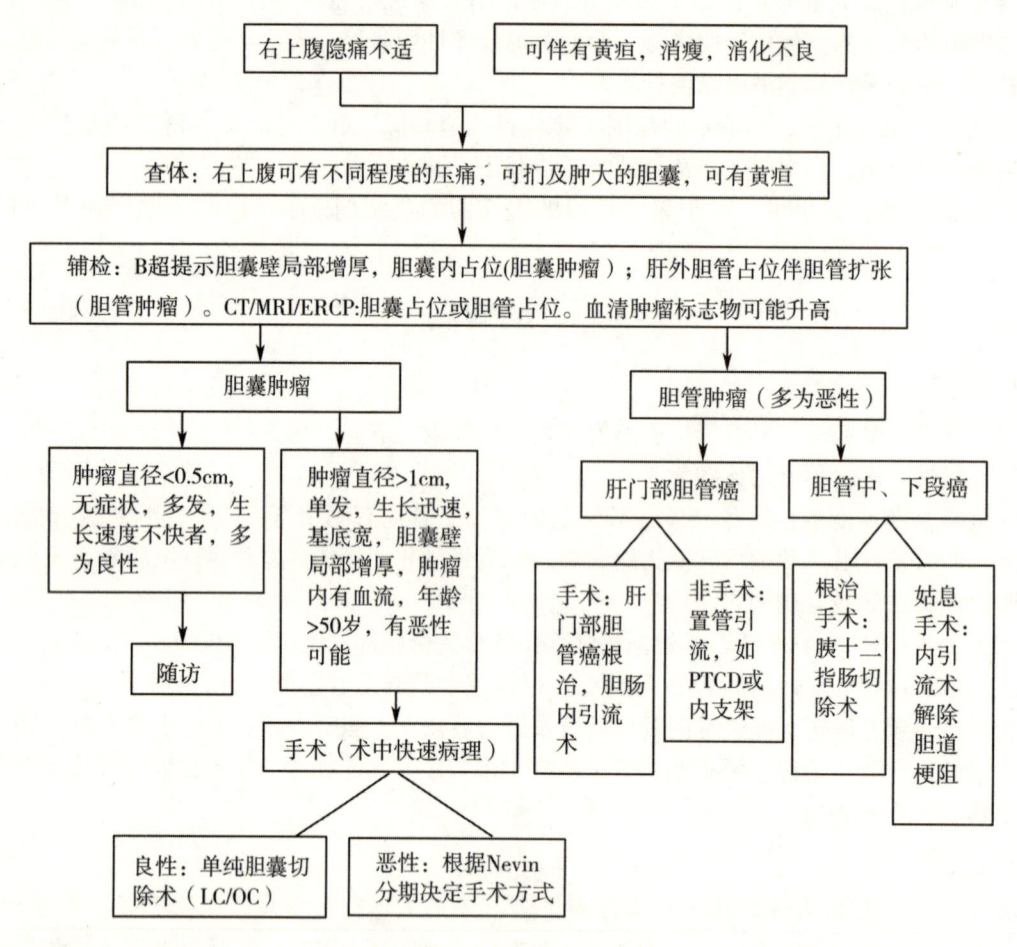

图 11-2　胆管癌诊断流程

5. 鉴别诊断　不应满足于阻塞性黄疸以及胆管结石或胆管炎性狭窄的诊断。应与胆囊癌鉴别。还需要与肝门部转移癌、肝门部肝细胞性肝癌、肝门淋巴结转移癌或淋巴瘤相鉴别。近端胆管癌常并发有胆囊结石、肝胆管结石，胆管癌梗阻性黄疸并发感染时可出现胆管炎的症状、体征。在 B 超检查中结石及胆囊癌容易发现。

（三）治疗

1. 一般治疗　术前准备同一般阻塞性黄疸。

2. 手术治疗　手术方法的选择。

(1) 中、下部胆管癌切除术：中、下部胆管癌比肝门部及乳头部癌少见。目前多数学者为其手术方式是胰十二指肠切除术。中下部癌无法切除者，可用姑息性方法。

(2) 上段胆管癌的手术治疗：根据 Bimuth - Corlett 分型，上段胆管癌分四型。Ⅰ型：肿瘤位于肝总管，未侵犯左右肝管汇合部；Ⅱ型：肿瘤侵犯汇合部，未侵犯左或右肝管；Ⅲa 型：已侵犯右肝管；Ⅲb 型：已侵犯左肝管；Ⅳ型：同时侵犯左右肝管。其中Ⅰ、Ⅱ型可行肝外胆管、胆囊切除术的同时做区域淋巴结清扫、肝门胆管与空肠 Roux - en - Y 吻合术；Ⅲ型以上的病变，则需要在上述术式的基础上再附加左或右肝叶部分切除术；Ⅳ型者则需行扩大根治切除，包括左或右半肝切除。

（3）肝门部胆管癌姑息性手术：胆肠内引流术是首选的姑息手术方法。原则是胆肠吻合口应尽量远离病灶，不能行内引流者常用扩张癌性狭窄后放置尽可能粗而较硬的 T 形管、U 形管或内支撑导管。非手术置管引流常用的方法为 PTCD，也可经 PTCD 窦道扩大后放置内支撑管。

（四）预后

胆管癌预后极差。手术切除组一般平均生存期为 13 个月，如单做胆管内或外引流，其平均生存仅 6~7 个月，很少超过 1 年。下段胆管癌预后最好，胰十二指肠切除术后的 5 年生存率为 20%~35%。

（王兆洲）

第四节 急性胆囊炎

一、概述

据国外文献报道，急性胆囊炎以中年（40 岁）以上女性，特别是身体肥胖且曾多次怀孕者为多，男女之比为 1 :（3~4）。国内报告发病年龄较国外为低，男女之比为 1 :（1~2）。慢性胆囊炎多由急性胆囊炎反复发作形成。

（一）病因

1. **梗阻因素** 由于胆囊结石、胆管结石，胆囊管过长、扭曲、狭窄、纤维化、螺旋瓣的部分梗阻、胆囊颈旁淋巴结肿大等因素造成胆囊管梗阻，使存留在胆囊内的胆汁滞留、胆汁浓缩，高浓度的胆盐可损伤胆囊黏膜，引起急性炎症，当胆囊内已有细菌感染存在时，胆囊黏膜的病理损害过程加重。

2. **感染因素** 无论胆管有无梗阻因素，细菌都可能进入胆管。细菌可通过血液、淋巴或胆管而达胆囊。通过胆管达胆囊是急性胆囊炎时细菌感染的主要途径。急性胆囊炎时的细菌感染多为肠道菌属，如大肠杆菌、链球菌、梭状芽孢杆菌、产气杆菌、沙门杆菌、肺炎球菌、葡萄球菌，亦常并发有厌氧菌的感染。

3. **化学因素** 胆囊管梗阻后，胆囊胆汁停滞，胆盐浓度增高，特别是去结合化的胆汁酸盐对组织的刺激性更大，如牛磺胆酸有显著的致炎作用，可引起明显的急性胆囊炎改变。严重创伤、烧伤休克、其他部位手术后的创伤性或手术后的非结石性急性胆囊炎的原因可能为此。另外的化学性因素是胰液的反流。当胰管与胆管有一共同通道时，胰液可反流入胆囊内，胰蛋白酶被激活，引起胆囊黏膜损害，甚至坏死、穿破。

4. **血管因素** 严重创伤、大量出血、休克后，由于血管痉挛，血管内血流淤滞、血栓形成，可导致胆囊壁坏死，甚至穿破。

（二）病理

急性胆囊炎的病理改变视炎症的轻重程度而有甚大的差别。

1. **急性单纯性胆囊炎** 由于存在胆囊管梗阻，胆囊内压力升高，胆囊黏膜充血水肿，胆囊内渗出增加，外观胆囊肿大，张力高，胆囊壁充血，稍增厚，有白细胞浸润。胆囊胆汁肉眼仍正常或稍混浊，细菌培养多为阴性。

2. **化脓性胆囊炎** 胆囊管梗阻不能解除，胆囊内压力持续升高，胆囊显著增大，表面有脓性纤维素性渗出、沉积，胆囊黏膜形成小溃疡，胆囊内为脓性胆汁，或充满脓液形成胆囊蓄脓。

3. **坏疽性胆囊炎** 胆囊胀大过甚，促使胆囊壁发生血运障碍，引起胆囊壁缺血坏疽。或胆囊内结石嵌顿在胆囊颈部，引起囊壁压迫坏死，最终导致胆囊穿孔。如果炎症发展迅速，穿孔前胆囊周围尚未形成粘连，胆囊穿孔引起弥漫性胆汁性腹膜炎。若穿孔前周围有紧密粘连，胆囊穿孔后可发生胆囊与十二指肠、胆总管或结肠之间的内瘘。

胆囊梗阻一旦解除，胆囊内容物得以排出，胆囊内压力降低，胆囊的急性炎症便迅速好转，部分黏膜修复，溃疡愈合，形成纤维瘢痕组织，呈现慢性胆囊炎的病理改变。反复多次的急性胆囊炎发作，胆囊壁纤维瘢痕化,肌纤维萎缩,胆囊黏膜脱落,胆囊萎缩,完全丧失其生理功能。

二、诊断思路

(一) 病史要点

急性胆囊炎的主要症状为右上腹疼痛,常在进油腻食物之后,开始可为剧烈绞痛,可伴有恶心、呕吐、寒战、发热,过去多有类似的发病史。疼痛呈持续性,可放射至右肩或右腰背部。

急性结石性胆囊炎常表现为胆绞痛,疼痛剧烈,呈持续性常伴阵发性加剧。若发展至急性化脓性胆囊炎时,可出现寒战、高热,以至全身严重感染的症状。

(二) 查体要点

右上腹胆囊区有明显的压痛和腹肌紧张,胆囊区深吸气时触痛反应,即 Murphy 征阳性,部分患者可扪及肿大、紧张而有触痛的胆囊。由于反复发作,胆囊被大网膜包裹,在右上腹区可触及边界不清楚、活动不明显而有触疼的炎性团块。急性胆囊炎一般不发生黄疸,但有 10.6%~20% 的患者由于胆囊急性炎症、水肿,波及肝外胆管而发生轻度黄疸。

(三) 辅助检查

1. 常规检查　实验室血常规检查,白细胞计数及中性粒细胞明显增多。白细胞计数一般在 $(10~15) \times 10^9/L$,但在急性化脓性或坏疽性胆囊炎时,白细胞计数可达 $20 \times 10^9/L$ 以上。

白细胞的多少,通常与病变的程度平行,其计数在 $20 \times 10^9/L$ 以上者,很可能胆囊已有化脓或坏死穿孔。

如前所述,10%~20% 的急性胆囊炎患者可能出现轻度黄疸,血清胆红素一般在 51.3μmol/L 以下;若血清胆红素超过 85.5μmol/L (5mg/dl) 时,常提示胆总管结石或胆管炎并肝功能损害。如伴随着有 ALT 和 AST 升高,肝实质的损害无疑。血清碱性磷酸酶亦可升高。

2. 其他检查　超声波检查对急性胆囊炎的诊断具有很高的价值,可见胆囊肿大、胆囊壁增厚、胆囊内有一个或多个结石光团,伴有声影。由于超声检查操作简便、无创伤痛苦,又能及时得到结果,是一较好的辅助诊断技术。

X 线肝胆区平片在少数患者可显示不透光的结石阴影;由于胆囊管梗阻,静脉法胆管造影可以显示胆总管,但胆囊不显影。

(四) 诊断标准

根据上述病史、查体、辅助检查即可诊断。

诊断流程见图 11-3。

(五) 鉴别诊断

急性胆囊炎患者大多有右上腹突发性疼痛,典型病例并有右肩部放射痛,右上腹触痛和腹肌紧张,白细胞计数增加,诊断一般不困难。超声显像对胆囊结石诊断的准确率可高达 90%~100%,是诊断急性胆囊炎最重要的手段。本病需与下列疾病鉴别。

1. 急性消化性溃疡穿孔　消化性溃疡穿孔所产生的腹痛较急性胆囊炎剧烈,为持续的刀割样痛,触痛范围不常局限于上腹,往往累及全腹,腹壁肌紧张常呈板样强直。X 线检查多可发现膈下有游离气体,更可确定诊断。仅有少数病例无典型的溃疡病史、穿孔小、症状不典型,有时仍可造成诊断困难。

2. 急性胰腺炎　腹痛较急性胆囊炎剧烈,偶伴有休克,腹痛部位在上腹部偏左侧,右上腹肌紧张不如胆囊炎明显,Murphy 征阴性。血清淀粉酶测定在诊断上有肯定的价值,但有时急性胆囊炎患者可以并发急性胰腺炎,两种情况同时存在时可使确诊发生困难,需加注意。

3. 急性阑尾炎　高位阑尾炎常误诊为急性胆囊炎,因两者的疼痛和腹壁压痛、腹肌紧张均可局限在右上腹。按压左下腹引起阑尾部位疼痛的 Rovsing 征有助于鉴别。而且急性胆囊炎多见于中年以上,过去有反复发作史,疼痛多为阵发性绞痛,向右肩背放射的感觉,偶可发生轻度黄疸,一般不难做出诊断。

此外，对传染性肝炎、右侧肺炎、右肾绞痛、右胸带状疱疹早期等，亦需注意鉴别。

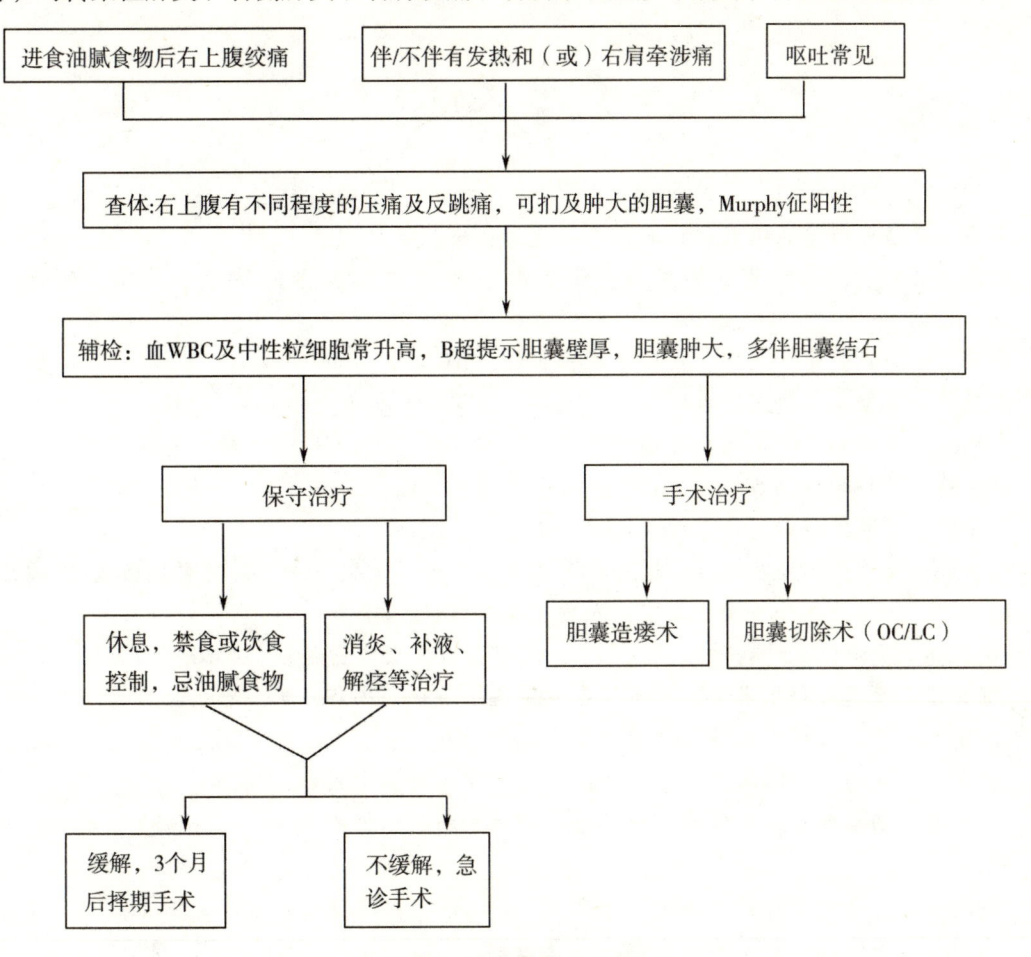

```
┌─────────────────────┐  ┌──────────────────────┐  ┌──────────┐
│进食油腻食物后右上腹绞痛│  │伴/不伴有发热和（或）右肩牵涉痛│  │ 呕吐常见 │
└─────────┬───────────┘  └──────────┬───────────┘  └────┬─────┘
          └──────────────────────────┼────────────────────┘
                                     ↓
    ┌───────────────────────────────────────────────────────────┐
    │查体:右上腹有不同程度的压痛及反跳痛，可扪及肿大的胆囊，Murphy征阳性│
    └────────────────────────────┬──────────────────────────────┘
                                 ↓
    ┌──────────────────────────────────────────────────────────────┐
    │辅检：血WBC及中性粒细胞常升高，B超提示胆囊壁厚，胆囊肿大，多伴胆囊结石│
    └──────────┬────────────────────────────────┬──────────────────┘
               ↓                                ↓
          ┌─────────┐                      ┌─────────┐
          │ 保守治疗 │                      │ 手术治疗 │
          └────┬────┘                      └────┬────┘
      ┌───────┴────────┐              ┌────────┴─────────┐
      ↓                ↓              ↓                  ↓
 ┌──────────┐   ┌──────────┐    ┌──────────┐   ┌──────────────┐
 │休息，禁食或│   │消炎、补液、│    │ 胆囊造瘘术│   │胆囊切除术(OC/LC)│
 │饮食控制， │   │解痉等治疗 │    └──────────┘   └──────────────┘
 │忌油腻食物 │   └──────────┘
 └──────────┘
      └───────┬────────┘
      ┌───────┴────────┐
      ↓                ↓
 ┌──────────┐   ┌──────────┐
 │缓解，3个月│   │不缓解，急 │
 │后择期手术 │   │诊手术    │
 └──────────┘   └──────────┘
```

图 11-3 急性胆囊炎诊断流程

三、治疗措施

急性胆囊炎的治疗包括非手术治疗和手术治疗。非手术治疗主要是禁食、使用广谱抗生素、解痉止痛、补液纠正体液及电解质平衡失调。

结石性急性胆囊炎，虽经非手术治疗病情可以好转，但胆囊内结石很难得以排出，下列情况可作为手术治疗的指征。

1. 反复发作的急性胆囊炎　此等患者在过去的发作中，曾经用非手术治疗得以治愈，由于反复发作，胆囊已呈慢性炎症改变，胆囊壁增厚，周围有粘连，胆囊功能可能已经丧失，虽再次采取保守治疗并可能奏效，但仍会再次发作。应视为早期手术的适应证。

2. 初次发作的急性胆囊炎　在非手术治疗 24~48h 后，如情况尚无好转，胆囊逐渐肿大，局部触痛和腹肌紧张加重，且伴有寒战、发热、白细胞计数在 20×10^9/L 以上，应考虑及时手术治疗，以免发生胆囊坏死或穿孔等严重并发症。

3. 病情严重　患者来治时已发病多日，局部体征严重，可触及肿大胆囊伴压痛明显，或腹壁肌紧张明显，伴有高热、黄疸，有胆囊积脓或胆管感染现象，或并发急性胰腺炎者也应考虑手术治疗，以免延误治疗时机，造成不良后果。

急性胆囊炎的手术治疗以胆囊切除为有效的根治疗法。急性胆囊炎时早期手术操作并不困难，即使发病时间超过72h，也不能视为手术治疗的禁忌证。发病在72h以上，但腹部体征明显，全身毒血症表现极为严重，在适当的术前准备后手术仍可取得满意疗效。

（王兆洲）

参考文献

[1] 王宇. 普通外科学高级教程. 北京：人民军医出版社，2015.
[2] 唐博，吴凤金，杨秋军，高翠霞，张秀琳. 实用临床医学外科学. 北京：知识产权出版社，2013.
[3] 郭万学. 超声医学. 北京：人民军医出版社，2013.
[4] 张延龄，吴肇汉. 实用外科学（第3版）. 北京：人民卫生出版社，2012.
[5] 李敬东，王崇树. 实用临床普通外科学. 北京：科学出版社，2014.
[6] 梁力建. 外科学（第6版）. 北京：人民卫生出版社，2010.
[7] 赵玉沛. 普通外科学. 北京：人民卫生出版社，2014.
[8] 徐国成，韩秋生，罗英伟. 普通外科手术要点图解. 北京：中国医药科技出版社，2013.
[9] 赵玉沛，陈孝平. 外科学. 北京：人民卫生出版社，2015.
[10] 吴在德，吴肇汉. 外科学（第7版）. 北京：人民卫生出版社，2010.
[11] 黎介寿. 普通外科手术学. 北京：人民军医出版社，2005.
[12] 姜洪池. 普通外科疾病临床诊疗思维. 北京：人民卫生出版社，2012.
[13] 林擎天. 普通外科临床解剖学. 上海：上海交通大学出版社，2015.
[14] 陈孝平，易继林. 临床医师诊疗丛书：普通外科疾病诊疗指南（第3版）. 北京：科学出版社，2014.
[15] 黄志强，金锡御. 外科手术学（第3版）. 北京：人民卫生出版社，2010.
[16] 吴孟超，吴在德. 黄家驷外科学（第7版）. 北京：人民卫生出版社，2008.
[17] 王志明，孙维佳. 普通外科学住院医师手册. 北京：科学技术文献出版社，2009.
[18] 王新刚. 现代临床普通外科手术学. 西安：西安交通大学出版社，2014.
[19] 黄志强，金锡御. 外科手术学. 北京：人民卫生出版社，2005.
[20] 李南林，凌瑞. 普通外科诊疗检查技术. 北京：科学出版社，2016.
[21] 杨春明. 实用普通外科手术学. 北京：人民卫生出版社，2014.
[22] 刘新文. 临床普通外科诊疗指南. 西安：西安交通大学出版社，2015.
[23] 王水，丁永斌. 外科手术基本技术彩色图解. 南京：江苏科学技术出版社，2013.
[24] 杨雁灵. 普通外科基础手术精讲. 北京：科学出版社，2017.
[25] 苗毅. 普通外科手术并发症预防与处理（第4版）. 北京：科学出版社，2016.
[26] 苗毅. 普通外科手术彩色图解. 南京：江苏科学技术出版社，2013.
[27] 金中奎. 胃肠外科围术期处理. 北京：人民军医出版社，2015.
[28] 梁力建. 胆道外科手术学－普通外科多媒体系列. 北京：人民军医出版社，2013.
[29] 林擎天，黄建平. 消化外科临床解剖与常用手术技巧. 上海：上海交通大学出版社，2013.
[30] 李春雨. 肛肠外科学. 北京：科学出版社，2016.
[31] 李春雨，汪建平. 肛肠外科手术学. 北京：人民军医出版社，2015.
[32] 高兴莲，郭莉. 手术室专科护理学. 北京：科学出版社，2014.
[33] 徐燕，周兰姝. 现代护理学. 北京：人民军医出版社，2015.
[34] 黄人健，李秀华. 现代护理学高级教程. 北京：人民军医出版社，2014.
[35] 王爱平. 现代临床护理学. 北京：人民卫生出版社，2015.